JN303952

司法精神医学と犯罪病理

中谷陽二 著

金剛出版

まえがき

　私は1996年に統合失調症の犯罪病理の研究を一冊の本にした（『分裂病犯罪研究』，金剛出版）。本書はその後の論考を中心に，司法精神医学及びその周辺のテーマについてまとめたものである。

　私が本書の上梓を思い立った背景にはこの数年の国内での動きがある。

　2003年7月に触法精神障害者に対する施策の要として，いわゆる心神喪失者等医療観察法が公布された。またこれに先だつ2000年4月には従来の禁治産に代わる新しい成年後見制度がスタートした。立法に刺激されて精神医学界でも法律問題の重要性が再認識されている。

　こうした気運から，日本の司法精神医学が今や発展の緒につき，欧米並みの水準に近づこうとしていると期待する声が聞かれる。

　しかし，成年後見制度はともかくとして，医療観察法の制定の慌ただしい経緯を振り返るとき，私はそれほど楽観的にはなれない。本質の掘り下げが不十分で，専門家も手薄なところに，対策の技術論ばかりが先行しているように思われるからである。

　司法精神医学の原点は〈精神障害と犯罪〉という，ともすればタブー視される問題に真正面から向き合うことにある。残念ながら日本の精神医学はこの20年ほど，これを回避してきた。姿勢が根本から変わらなければ，司法精神医学が研究と実践の独自な分野として確立されることは望めない。

　いささか挑戦的な物言いとなってしまったが，司法精神医学をライフワークとしてきた立場から見ると，最近の風向きの変わりようがどこまで深く根を下ろしたものなのか，懐疑的にならざるを得ない。

　2001年6月に発生した池田小学校での児童殺傷事件を発火点として対策の具体化が一気に加速した。関係諸団体がこぞって賛成や反対の声明を出し，政治や一般世論を巻き込む議論が高まったが，その渦中で著した論考を本書第I部に収載した。最初のものは事件直後の雑誌『中央公論』の特集で，2番目のものは翌2002年5月の日本刑法学会大会で，3番目のものは2004年3月の雑誌『ジュリスト』の特集で発表した。

立法が決着をみて実施を目前に控えた今，これらの内容は時期遅れにうつるかも知れない。しかし，華々しかった論議が法案の国会通過を機に潮が引くように鎮まり，施策が既定事実として受け入れられている現在，出発点に戻って考えることは無駄ではないと思う。筆者は以前から触法精神障害者の専門治療システムの必要性を主張し，今般の制度化の動きに対しては〈批判しつつコミットする〉というスタンスを堅持してきた。批判的意見が今後の法律の運用，さらには将来の見直しに貢献することを期待し，あえて本書の冒頭に置いた。

　精神鑑定では実にさまざまな事例に出会う。本書の第Ⅱ部では興味ある犯罪病理を取り上げ，鑑定例を素材にして論じた。

　司法精神医学と言うと，刑事精神鑑定，とりわけ責任能力の問題がクローズアップされる傾向がある。第Ⅲ部は，重要でありながら余り注目されないテーマである訴訟能力の鑑定及び新しい成年後見の鑑定に関する論考を含めた。

　精神鑑定での経験が診断学，症候学に寄与できる領域の一つは薬物精神障害である。また近年のトピックスである多重人格（解離性同一性障害）も，その病理が刑事司法の場で拡大されて現れる。これらについての論考を第Ⅳ部と第Ⅴ部に収め，最後に〈狂気と悪〉という永遠のテーマを人格障害に絡ませて論じた。

　内容に目を通して，中田修東京医科歯科大学名誉教授を初め，先達の業績に多くを負っていることをあらためて実感した。専門家の数が限られたとはいえ，日本の司法精神医学は軽んずることのできない資産を残している。本書が僅かでもそれに付け加えることができれば幸いである。

　前著に引き続いて構想から出版までお世話になった金剛出版の立石正信さんに感謝します。

2005年4月　花吹雪舞う，つくば研究学園都市にて

中 谷 陽 二

司法精神医学と犯罪病理・目次

まえがき ……………………………………………………………………… 3

第Ⅰ部　触法精神障害者と医療
恐怖のイメージが独り歩きする——実態を見据えた対策を—— ………11
医療の視点からみた触法精神障害者問題 ………………………………21
触法精神障害者対策——イタリア，フランスとの比較から—— ………32

第Ⅱ部　犯罪病理
特異な宗教妄想による殺人未遂の1例 …………………………………47
双極型躁うつ病の躁状態における殺人未遂の1例 ……………………61
うつ病者の破壊的行動——子殺し再考—— ……………………………73
ガンゼル症候群——文献例と自験例から—— …………………………83
空想虚言の構造 ……………………………………………………………99
病的放火とピロマニア ……………………………………………………110

第Ⅲ部　精神鑑定
精神障害者の責任能力の診断学 …………………………………………121
訴訟能力をめぐる諸問題 …………………………………………………135
成年後見制度と精神医学——歴史と背景—— …………………………156

第Ⅳ部　薬物乱用と犯罪
覚せい剤精神病のせん妄と錯乱——症候学的検討—— ………………171
薬物依存者による薬局強盗の1例——メチルフェニデートの作用を中心に—— ………185
有機溶剤依存者による強盗殺人の鑑定——なぜ供述は変ったか—— ………195

第Ⅴ部　人格障害・多重人格と犯罪

多重人格と犯罪——米国における最近の動向——……………………………211
多重人格に関する懐疑論……………………………………………………225
精神医学は「悪」をどう理解したか——人格と反社会性に関する批判的考察——……237

　初出一覧……………………………………………253

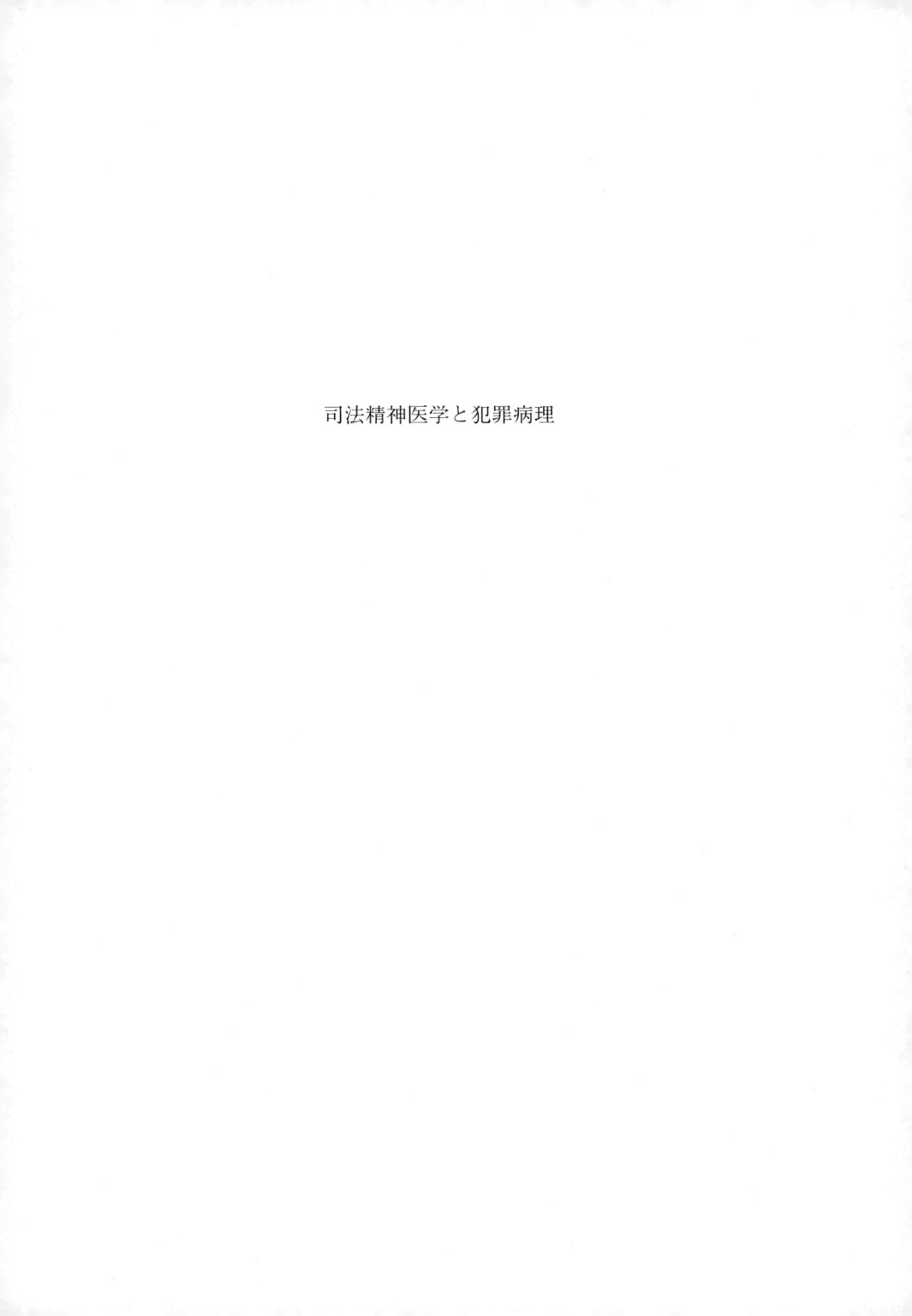

司法精神医学と犯罪病理

第Ⅰ部

触法精神障害者と医療

恐怖のイメージが独り歩きする
―― 実態を見据えた対策を ――*

I 空回りする議論

　精神障害の疑いのある人による犯罪事件が起こるたびに、未然に防げなかった医療に対して非難の声が沸き上がる。幼い子供たちが犠牲になった今回の大阪の事件でも、容疑者に措置入院の経歴があったことから、これを放置した責任が追及され、刑法改正を含む抜本的な制度改革の必要性が声高に叫ばれている。

　ところで、マスコミ報道を見て、私は1990年に起きた「丹羽代議士事件」を思い出す。自衛隊記念式典に参列していた丹羽兵助氏を、精神科の開放病棟に入院中の患者が襲い、刺殺した。当時の新聞記事には「国務大臣が『野放し』発言」「関係者に逆行への懸念も」「人権か事故防止か――続く論議」といった言葉が並んでいる。今回の世論の動きもこれと似たり寄ったりである。

　精神障害者の事件について、報道は毎回同じようなパターンをとる。まず、「危険な精神障害者を放置するな。確固とした対策を取れ」という声があがる。次に、「対策は障害者の人権侵害や医療開放化に対する逆行につながる」「事件の根本原因は差別と偏見、医療の遅れだ」という反論が出る。これに対して、「加害者の人権ばかりが尊重されて、被害者の人権はどうするのか」――。

　こうして、事件から遊離した論議が空回りしていく。もちろん、差別の解消や医療水準の向上は、ないがしろにはできない。しかしこうした問題の一般化、抽象化は、解決の先送りでもある。加害者の人権か被害者の人権か、というのは所詮、水掛け論にすぎない。

＊池田小学校事件後の2001年8月、『中央公論』の特集「精神障害者の犯罪は防げるか」のために執筆された。

具体的成果を残さない議論の空回りの原因は、「なぜ起きたのか」という事実の掘り下げを疎かにするところにある。
　どんな犯罪事件もさまざまな要因が絡み合って発生する。異常な心理が背景にある事件であれば、なおさらである。複雑な要因を解きほぐし、一つひとつについて検討を加えることが先決なのである。問題を整理することで、もっとも必要な対策が浮かび上がる。ところが、関係者もマスコミ報道も、レディーメードの図式に安易に頼ってしまう。
　数年前、シンナーを常用していた少年が幼稚園児らを襲った通り魔事件があった。これを正面から分析すれば、シンナー乱用少年に対する対策の不備という重大な社会問題が浮かび上がったはずだ。ところが、当時のマスコミ報道の焦点は、もっぱら「少年の実名報道は是か非か」というところに向けられた。報道の自由を御旗にかかげるジャーナリストにとって重大関心事であることはわかる。しかし、こんな議論をいくら続けたところで、同種の犯罪の防止には全然結びつかないのである。結果として、悲劇が犯罪対策に生かされる機会は失われてしまった。

II　「野放し」論の誤謬

　「重い精神病の患者が重大犯罪を繰り返し、医療は無責任にそれを放置している」。こういった固定観念が一人歩きしていないだろうか。精神医療の現場を知らない一般の人ならば、こう想像しても無理はない。しかしマスコミがこうしたイメージを流布するのは問題である。
　これを私が誤りとする理由は2つある。
　まず、「精神病が重いほど、犯罪の危険性が高い」というのは、根拠の希薄な思い込みである。「重大犯罪を起こしたのだから、病気が重かったはずだ」と想像されやすいが、精神病の重症度と犯罪の危険性はパラレルではない。精神機能が著しく混乱すると、単純な衝動行為は起こり得ても、周到に下見し、凶器を準備し、ときには「犯行声明」まで用意するといった計画的な犯罪の実行は不可能になる。そのうえ、幻覚、妄想などの症状が目立つほど、異常性が容易に周囲から気づかれ、早めに医療の保護を受けることで、危険な行動は事前に防止される。
　社会を騒がす犯罪ではこれと逆の場合が多い。ここ数年で起きたいくつかの

異常な事件を思い浮かべていただきたい。犯人の多くは、奇行はあったにせよ、それなりに社会で生活していた。治療を受けることなく、さしたる犯罪歴がなかった人も少なくない。「おとなしい青年で、事件を起こすなんて信じられない」という周囲の感想が伝えられたりする。

　典型的な精神病よりも、健康と病気の中間、つまり性格の極端な偏りである人格障害、あるいは人格障害と精神病の境目の状態が特異な犯罪に結びつきやすい。彼らは、ある程度の能力を持つ反面、対人関係が不安定で、しばしば深刻な葛藤という火種を抱えている。

　「医療は再犯防止を怠っている」というのも、事態を一面的にしかとらえていない。

　東京医科歯科大学の山上皓教授らが以前行った調査データがある[3]。これは1年間に精神障害を理由に不起訴処分または裁判で刑の減免を受けた946名の11年間の再犯状況を調べたものである。そのデータを見る限り、殺人、放火、強盗、強姦・強制わいせつという重大犯罪を行い、その後また同種の犯罪を繰り返した人は12例にすぎない。言い換えれば、現行の医療のもとで重大犯罪の再犯が抑止されている多くの人が存在する。ただ、『犯罪白書』などの統計数字に現れないため、認識されにくいのである。

　ちなみに、「近年、精神障害者の犯罪が増えている」といった言い方にも、私が知る限り、裏付けとなるデータはない。平成11年版の『犯罪白書』[1]によれば、心神喪失、心神耗弱で不起訴ないし無罪になった人の数は、1995年から順次、824名、849名、735名、622名、599名と推移し、この5年間に限れば、明らかに減少傾向にある。

　もちろん、少数だからといって放置してよいわけではないし、現行制度にも多々欠陥がある。それについてこれから検討してみたい。

III　不起訴処分はなぜ多いのか

　5年間の統計数値（表）の内訳をみよう。9割近くが不起訴処分の対象者で、公判段階で無罪ないし刑の減軽を受けた人は非常に少ない。検察官が、公判で心神喪失を理由に無罪判決を受ける可能性が高い被疑者については起訴を見合わせる傾向が強いことを反映している。その背景には、9割9分が有罪判決という裁判の現状と、打率10割を望む検察の姿勢がある。

表 触法精神障害者の統計（平成11年版犯罪白書をもとに作成）

平成6〜10年の累計3,805名　単位：名（％）

処分結果

不起訴		無罪・刑の減軽	
心神喪失	心神耗弱	心神喪失	心神耗弱
1,914	1,488	17	386
(50.3)	(39.1)	(0.4)	(10.1)

精神障害

統合失調症	躁うつ病	てんかん	アルコール	覚せい剤	知的障害	精神病質	その他
2,264	259	61	309	194	150	48	520
(59.5)	(6.8)	(1.6)	(8.1)	(5.1)	(3.9)	(1.3)	(13.7)

処分後の治療状況

入院		非入院			
措置入院	その他の入院	実刑・身柄拘束	通院治療	治療なし	不明
2,208	802	269	171	158	197
(58.0)	(21.1)	(7.1)	(4.5)	(4.2)	(5.2)

　不起訴処分とされた被疑者の大多数では，精神保健福祉法に基づいて，措置入院のための通報（検察官通報）が行われる。通報に従って，精神保健指定医の資格を持つ専門医2名が診察し，その人が「精神障害者であり，入院させなければ自傷他害のおそれがある」という措置入院の要件を満たすかどうかを診断する。

　ここで大事な点は，検察官が通報を行った時点で，刑事司法から，医療というまったく別個のシステムに移行することである。「検察官が措置入院させた」といった言い方が新聞でされることがあるが，これは初歩的な間違いで，措置入院はあくまで指定医の判断にもとづく。

　初期の手続き，つまり「刑罰の対象か，医療の対象か」の選別は，その後に決定的な意味を持つ。本来なら刑罰が適する人を誤って医療が抱え込むことになったり，その逆のケースが起こり得るからだ。

　今回の大阪での事件でも，被疑者がかつて措置入院とされながら40日ほどで退院とされたことが，あたかも病院の失態であるかのように非難されている。正確な情報がないので何とも言えないが，不起訴処分とされたことがボタンの掛け違いで，結果的に厄介な「患者」をつくってしまった可能性も否定できな

い。

　私は、「精神障害者であっても、裁判を受けさせることが、彼らの人間性を認めることだ」といった立場を取らないが、不起訴処分の割合が非常に高いことについては疑問を持っている。つまり、本来なら裁判を受け、責任能力ありとされたかも知れない人が、不起訴とされているように想像されるからだ。

　刑法第39条は「心神喪失者の行為は罰しない。心神耗弱者の行為は、その刑を減軽する」と定めている。検察官が起訴か不起訴かを決定する場合もこの原則にのっとっているはずである。

　ところが、実際は一種のダブル・スタンダードが存在する。きちんと起訴前鑑定がされていれば心神喪失で不起訴にされていたはずのケースが、網をくぐり抜けて裁判になる例がときにある。そうした場合、検察官は心神喪失で無罪という判決を回避しようと躍起になる。私が公判での鑑定で心神喪失の結論を出し、無罪となったケースが2件ある。どちらの場合も、法廷での証人尋問で、検察官から鑑定結果について執拗に食い下がられ、辟易した。

　不起訴処分が濫用されていると言うと、おそらく検察官から、「自分たちは専門医の診断に従って決定しているだけだ」と反論されるだろう。そして残念ながら、この反論はある程度あたっている。精神鑑定の質にはばらつきがあり、かなり疑わしいものもあるからだ。

　精神鑑定には大きく分けて2種類ある。検察官が起訴・不起訴の決定の資料として嘱託する起訴前鑑定と、裁判になってから行われる公判鑑定である。起訴前鑑定にはさらに、裁判所の許可によって鑑定留置の期間を設けて行う本鑑定、それを要しない簡易鑑定がある。

　最大の問題はこの簡易鑑定にある。全国の地方検察庁で実施されているようだが、実態は明らかでない。読んで字の如しで、時間を要しない簡便な方法である。それでも「責任能力あり」「責任能力なし」といった結論を書くと、専門医の意見とみなされ、その後の法的処遇に決定的な意味を持つ。臨床経験が豊富であっても、こうした「鑑定のこわさ」を知らない医師がおり、不用意に断定的な結論を書いてしまうことがある。私なら、診断あるいは責任能力の判断に迷う場合、ためらわずに本鑑定を申請する。

　私が最近行った、全国の精神科医を対象とするアンケート調査では、興味深い結果が得られた[2]。精神鑑定に対する関心は全般に高い。しかし、いざ自分が鑑定の依頼を引き受けるかとなると、及び腰になる。その主な理由は、「専

門家でないから」「やりかたがわからないから」「手間がかかるから」といった技術的なものである。

この消極性の原因は、若手医師の時代に、精神鑑定について教育を受ける機会がなかったことにある。教育が不足するために指導者が育たず、さらに教育が不足する、という悪循環が生まれている。一握りの医師が多数の鑑定をこなしているのが現状で、裁判官や検察官からは「鑑定人を探すのが一苦労だ」という話をよく耳にする。

精神鑑定の全般的水準を向上させ、ニーズに答えることは、精神医学が早急に取り組まなければならない課題である。

IV 刑法改正は必要か

精神障害者の重大犯罪を防止する切り札として語られるのが、今回も顔を出している保安処分である。これは一種の刑事処分であるが、通常の刑罰とは異なり、犯罪者の将来の危険性を基準とし、社会の安全をはかるため、再犯の防止を目的に治療を命じる方式である。

日本でも、刑法を改正して保安処分を盛り込もうとする計画が出ては消えた。ごく簡単に振り返ってみよう。この方向は戦前にすでに出されたが、戦後になってあらためて刑法改正草案として示された。精神医学界は当初、これに諸手をあげて賛成していた。しかし精神科医の最大の団体である日本精神神経学会は、内部で反対論が高まり、180度方向転換して、71年に反対決議を採択するに至った。反対の主な理由は、保安処分が「精神障害者即犯罪素質者」という誤った先入観に発するもので、障害者を社会から排除するものだ、というところにあった。日本弁護士連合会も独自に、74年に意見書を提出し、保安処分の制度化に反対の立場を表明した。こうした動きを背景に制度化に向けた動きは頓挫した。

これに代わって登場したのが、90年代初めに旧厚生省の主導で進められた「処遇困難患者対策」である。88年に精神保健法があらたに施行され、精神医療の開放化と社会復帰の促進がうたわれたことがその背景にある。医療の現場では、開放的な医療に馴染みにくい、反社会性を持つ精神障害者を別個に扱ってほしいという要望が高まった。そこで、刑法ではなく、医療行政の枠内に特別な方式や施設を設けようという案が練られたのである。

公衆衛生審議会で中間意見が出されるところまで行ったが，精神医学界の内部でも疑問や反対が多く，潰えた。私も批判的立場を取ったが，それは，「処遇困難患者」つまり「扱いにくい患者」という言葉が，きわめて曖昧で，いか様にも適用できるものだったからである。

　こうして，裁判所が行う保安処分も，医療行政が行う対策も，どちらも頓挫して現在に至っている。そして今また議論が沸き上がっているのだが，過去の失敗を簡単に水に流し，同じ議論を蒸し返しているという印象を禁じ得ない。

　経緯はさておいて，刑事司法と医療行政のどちらの枠で改革すべきだろうか。私自身は，刑法改正を行って保安処分を導入することには賛成しない。ただしこれは，人権を大上段にかざした原理的な反対ではない。かつて法務省から出された保安処分案でも，適用されるには一定の条件が必要で，単に危険だからという理由で一般市民が拘禁されることなどあり得ないからだ。私が賛成しないのは，メリットがデメリットを上回るとは思われないからである。薬に喩えれば，効果があまり期待できない割に，副作用が強そうだ，というわけである。

　保安処分のメリットとして，「公共の安全」についての判断が裁判所に委ねられるので，一般の医療は純粋に治療に専念すればよいということがある。かつて精神医学界が保安処分案に賛成したときにもその思惑があった。

　デメリットは，保安処分のもとでの治療が，一般の医療と切り離されてしまうことにある。かりに専門施設内で手厚い治療が施されたとしても，通院に切り替える社会復帰の段階では，地元の病院に移す必要が出てくる。しかし「保安処分患者」のレッテルを貼られた患者を，病院がこころよく受け入れるとは考えにくい。社会復帰がスムースに運ばなければ，再犯のおそれはかえって高まる。

　また，一般の医療から切り離されることで，犯罪という重要な問題が，大多数の医療関係者の意識から消えてしまうことも，副作用の1つである。

　さらに，経験のない日本の裁判所が，保安処分制度の運用を適正に行えるとは必ずしも期待できない。「公共の安全」と「社会復帰」を秤にかけるとき，裁判所は前者を優先しがちになるのではないか。

　これまでの経緯から考えて，かりに関係当局が本腰を入れたとしても，刑法改正には相当な年数がかかるだろう。それだけの労力を注ぐほどメリットがあるとは思えない。

V　審査機関の設置を

　そこで私は，裁判所が関与する方式ではなく，医療行政の枠内での改革を提案する。といっても，かつて旧厚生省の主導で進められた処置困難患者対策のようなものではない。「処遇困難患者」という，恣意的にいくらでも拡大できる基準ではなく，具体的で明確な基準を設けるのである。

　現行制度は措置入院の「入り口」と「出口」の両方，とくに後者に問題が多い。「自傷他害のおそれ」がなくなったとき，措置は解除されなければならない。これは，形式的には都道府県知事の命令によるが，その判断は実質的には主治医1人に任されている。

　措置入院患者は一様ではない。うつ病で自殺をはかった患者は，「自傷のおそれ」の要件を満たすが，「他害のおそれ」とは関係がない。他方，重大犯罪をおかして不起訴処分とされる患者では，「他害のおそれ」が問題である。ところが，これら二種の患者で法律上の取り扱いにはまったく差がない。

　後者の場合，精神状態が安定したときの「他害のおそれ」の消失の認定は，しばしば非常にむずかしい。ふつうの患者であればためらわず通院治療に切り替えるときでも，殺人や放火の経歴があるとなると，躊躇せざるを得ない。かといって，「病気は良くなったけれど，再犯の心配があるから，まだ入れておくよ」とでも言おうものなら，医師と患者の関係は完全に壊れてしまう。主治医という一個人が，患者の利益と公共の安全の両面を背負い込んでいるのが現状である。

　このジレンマを解決するには，処遇の決定を主治医に負わせず，上級の審査機関，いわゆる第三者機関が責任をもって関与するシステムをつくるのが，実現可能であり，また効果が期待できる方式だと，私は考える。

　そこで以下，おおまかであるが，私案を述べてみたい。

　この場合，だれを（対象者），だれが（決定機関），どのように（適用の方法），どこへ（施設），といういくつかの面から検討する必要である。

　まず，「だれを」について言えば，現行の検察官通報による措置の対象者から，殺人，放火，傷害などの重い行為の人に限定し，さらに将来の危険性の程度に従って選別する。現行の措置入院で対応できる人に関しては，そちらを優先すべきである。こうすれば，実際にはかなり少数になる。

「だれが」は審査機関の役割である。医療関係者，法律家などからなる審査会が，主治医の意見を聞いて判定を下すのである。解除のさいも同様である。患者本人の利益や権利と公共の安全を含む広い視野から評価を行う。そのさい，過去の非行歴，本人の治療意欲，家族の協力意志などが，評価の指標になる。決定が第三者機関に委ねられることで，医療の現場は安んじて治療に専念できるし，医師と患者の信頼関係が損なわれる危険性も低くなるだろう。

「どこに」つまり施設の問題について言えば，あらたな専門施設を設ける必要はないと考えている。対象者を厳密に絞り込めば，既存の公的病院の整備で対処できるし，何よりも，治療の場はあくまで患者個人の病状に見合ったものでなければならない。専門施設，つまりハコものを新設すれば問題が解決できると考える向きがあるが，私はこれを「施設幻想」と呼んでいる。

不起訴処分が多い現状はすでに指摘した。上の試案が実施された場合，心配されるのは，受け皿ができることによって，不起訴処分がさらに増えることである。起訴，不起訴の決定，その判断材料である精神鑑定のあり方について，適正化を怠ってはならない。

不起訴処分に関連して，当局に検討してもらいたいことがもう1点ある。精神状態が不安定な被疑者をただちに不起訴にするのではなく，いったん病院で治療し，回復を待って刑事手続きを再開する方法を取れないか，という提案である。欧米ではこの方式が定着していると聞く。

日本の刑事訴訟法でも，「被告人が心神喪失の状態に在るときは公判手続を停止しなければならない」と定められている。しかし実際にはこれはほとんど死文化している。この制度を活用するには，司法と医療のあいだの流れが悪い現状を変えなければならない。

Ⅵ　マスコミに望みたいこと

最後に，マスコミに対する希望を述べる。何よりも，個々の事件に振り回されることなく，冷静で息の長い報道に取り組んでもらいたい。異常な事件が起きると，私のところにも，各社からコメントを求める電話が頻繁にかかってくる。犯人の目星もつかないうちに，「犯人像は？　動機は？」と聞いてくる。こうしたクイズ番組のような取材には一切答えないことにしている。

私が会ったある社会部記者は，精神医療と言えば「犯罪」しか頭に浮かばな

いようだった。「精神障害については研究がほとんど進んでいない」と言い切ったテレビニュースの解説者には唖然とさせられた。彼は精神医学についてどこまで調べたのだろう。

　精神病の原因や治療法の解明は着実に進んでいる。患者の社会生活を支援するための体制も，行政と現場の両面から取り組まれている。差別や偏見をなくすために，こうした地道な努力がもっと報道されてしかるべきだ。さらに，センセーショナルな報道が一般の障害者をどれほど傷つけているかについて，もっと想像力を働かせてほしい。

　マスコミばかり責めるわけには行かない。精神科医，つまり私の同業者たちが，事件発生の翌日にはテレビのワイドショーや新聞の社会面に登場してコメントする姿には困惑させられる。診断するには正確で豊富な情報が不可欠なはずだが，どこでそれを入手したのだろう。

　話を聞けば，それがほかならぬ「マスコミ情報」であることが知れる。その結果，報道と「専門家のコメント」が互いに増幅し合い，ふくらんで行く。悲惨な事件を少しでも教訓として生かすには，マスコミにも専門家にも努力が必要だ。

　さて，政府部内で新法制定への動きが始まったと聞く。私が切に望みたいのは，急場しのぎではなく，「実態を見据えた対策」である。

文　献

1）法務総合研究所：平成11年版犯罪白書．
2）中谷陽二，本間久美子，蓑下成子：刑事精神鑑定のあり方に関するアンケート調査．精神神経学雑誌 104；158-167, 2002.
3）山上晧，小西聖子，吉川和男，井上俊宏，謝麗亜：触法精神障害者946例の11年間追跡調査（第一報）——再犯事件487件の概要．犯罪学雑誌 61；201-206, 1995.

医療の視点からみた触法精神障害者問題[*]

はじめに

　触法精神障害者の処遇をめぐって刑事司法と精神医療の関係のあり方が問い直されている。これは決して目新しい問題ではなく、背景には精神医療の理念や構造の長期的変遷が存在する。そこでこれを精神医療に内在する問題として取り上げ、現在の状況および改革の指針を論じることにしたい。

I　脱施設化の光と影

　20世紀後半の精神医療の動向は触法精神障害者問題と不可分である。日本の医療は長く、精神病者監護法（1900年）により制度化された私宅監置とわずかな精神病院に頼ったが、1950年代後半に精神病院は急増へと転じた。これは医療施策、疾病構造の変化、抗精神病薬導入による治療の楽観主義などに支えられた。精神病院ブームは長期在院患者の蓄積という禍根を今に残している。それとともに措置入院が濫用され、患者の安易な受け入れを媒介として刑事司法と医療の間にある種の不健全な関係が作られた。ついで1970年代から入院中心主義が批判され、精神保健法（1988年）の施行をみたわけである。
　この動向に強い影響を与えたのが欧米の脱施設化（deinstitutionalization）すなわち入院治療から地域ケアへの移行を促す政策であった[8]。アメリカでは巨大な州立精神病院が1960年代から批判の的となり、地域精神保健センターの整備などが大規模に進められた。1955年から1980年までに州立精神病院入院患者の実に75％が退院したとされる。イギリスでも開放ドア政策と呼ばれる同様の動きが進められ、精神病床の削減、強制入院の制限などが実施された。

---

[*] 2002年5月、南山大学での日本刑法学会第80回大会の分科会「刑事司法と精神医療」における報告をもとにした。

フランスでは1970年代からセクター方式の医療への転換を進め，イタリアでもラディカルな改革が試みられた。

脱施設化や開放化は進歩的改革として語られているが，影があることも忘れてはならない。ホームレスの発生や短期入院の反復（回転ドア現象）が知られているが，退院患者による犯罪への懸念も重大である。とくにアメリカでは脱施設化の進展と軌を一にしてこの問題への関心が急激に高まった[2]。その中で，退院患者を追跡調査し，検挙率などを指標として犯罪の発生率を一般人口と比較するといった実証的研究が相次いだ。概して退院患者では一般人口よりも検挙率が高いという結果が示されている。それに対して，入院が重い患者に限定された結果，退院後の検挙率が見かけ上で上昇したという見解もある。しかし筆者が調べた限り，少なくとも脱施設化が犯罪を減少させたという報告は見あたらない。

もう1つは精神障害者の犯罪化（criminalization）であり，病院の門戸が狭められることで，逸脱行動を呈した患者がより刑事施設に追いやられる傾向が起きた。イギリスでも開放ドア政策により一般病院では入院期間が短縮されたが，他方で特殊病院が飽和し，犯罪傾向のある患者の多くが刑務所に送られたと言われている。フランスでは1970年代に政府が企図した裁判所による入退院方式が医療側の反発を招いて放棄された。他方で，責任無能力により免罪される患者の数が減り，拘置所内に設けられた治療設備である地域医学心理学部門が過剰な人員を背負い込んでおり，犯罪化の一例と言えるだろう[10]。このような精神医療の司法離れの傾向は脱施設化が脱司法化を伴うという現実を物語る。

II 権利と責任

脱司法化はシステムのレベルだけではなく，精神障害者観あるいは治療観の変化でもある[3]。精神障害者は可能な限り地域でケアすべきであるという理念から，市民としての権利が与えられる以上，違法行為についても市民としての責任を負わせてしかるべきだと主張された。この「権利＝責任論」とも呼ぶべき立場は日本でも唱えられている。その興味深い現れは統合失調症患者の刑事責任能力の基準の移り変わりである[6]。

統合失調症患者の責任能力の判断基準は1984年の最高裁第三小法廷の決定

(以下，最三小決）を境として転換を遂げた。1969年に発生した大量殺人事件の被告人について計5回の精神鑑定が施行され，統合失調症の病状の重さと責任能力が争点になった。最三小決は，心神耗弱を認め，無期懲役とした差戻二審の判断を正当としたもので，次のような要旨である。

> 「被告人が犯行当時精神分裂病に罹患していたからといって，そのことだけで直ちに心神喪失の状態にあったとされるものではなく，その責任能力の有無・程度は，被告人の犯行当時の病状，犯行前の生活状態，犯行の動機・態様を総合して判定すべきである」

問題となった事件に即してみるとこの決定には疑問が少なくないが，ともあれ責任能力を事例ごとに総合的に判断するという指針が示され，これがその後の流れを方向づけることになった。しかし遡ってみると，最三小決以前は逆方向の判決が存在した。つまり事例の個別的な特徴よりも，正常な心性と統合失調症心性との根本的な異質性を重視する判決が少なくなかったのである。ところが1970年代を移行期として最三小決を先取りする判決が優勢になる。すなわち，統合失調症に罹患しているが犯行の計画性や生活能力がある程度認められる事例について，より責任能力を認める傾向が現れる。似たような特徴をとらえて，「それにも拘わらず」責任無能力とする判断から，「それゆえ」責任能力を認める判断へと，漸次向きを変えているのである。責任能力の生物学的要件の比重を相対的に軽くすることで有責の幅を広げている。この移行の先鞭をつけたのは鑑定人であり，その鑑定結果を裁判官が受け入れ，次にはそれが責任能力判断を方向づけて行くという過程が見いだされる。

著しい寛解例を除いて原則として統合失調症患者を責任無能力とみなす立場は否定され，免責の幅は明らかに狭くされた。これは鑑定人の判断を媒介として精神医学の一般的動向が司法に反映されたと考えられる。たとえば次の藤縄[1]の見解はこうした精神医学の趨勢を代表するものである。すなわち，通院中であるが市民としての社会生活を営み得る患者については，法的責任能力を「市民としての権利」との対応関係でとらえるべきである。その理由として，薬物療法の進歩により，寛解ないし通院可能な患者が増加しており，統合失調症を不治とみなす観点は払拭されつつある。精神科医が患者をこうした状態として診断するとき，医師は，意識するしないにかかわらず，患者の市民としての権利と，それに付随する刑事責任能力を認め，そうすることが安定した治療関係

の維持に必要であるという。

「権利は責任を伴う」という論法はそれ自体は異論の立てようがない。しかしここでは治療論と責任能力論が混同され，触法行為をおかした患者に対する不寛容さ，一般医療からの排除が含意されている。こうした治療理念の変化の過程で，入院中心医療のもとで隠されていた刑事司法と医療との関係の問題性が可視的になったと考えられる。

Ⅲ 保安処分案と処遇困難患者対策

1926年から検討が始まり，1940年の改正刑法仮案，1961年の刑法改正準備草案，1981年の刑事局案を経た保安処分案の経緯は法律の立場から多々論じられている。精神医療内部の問題について付け加えると，当初保安処分の新設を歓迎ないし容認する声が精神医学界の大勢を占めていた事実がある[7]。精神医学界は一貫して保安処分案に批判的であったわけではないのである。1965年に日本精神神経学会の刑法改正問題研究会が提出した意見書の原案は保安処分を認める内容であった。また1969年に中央公衆衛生審議会から出された意見書も支持の態度を鮮明にしている。しかし学会の研究会の意見書が危険な常習犯人および労働嫌忌者に対する処分の導入など，戦前の仮案に後退するような内容を盛り込んだことが発火点となり，論議の末，学会は一転して反対の立場を鮮明にした。

頓挫した保安（治療）処分案に代わって登場したのが旧厚生省主導による処遇困難患者対策であった。患者の権利擁護と社会復帰推進を謳った精神保健法施行の年である1988年にスタートした。厚生科学研究費の報告書を踏まえ，公衆衛生審議会は1991年に「処遇困難患者対策に関する中間意見」を提出した。これは国・都道府県が設置する精神病院に処遇困難患者の専門治療病棟を設けることを基軸とした。計画は強い反対に遭い，立ち消えになった。筆者はかねてからこの対策に批判的であった。理由は第1に，対策の根幹をなす「処遇困難患者」の定義が報告書と中間意見のいずれでもきわめて曖昧であったことである。つまり薬剤などが奏功しない難治患者と，触法歴のために社会的重大性を持つ患者とが混同されている。第2に，専門治療施設の設置を主目標に掲げることで対策を施設の問題に矮小化したことである。

以上のように，刑事司法の枠内での改革案，医療行政の枠内での改革案の双

方とも頓挫し，対策は隘路に入り込んだ。しかしその後も，とくに民間精神病院の側から触法精神障害者対策が根強く要望され，1999年の精神保健福祉法一部改正にあたって，「重大な犯罪を犯した精神障害者の処遇のあり方については，幅広い視点から検討を早急に進めること」という附帯決議が衆参両院でなされた。そして2001年6月に発生した池田小学校事件を契機に急展開を見せた経緯は記憶に新しい。

Ⅳ 現行制度の問題点

　ここで現行制度とその運用について考えてみたい。日本の刑事司法と医療との関係は"変則的なダイバージョン"とも言うべきものである。触法精神障害者を医療が受け入れる窓口は精神保健福祉法の措置入院，とくに検察官通報による措置である。すなわち心神喪失者および心神耗弱者の一部について，検察官は不起訴処分としたうえで措置入院のための通報を行う。注意すべきは，「犯行時において是非善悪を弁別し，行動を制御し得たか」という責任能力の基準と，「入院させなければ精神障害のために自傷他害のおそれがある」という措置入院の基準は，原理を異にするという点である。従って，2つの基準による判断がねじれを生じる事例は当然存在する。

　検察官がかかわるのは不起訴の決定までであり，通報の時点から処遇は医療的判断に全面的に委ねられ，不連続が存在する。しかしこれはあくまで法の建前であり，実情は必ずしもそうではない。筆者の経験から推測すると，検察官による不起訴処分および通報は措置入院を予想した上でなされる傾向がある。起訴便宜主義の是非について筆者は論評する立場にないが，少なくとも触法精神障害者の処遇という文脈に起訴便宜主義が持ち込まれることには大いに問題がある。検察官の決定が犯行時の責任能力だけでなくその後の処遇を見越したうえで下されているからである。とくにこれは心神耗弱を理由とする起訴猶予の場合に起こりがちである。あからさまに言えば，刑事処分は免除するが，措置入院を援用して当面は社会から隔離し，再犯を予防するという方策である。精神医療に隔離機能，刑罰の代替の役割が期待されているのである。

　入院中心主義のもとで長期入院が当然とされた時代においては，こうしたかたちでの患者受け入れに強い抵抗はなく，刑事司法と医療との間に暗黙の協調関係が成り立っていた。ところが医療の開放化が謳われることにより，こうし

た伝統的馴れ合い関係に軋みが生じるようになった。たとえば，かなり重い違法行為をおかし，不起訴処分と検察官通報がなされたが，精神保健指定医により措置不要と判定されるような場合に軋みが露呈される。このような事例は決して例外的ではない。措置入院による隔離という検察官の思惑が以前よりも通りにくくなっているのである。

措置入院の実質について筆者が指摘してきた点は，精神保健福祉法第24条の警察官通報（措置入院の約7割）と第25条の検察官通報（同じく約2割）の違いである[4,5]。それは疾患や症状の相違よりも，対象者がどのような経路で精神科医の前に登場するかという事例化過程の相違である。警察官通報の場合，興奮や錯乱の状態で警察官に保護され，その日か翌日には精神保健指定医の診察を受ける手はずとなる。対象者は病状が燃えさかった状態にあり，精神科医は「自傷他害のおそれ」を目に見えるかたちで判定できる。

病状の把握と危険性の判定が比較的容易で救急的色彩の強い警察官通報に比較すると，検察官通報ではしばしば事情が複雑になる。問題行動の発生から診察までに捜査の期間があり，とくに起訴前の本鑑定が施行されると2～3ヵ月のタイムラグが生じる。その間に問題行動の原因となった症状はすでに多少とも薄らいでいる。そうなると，危険性ありと判定する場合，どうしても長期の予測に亘らざるを得ない。一方では殺人や放火などの重い行為をおかした事実が厳然とあり，他方ではすでに病状が和らいでいるという事例では，指定医は判定に悩む。そして措置入院と判定された場合，次には入院先の主治医が危険性の消失の判断と措置解除の判定に悩むことになる。

このように性質が異なる事例に対して処遇の規定はまったく同一である。措置入院は診察時の状態の診断にもとづく短期的な危険性の予測であり，本質的に医療的な判断による方式であるとしばしば主張される。これは警察官通報の事例を想定して言えることである。話が先走るが，「心神喪失者等医療観察法案」での再犯予測は社会防衛的であるのに対して，措置入院の判定は医療的であると言われるが，それほど事態は単純ではない。

要するに，現行制度は措置入院の一律の基準のもとで救急医療と再犯予防をないまぜにし，かなりの無理をして触法精神障害者問題に対応してきたと言わざるを得ない。この点に関連して，重大犯罪をおかして入院した患者について日本精神科病院協会が行った全国調査結果は興味深い[12]。その中でとくに注目されるのは在院期間の内訳である。殺人をおかして入院した77例をとってみ

ると，10年以上という長期在院が約2割を占める一方で，6割弱が3年以内に退院している。強盗，傷害，傷害致死，強姦・強制猥褻，放火を合わせると1年以内に72.1％が退院している。

　入院が想像される以上に短期である理由を検討するだけの詳細なデータが示されていないが，いくつか重要な点は推測し得る。

　まず，犯罪の重大さと病状の重さは必ずしも相関しないということである。重大な犯罪をおかす患者ならば病気が重い，逆に病気が重ければ重大犯罪の危険性が高い，という関係は必ずしも成り立たない。つまり，純粋に医療的な判断に基づくかぎり，重大犯罪をおかした患者で，早期に退院しうる事例が存在することを事実として認めなければならない。そのような事例に対して，社会防衛的な見地から期待されるような長期の隔離を措置入院のかたちで行うことは不合理である。

　第2は，早期退院の患者の中に本来措置入院が適切でなかった事例が含まれていないかという点である。アルコールや薬物の急性中毒患者などで，通報による指定医診察の時点ですでに顕著な症状と他害の恐れは消失していながら，不起訴とされていることを考慮して，当面の処置として措置を適用した事例が含まれていないだろうか。

　医療現場でたびたび聞かれるのは，治療目標が不明確で，刑罰が適すると思われる事例を医療が負わされているという不満の声である。ただし逆の面もあり，筆者の矯正医療の経験では，病院で治療されてしかるべき重症患者を受刑者中に見いだすことが稀ではない。

V　改革の指針

　筆者はかねてから現行制度の限界を指摘し，重い触法行為を契機として医療に導入される精神障害者に対して特別な処遇システムを設ける必要性を明らかにしてきた。

　指摘しておきたいのは，次のような制度新設への反対論の甘さである。必要なのは医療全般の改革であり，医療水準を向上させることによって精神障害者による犯罪の発生も抑止できるという。この場合の医療の改革とは長期入院の是正，開放化の促進，地域ケアの充実といったことであろう。しかしこうした期待はあまりに楽観主義的である。前述したように，入院中心医療から地域ケ

アへの移行が犯罪率の上昇への懸念を常に伴うことは欧米で経験済みである。むろん触法精神障害者への特別施策は医療全般の改革を補完すべきもので，それを代替するものであってはならないが。

改革については指針の提示にとどめる。前提として押さえておきたいのは，触法精神障害者を隔離へと促す社会的圧力がつねに存在することである。この圧力は一般社会ばかりでなく精神医療関係者の間にも根強い。触法歴を持つ患者を他に委ね，できるだけ自分たちの手を汚さずにおこうとする傾向である。こうした圧力を計算に入れなければ，どれほど理想的な青写真を描いても，現実のダイナミクスの中で機能は歪められ，人道的手段は隔離手段に堕する。

従って，新制度は大がかりなものよりも，できるだけスリムで補助的なシステムとすべきである。その理由は，こうしたシステムは一人歩きし，肥大化しやすいからである。刑事司法で扱いにくい事例，一般医療で扱いにくい事例のいずれもが，システムの安易な利用により専門施設に流しこまれるおそれがある。スリムにするためには適用基準を厳しく絞り，刑事罰と医療の誤った選択を避けなければならない。すなわち重大な他害行為が疾患と密接に関係しており，行動再発のリスクが治療を行うことで明らかに低減し，行わないことで明らかに高まる事例に限定すべきである。

第2に，決定・解除の手続きは厳密に，実際の処遇は対象者の特性に応じて柔軟に，行うことである。かつての処遇困難患者対策がそうであったように，必ず切り札にされるのが「専門施設」，つまりマンパワーと設備を備えた病院・病棟の構想であり，欧米の施設がお手本として持ち出される。施設の新設（あるいは撤廃）が問題を一挙に解決するという期待を筆者は「施設幻想」と呼んで批判してきた[7]。むろん施設やマンパワーの整備は欠かせないが，必要性と弊害を見極め，出口のない蛸壺と化してしまわないような配慮が必要である。レッテルを貼られた集団が形成されないためには精神保健福祉法にもとづく一般医療との風通しを出来るだけよくすることが求められる。

第3には捜査あるいは公判段階での被疑者，被告人に対して病状に応じた迅速な医療が供給されるべきである。現行制度では，拘置所内で不十分な治療を受けるか，早期に不起訴処分とされて医療に移されるほかない。後者の場合，当面の治療が優先されることにより責任能力の判断がうやむやにされる。

処遇の決定を司法と医療のいずれに委ねるかは長所短所を考量して検討すべきである。筆者はかつて，当面の実現可能な方策として医療行政の枠内での審

査機関を提案した。しかし司法の側に十分な態勢があれば，両者ともに関与すべきであろう。それが折衷による責任の分散に終わるか，生産的な協働になるかは，手続きと運用次第である。

なお筆者の以上の見解は日本医師会「触法精神障害者問題検討委員会（プロジェクト）・中間報告」[11]に盛り込まれている。

VI 「法案」について

国会で審議中の「心神喪失等の状態で重大な他害行為を行った者の医療及び観察等に関する法律案」（以下，「法案」）への疑問点をいくつかあげたい。

第1に，検察官が不起訴処分を行った者について申立を行う，とされているが，起訴・不起訴を決定するプロセスにチェックが入らず，その点で現行方式と変わらない。とくに精神鑑定の基準や精度にばらつきのある現状では，申立ての対象者がどこまで適正に選択されるか，危惧がもたれる。本来なら刑事罰が与えられる人を誤って医療化する懸念，またその逆に，医療に付されるべき人を誤って刑事化する場合も起こり得るだろう。

第2に，申立てられた対象者について裁判所が法律を適用しない（心神喪失・耗弱者と認めないとして申立てを却下する，再犯のおそれが認められないとしてこの法律を行わないと決定する）場合の処遇である。宙に浮いた事例をどう扱うか，法案を一読した限りでは明らかでない。いったん不起訴処分とした人を刑事手続に乗せなおすことが実際上どの程度可能なのか，法律家の検討を望む。いずれにせよ，筆者が懸念するのは，宙ぶらりんの事例を発生させないための配慮から審判機関が適用を緩くすることである。そうなると検察官の申立てを裁判所の機関が事実上追認するかたちとなり，医療への適合性や治療目標が曖昧な事例が病院に送り込まれる結果となる。

第3に，この法律の処遇から一般医療への切り替えのチャンネルが少なくとも明示的，積極的なかたちでは設定されていない。閉鎖的，自己完結的システムという印象が拭えない。

最後に，緊急の治療を要する被疑者，被告人を医療に移すルートが設けられていない。

以上述べたように「法案」の方式のもとでは対象者が蓄積し，受け入れ施設を際限なく拡張せざるを得なくなることが懸念される。

おわりに
――刑事司法と医療の新たな関係を求めて――

　池田小学校事件が発生して筆者は次のような感想を述べた[9]。精神障害が疑われる人による重大な犯罪事件が発生するたびに，危険な患者が放置されているという世論が沸き起こり，それを受けて政治や行政に対策の動きが起きる。次いで，そのような対策は精神障害者を犯罪予備群とみなし，差別・偏見を助長するという反対の声があがる。さらにそれに対して，被害者の人権を軽視すべきでないという反論が起きる。こうして議論が抽象化，一般化されて空回りし，何ら改革を生まないまま，世論の冷却とともに問題そのものが忘却されてしまう。幾度も繰り返されたこの不毛なサイクルを終わりにすべきときである。

　さて本稿執筆時点で「法案」の帰趨は予断を許さない。成立の運びとなった場合，これまでの経緯から，医療はイニシアティブを持てず，受身に関与することになり，現場で発生する諸問題を有効にフィードバックする機能を果たせないだろう。廃案となった場合，サイクルがまたもや不毛に終わる。

　触法精神障害者施策は，緊急課題と言うよりも，長年持ち越されてきた懸案の一つである。一時の世論の高まりや政治の動きに惑わされることなく，十分な時間をかけ，衆知を集めて最上の案を練るべきではないだろうか。それは刑事司法と医療の新たな関係を構築することにほかならない。

文　献
1) 藤縄昭：寛解期分裂病者の責任能力．精神科MOOK17．pp.125-133，1987．
2) 中谷陽二：犯罪と精神医学――アメリカ・イギリスを中心に．臨床精神医学 15；643-650，1987．
3) 中谷陽二：責任能力論と治療観．精神医学 31；1089-1096，1989．
4) 中谷陽二，黒田治，大木進他：検察官・矯正施設長通報による措置入院者の治療について．精神経誌 97；1099-1104，1992．
5) 中谷陽二：触法精神障害者の治療――現状分析と提言．西山詮編：精神障害者の強制治療．金剛出版，1994．
6) 中谷陽二：分裂病者の責任能力――『刑事裁判例集』を読む．分裂病犯罪研究．pp.181-198，金剛出版，1996．
7) 中谷陽二：犯罪と精神保健行政．風祭元，山上晧編：臨床精神医学講座19　司法精神

医学・精神鑑定．pp.421-428, 中山書店，1998.
8) 中谷陽二：施設化と脱施設化の100年．臨床精神医学 28；1635-1641, 1999.
9) 中谷陽二：恐怖のイメージが独り歩きする――実態を見据えた対策を．中央公論，2001年8月号（本書に収録）．
10) 中谷陽二：刑事精神鑑定の国際比較――ドイツ・フランス・イギリス．精神科治療学 17；399-407, 2002.
11) 日本医師会触法精神障害者問題検討委員会（プロジェクト）中間報告．2002年2月．
12) 津久江一郎，小沼杏坪：重大犯罪を犯し精神保健福祉法による鑑定後に入院した患者の緊急実態調査の結果について．精神経誌 104；86-97, 2002.

触法精神障害者対策
―― イタリア,フランスとの比較から ――

はじめに

　日本の触法精神障害者対策は心神喪失者等医療観察法の制定により新しい段階を迎えた。従来にはない方式が誕生したことにより,われわれは多くの課題に直面している。新制度の導入の影響は,措置入院制度や責任能力判断など多様な方向に波及することが予想される。これは何よりも精神医療と刑事司法という異質のシステムが交錯する,複眼的検討が必要な領域である。そこで小論では,歴史的かつグローバルな視点から触法精神障害者問題をめぐる精神医療と刑事司法のかかわりを考察し,今後の展望の一助としたい。

I　精神医療の変貌

　触法精神障害者は触法者でもあり障害者でもあるという二面性を持つ。これに対応して精神医療のかかわり方も両極の間を揺れてきた。すなわち,あるときは精神障害者の触法行為に寛容で,医療の問題として積極的にかかわろうとする姿勢を,またあるときは不寛容で,医療から排除して刑事司法に委ねようとする消極的な姿勢を取ってきた。このような両極への揺れには,精神医療の構造あるいはアイデンティティの変化が微妙に反映されている。
　20世紀後半からの精神医療は入院を中心とする管理から患者の権利・自己決定の尊重と病院外治療へと目標を転じてきた。その理念は1991年に国連総会で採択された「精神疾患を有する者の保護およびメンタルヘルスケアの改善のための諸原則」に見ることができる。斎藤[1]によれば,①精神障害者の基本的人権の保障,②国際的基準を満たし,一般医療と同等の水準にある精神医療,③インフォームド・コンセントとコミュニティ医療の原則,それが不可能な場

合のデュー・プロセス，④不服審査請求の手段や手続の保障，を骨子とする。これは国連の人権擁護活動の一貫として実現されたもので，国際的に広く承認されたスタンダードとされている。

なかでも米国では1960年代から大規模な脱施設化（deinstitutionalization）が進められた。ここでいう「施設」とは実質的に州立精神病院を指し，コミュニティとは患者の居住地域の資源すなわちコミュニティ精神保健センター，総合病院精神科，各種の社会復帰施設を指す。コミュニティ医療の基本理念は，患者の居住地への密着，多職種による包括的サービス，利用者の自発性の尊重，予防の重視，とされた[2]。実際に州立病院入院患者は激減をみた。

欧米先進国での医療改革は日本でも倣うべきモデルとして繰り返し紹介されてきた。ところが，こうした変化が触法精神障害者問題にどのような意味をもったかという側面にはあまり目が向けられていない。日本の遅れた精神医療を欧米並みの水準に改革していけば精神障害者の犯罪は減少し，問題そのものが解消に向かうかのような論調がしばしば見受けられる。しかし現実はそのように単純ではない。欧米諸国の現状はむしろ，医療の開放化が進むほど，触法精神障害者が問題として鋭く浮かび上がる傾向を示している。

ここでは海外の例としてイタリアとフランスを取り上げ，精神医療と刑事司法の交錯を検討したい。両国とも日本との興味深い共通点と相違点を持ち，参照される価値がある。

II　イタリアの司法精神医療

イタリアとりわけトリエステにおいて実践された大胆な精神医療改革は，しばしばその輝かしい進歩性の面から日本で話題にされてきた。しかしその後の報告から推測すると，全国規模での改革の成果についてはいまだ評価が定まっていない。他方，見落とされがちであるが，イタリアは古典的な保安処分制度を維持している国でもある。そこで，精神医療改革と保安処分のかかわりがわれわれの関心を引く。最近の2つの論考[3,4]などを参照しながら医療改革，ついで保安処分について概観してみよう。

イタリアの精神医療は1978年の法律180により大改革がなされるまで1904年の法律36によった。ちなみに日本での精神障害者の保護に関する最初の法律が1900年の精神病者監護法であることは，遅れて近代化をスタートさせた

両国の共通点として興味深い。ただ日本では1950年に精神衛生法で置き換えられたのに対して、イタリアでは1904年の法律が存続し、そこからラディカルな改革へと一気に飛躍した点がきわめて特異である。

さて法律36すなわち「精神病院および精神病者に関する法律（Legge sui manicomi e sugli alienati）」はフランスの精神病者に関する法律（1838年法）をモデルにしたとされる。第1条は「いかなる原因によるものであれ、精神異常に罹患し、病院外でケアされないか、され得ない人は、自身または他人への危険を呈し、もしくは公けの醜聞を引き起こすとき、公立精神科施設に隔離されなければならない」と規定している。

Traversoら[5]によればこの法律は治療よりも自他への危険の観念に著しく偏り、かつ危険性の概念は非常に広義であった。公立精神科施設への入院は地方の司法官の命令により、診断書および近親者もしくは「精神病者および社会の利益」にかかわる人の申請により認可された。通常、救急患者は診断書のみで非自発入院とされ、裁判官はそれを3日以内に是認すればよく、施設長の権限は絶大であった。

法律36は入院患者の増加を促した。1874年と1914年の入院患者数を比較すると、南部諸州では1,200人から6,171人、中部・北部地域では10,529人から39,648人という著しい増加を示したという[6]。1946年にピークに達し、第二次大戦で一時減少したが、戦後に再び増加した[7]。

Basagliaによって指導された改革は、こうした古い法制度に支えられた入院中心医療を批判の的とした。他の欧米諸国よりも一歩遅れて口火を切ったイタリアの運動は、Basaglia自身が認めるように、精神医療の枠を超えた政治運動であり、国家への異議申立を行う政治色の強いものであった[8]。

さて、1978年の精神医療改革は次の4つの原理に拠っている[9]。①精神病院を漸次廃止し、新規入院を中止する、②急性期入院のために総合病院精神科（15床以下）を設置する、③強制入院を制限する、④コミュニティ精神保健センターを各地に設立する。

精神病院はどこまで廃止されたであろうか。Girulamoら[10]は次の統計資料を示している。全国76ヵ所の精神病院の入院患者は、ピーク時の1963年には91,868人、1978年には78,538人であったが、1998年には7,704人に減少した。ただ問題はこれらはあくまで公表された数値であり、見えない部分が少なくないとGirulamoらは述べている。改革の成否を評価するには信頼できる基礎デ

ータがとぼしく，地域差もあり，一概に成功したとも言えないのが実情のようである。

　次に保安処分であるが，初めに確認しておきたいのは，精神医療改革の標的は1904年法の強制入院とそれを支える精神病院の存在であり，保安処分の改廃を目的とするものではまったくなかったことである。むしろ保安処分は改革の射程外の問題であった。この点を理解するには刑事司法の流れを知る必要がある（以下の歴史的経緯については主にTraversoら[11]を参照する）。

　イタリア統一後の最初の刑法である1889年のZanardelli法は「行為の認識または自由」を排除するか著しく減退させる精神障害（infirmità）の状態での犯罪に関して特別な規則を設けた。民事裁判所の裁判官は「精神病かつ危険な患者」の公立精神病院への収容を決定する。Zanardelli法は自由意思を強調した古典派の影響を受け，刑罰は懲罰的，応報的で，罪の重さに比例した。これに対して犯罪人類学派は道義的責任の概念を放棄し，社会への危険性を問題の根本に据え，制裁としての刑罰を社会防衛のメカニズムに置き換えた。折衷派の登場で両派の妥協が図られ，責任 - 危険性という複合的概念が導入された。すなわち責任を有する犯罪者には応報的刑罰，責任を有しない犯罪者には危険性に相応する保安処分（misure di sicurezza）である。後者は1930年のRocco法で制定された。理解と意思が欠如もしくは限定されていると判断された場合，社会的危険性の検討がなされる。かつては完全または限定的に精神病とみなされると自動的に「社会的に危険」と推定されたが，1982年，1983年の判決でイタリア憲法裁判所はこの推定を廃止した。完全な精神病では司法精神病院（ospedale psichiatrico guidiziario）に送られ，限定的に精神病かつ社会的に危険であれば，刑罰を緩和され，危険性が持続する限り療治保護院（casa di cure e custodia）へ送られる。危険性なしと判断されると特別の処置は受けない。司法精神病院と療治保護院は司法省の管轄で，社会的にもはや危険でないとみなされるまで収容される。無期限とはいえ実際には最小限必要な期間とされ，その長さは精神障害の重さよりも犯罪の重さに対応する。社会的に危険とみなされなくなると，最短期限が終わらないうちに処分が変更もしくは中止される。

　われわれの関心事である保安処分と精神医療との関係を見よう。Traversoら[12]によると，1978年の法律180までは，責任無能力の人が司法精神病院を退院するとただちに公立精神科施設へ移され，1960-70年代までは公立医療施

設を司法施設の補完物とする考えが行き渡っていた。司法精神病院での非人間的環境と職員による権力乱用が批判されると，司法省も司法精神病院を閉鎖して公立精神病院に振り替えることに前向きとなった。ところが，当初は精神保健関係者からも熱狂的に迎えられたこの案は，法律180の制定による改革がスタートした結果，完全に放棄された。公立施設が閉鎖されることになったからである。司法病院の入院期間中あるいは終了後にコミュニティ精神保健センターを利用するなど，医療と刑事司法の間のパイプが考えられているが，まだ不十分という。司法精神病院に治療的機能が乏しいことは広く認識され，保安処分の弊害を克服しながら法律180の治療理念をいかに実現するか，いかに患者の権利を尊重しつつ公共の安全を守るかが求められている。ただ法律180それ自体は刑事司法システムの患者に充てられた規則を変えるものではない。これこそイタリアの改革で抜け落ちた問題であるとTraversoらは指摘する。

以上のようにイタリアでは20世紀初頭の時代状況の波に乗って，当時の先端にあった保安処分を採用した。はるか後に始まった精神医療改革はこの問題を手つかずにおいた。保安処分の弊害が認識されながら，一般医療が触法精神障害者を受け入れる体勢をすでに放棄しているため，ジレンマの状況に陥っていると思われる。精神医療の開放化が触法精神障害者を置き去りにして進められる可能性をイタリアの経験は語っていないであろうか。

Ⅲ　フランスの司法精神医療

フランスでも触法精神障害者問題は近年の医療改革の中でクローズアップされている。歴史的には1810年の刑法および1838年の精神病者に関する法律（La loi sur des aliénés, 通称1838年法）が触法精神障害者の処遇を定めてきた。これらはいずれも最近になって大きく改訂されている。1810年の刑法64条は「被告人が行為のさいにデマンスの状態にあったか，抵抗できない力によって強制されていたとき，重罪も軽罪も存在しない」と定めた（デマンスdémenceは重い精神障害を包括する）。他方，1838年法は周囲の人の申請でなされる同意入院（placement volontaire），県知事等の権限でなされる職権入院（placement d'office, 措置入院）の2形態を規定した。責任無能力者には職権入院の手続が施される。

このような法的枠組みの中で犯罪をおかした精神病者の処遇の方式や場所を

めぐって議論が展開され，19世紀半ばからすでに犯罪性精神病者の専門施設，保安療養所（asile de sûreté）の必要が叫ばれてきた[13, 14, 15]。重要な役割を果たした医師のHenri Colinは，早くから犯罪性精神病者の特殊施設を提言し，1900年にパリ近郊のVillejuifの精神病療養所に保安セクションを計画した。1910年に開設され，1933年に完成をみた病棟は現在も彼の名を冠している。Colinは収容すべき患者のカテゴリーを「通常の病棟のトラブル要因になる悪しき精神病者で，大多数の患者には不要であるような特別な保安を要する者」とした。次いで，1947年には南東のMontfavet，1957年には北西のSarreguemines，1963年には南西のCadillacに同種の病棟が開設され，合わせて700あまりの病床を有する[16]。これらは今日，困難患者病棟（unité pour malades difficiles：UMD）と呼ばれ，1986年10月14日の布告によって管理規則が明確にされた[17]。第1条は入院の要件を「適切な濃厚治療プロトコールおよび特別な保安処置を要するような他人への危険を示す」と定める。この危険とは「重大で確実もしくは切迫した」ものでなければならず，職権入院の「公衆の秩序もしくは安全を脅かす精神障害」という基準は必要条件であるが十分条件ではない。

患者は入院経路から次の3つのカテゴリーに分類される[18]。①75％は一般の職権患者のうち抑制不能なほど病棟の機能を妨げる者，②20％は重罪または軽罪の行為をおかし，責任無能力を理由に予審判事が免訴とし，知事が職権入院を命じ，通常の病棟では危険が伴う場合。③残りは拘禁中に精神障害を発症し，矯正施設での治療に適さない受刑者または被告人（刑事訴訟法にもとづく）。退院は1986年の布告により設置された医学監督委員会（Commission de suivi médicale）の意見にもとづく。委員会は知事に申請するが，現実には委員会の権限，そして責任が大きい。

以上のようにフランスのUMDを基盤とするシステムは一義的には一般精神科施設での対応の困難性を要件とする。この基準を満たす限りで触法精神障害者も入院の対象となるが，その場合も入退院の権限は裁判所でなく知事に属する。要するに精神医療に組み込まれたシステムとしての役割が主である。このことから医療の全体的動向とUMDの機能が密接に連動することが予想される。

戦後，フランスでは精神医療のセクトゥール（secteur）制が進められた[19]。セクトゥールを初めて公式に定義した1960年の通達では，再発予防の効果的

支えを提供するために早期にケアを行うこと，できるだけ患者を家族と環境から引き離さないこと，入院を病院外施設（精神衛生センター，デイホスピタル，宿泊施設，保護工房）の利用で回避するか最短に抑えることなどが謳われた。セクトゥール制とUMDとの関連についてはSenningerら[20]の報告が興味深い。彼らがSarregueminesのUMDで1957年から1990年までの入院申請を調べたところ，統合失調症，とくに妄想型の患者の割合が著しく増加していた。また入院申請の動機として，施設内の被害つまり医療者と他の患者への暴力が増えていた。これらは病態の変化や施設内暴力の実質的増加によるとは考えにくく，セクトゥールの病院設備がこれらの患者に不適合になり，攻撃性に対する閾値が低下し，「ケアに抵抗する厄介な患者」として認知されやすくなったことの反映ではないかという。CadillacのUMDを担当するBénézechら[21]もUMDでは精神病（多くは統合失調症）の患者が一貫して増加し，セクトゥール制の進展で一部の患者が排除され，職権入院の全患者がUMDに置かれかねないと述べている。さらにMasse[22]は，セクトゥール制のもとで，通常の病棟ではトラブルメーカー（perturbateurs）と見なされる患者をUMDがますます多く受け入れているが，ほとんどの場合は1986年布告のいう「重大な危険状態」を呈するほどではないという。以上のようにセクトゥール制が一群の患者を排除するという指摘が患者の受け手のUMD側から発せられることに注意したい。こうした現象は送り手の側からは認知されにくいのではないだろうか。送り出してしまえば視界から消えるわけである。

　フランスの精神医療改革は刑法にも波及し，1810年刑法のデマンス概念および責任無能力と完全責任能力の二分法を俎上に載せた[23]。Ayme[24]によれば次のような対立が背景にあった。1970年代から開放化に向かった精神医療は他方で隔離と抑圧に奉仕する司法精神医学や矯正施設での医療に対する反発を生んだ。司法省が計画した精神異常犯罪者を対象とする入退院の裁判所管理の立法化に対して精神科医の組合が反対を表明した。異常性という曖昧な概念に拠る立法が治療の進歩に逆行し，精神科医の役割を混乱させることが理由にあげられた。精神科医は矯正行政の課題にかかわるべきではないとする姿勢を打ち出し，司法の干渉にあらわな警戒を示し，病院は刑務所の付属施設ではないと主張した。精神医学の「司法化」への危惧が繰り返し叫ばれ，1978年には裁判所による責任無能力者の入院制度の導入は放棄された。妥協の産物として拘置所内で医療を行う地域医学心理部門（services médico-psychologiques régionaux）が創設された。他方，司法省は1810年の刑法について3点で改正を必要とした。①"精神の喪失"を意味するデマンスは用語として不適切である，②64条は患者から帰責性を完全に奪う，③精神医学の発展の中で患者は責任と自律性を認知され，責任能力規定は疑問に付されている。そこで1994年に誕生をみた刑法の新条項である122-1条は「行為の時点で是非の弁別または行為の統御を失わせる精神障害または神経精神障害に罹患していた者は刑事責任を負わない」「行為の時点で是非の弁別または行為の統御を変容させたか，行為の統御を妨げた精神障害または神経精神障害に罹患していた者は罰せられる。ただし裁判所は刑およびその執行方式を決定するにさいしてこの事情を考慮する」と規定している。最近の傾向として，裁判官と鑑定人が責任無能力の選択に慎重になり，予審免訴と無罪の数が大幅に減少し，その結果としてUMDでは責任無能力を理由に免訴とされた患者の割合が減少している[25]。

　フランスでの動きを総括するなら，一方でセクトゥール制の精神医療が患者の攻撃的行動に対してより不寛容になり，他方で司法手続では犯罪をおかした人を責任無能力とみなす幅が狭まっている。これらが相まってUMDの患者の変動を生じている。イタリアと異なり保安処分を持たなかったフランスは，医療の開放化のもとで触法精神障害者が矯正施設に流れる傾向を例示していると言えるであろう。

Ⅳ　日本の過去と現在

　日本の精神医療と刑事司法の交錯について経緯をまとめる[26]。1880年制定の旧刑法はフランスの刑法64条を母胎として「知覚精神ノ喪失ニ因テ是非ヲ弁別セサル者」の刑罰免除規定（旧刑78条）を設けた。1907年の現行刑法がその39条で心神喪失者と心神耗弱者について規定していることは周知の通りである。刑罰一元主義であり，責任に対して刑罰，危険性に対して保安処分という二元主義は採用されていない。刑罰とは別に危険性を基準とする社会防衛的制度はヨーロッパで19世紀末から主張され，ドイツでは1909年の刑法改正予備草案で明確にされて議論を呼んだ[27]。日本の刑法が保安処分を規定しなかった理由は，欧米でまだそれが具体化されない時期に刑法が制定されたという歴史的事情による。

　1919年に着手された刑法改正作業の中で，1926年に「刑法改正ノ綱領」が

答申され，このなかに「保安処分トシテ労働嫌忌者，酒精中毒者，精神障碍者等ニ関スル規定」が掲げられた。1940年の改正刑法仮案では「保安処分ハ左ノ四種トシ裁判所之ヲ言渡ス」とあり，監護処分，矯正処分，労作処分，予防処分を規定した。戦後に設けられた刑法改正準備会は1961年に「刑法改正準備草案」を発表した。その中の保安処分は，改正刑法仮案と比較すると，労作処分と予防処分が除かれたことなど治安的色彩を薄めている。「精神に障害のある者が禁固以上の刑にあたる行為をし，将来再び禁固以上の刑にあたる行為をするおそれがあり，保安上必要があると認められる」者への治療処分，「過度の飲酒または麻酔剤もしくは覚せい剤使用の習癖があり，その中毒のために禁固以上の刑にあたる行為をし，習癖を除かなければ将来再び禁固以上の刑にあたる行為をするおそれのある」者への禁絶処分からなり，それぞれ期間と更新が定められた。

　この保安処分構想は，差し迫った社会的要請によるというより，刑法の積み残し課題を埋めるという観点から進められ，ある意味で時代遅れの計画であったと思われる。一方，精神医学は保安処分の制度化にイニシアティブを取る立場にはなかったが，当時の関係者の言説から，精神医学界が大勢として保安処分案を容認ないし歓迎していたことが分かる。例をあげれば，1965年に衆議院社会労働委員会で開催された精神衛生法改正審議で精神医学を代表して意見を述べた参考人は，「犯罪性精神病質者のための特殊な施設」を国が是非とも設けるべきであるとして，刑法改正の審議に期待を表明している[28]。また同年，日本精神神経学会で法制審議会に提出する意見書の原案[29]が作成され，これも保安処分の必要性を認める内容であった。さらに1969年には中央公衆衛生審議会が「保安処分の規定を設けることは，犯罪を行った精神障害者もしくは中毒者に早期治療の機会を与えるとともに，それらの者の犯罪を防止するために適切かつ必要な措置であり……」[30]と支持を鮮明にした。

　その後，日本精神神経学会で上記の原案が危険な常習犯人および労働嫌忌者に対する処分の導入など戦前の仮案に後退する内容を盛り込んだことが批判を誘発し，学会は反対の立場へと方向転換した。1971年の総会で決議された「保安処分制度新設に反対する意見書」[31]では，違法行為をおかした精神障害者に対しても医療が先行すべきであり，保安処分制度は「精神障害者即犯罪素質者」という誤った先入観に発するもので，障害者を社会から排除し，ひいては一般市民の人権をも侵害する危険性を持つと主張した。他方，日本弁護士連

合会は1974年の意見書をはじめとして反対の立場を表明した。その後の法務省による「保安処分制度（刑事局案）の骨子」などの事後経過については省略する。

保安処分案の頓挫後，患者の権利擁護と社会復帰推進を謳った精神保健法の施行の年である1988年，旧厚生省主導のもとで「処遇困難患者対策」がスタートした。基礎を提供した厚生科学研究班の実態調査では，全国の精神病院には約2,000例の処遇困難患者が入院しており，これらの患者に対して国公立精神病院に集中治療病棟を併設することが必要で，それでも対応困難な患者のためには専門病院設立も検討すべきであると提言された[32]。この報告書を踏まえて1991年，公衆衛生審議会は「処遇困難患者対策に関する中間意見」[33]を提出し，今後の取組みとして国または都道府県が設置する精神病院において試行的に処遇困難患者を専門に治療するための病棟を設置する必要があるとした。

処遇困難患者対策もまた強い反対にあい，推進者から何の総括も発せられないまま消滅した。挫折の要因は何よりも「処遇困難患者」の概念そのものがきわめて曖昧なことに求められる。研究班の実態調査は「その者の示すさまざまな病状や問題行動のために，病院内での治療活動に著しい困難がもたらされるような患者」を対象としたもので，そこでは薬剤などが奏功しない治療抵抗性の患者と，触法歴を有するために社会的重大性を持つ患者とが混同あるいは安易に同一視されている。対象者を明確に規定しないまま専門治療施設の設置を大きく掲げたことが隔離的施策という印象を突出させる結果を招いたと言える。

さて，処遇困難患者対策の性格について考えると，これが刑法改正による保安処分と異なり，あくまで精神保健対策の枠内で，その一環として進められたことが特記される。従って，精神医療の全体的動向をよりよく反映した動きであった。背景には精神障害者による他害事件に触発された世論もあったが，医療現場とくに民間精神病院の中に触法精神障害者を別個に処遇するシステムへの要望が高まっていたことが重要である。それは日本精神科病院協会の動きに代表され，同協会の雑誌が1990年に組んだ特集「処遇困難例」[34]の論調などに明らかである。

この動きの底流には民間依存という日本的特質がある。1954年の精神衛生法改正で精神病院の設置・運営への国庫補助が規定され，それに端を発して精神病院ブームが起こったが，急増した精神病院・病床の大部分は民間病院であ

った。また都道府県立以外の精神病院も措置入院に対応する病院として指定できる制度により、民間病院が措置患者を受け入れることになった。そのうちには当然、触法歴を有する患者も含まれた。民間依存の入院中心医療のもとで医療と司法の間にいわば暗黙の協調関係が成り立っていた[35]。ところが欧米の医療改革の波、さらには精神保健法の制定を契機に医療の側の意識が変わり、病院開放化や社会復帰の推進に馴染みにくい患者に注意が向けられた。その結果、一般患者と切り離した国公立病院での処遇が強く要望されるようになったわけである。

おわりに
──根源的ジレンマ──

　精神医療にとって犯罪をおかした精神障害者はいつの時代でも躓きの石であった[36]。そしてこの問題性は近年の精神医療の構造的変化の中でいっそう鮮明になっている。触法精神障害者を刑事司法に委ねる保安処分は、権利の尊重やケアの質を優先する観点からは忌避される。他方、地域社会へと開かれた医療の立場からは、そのような患者は招かれざる客とみなされる。イタリアにおいて歴史的遺物とも言える保安処分の欠陥が認識されながら、一般医療が司法精神病院に代わってそれらの患者を引き受ける態勢を失っている現状はジレンマの好例と言える。フランスではこれと事情が異なり、古くから医療の枠内に保安病棟を設けてきた。セクトゥール制を軸とする医療改革は、一方では困難患者病棟の整備を促し、他方では保安処分的な入院制度の導入を拒否した。そこで起きた現象は、セクトゥールの医療が負えない攻撃的患者が困難患者病棟により多く委ねられるという動き、言い換えれば内部に強制治療の部分システムを設けることで医療が全体として開放的性格を保持しようとする方策と言える。反面、こうした解決は"隔離システムを不可欠の構成要素とする開放システム"という矛盾を医療が背負い込むことを意味するであろう。

　日本ではジレンマがどのように現れてきたであろうか。刑法が保安処分を欠いたのは歴史的事情による。そして積み残し課題であった保安処分案が戦後に再提出されたとき、目覚めつつあった精神医療が激しく反発した。引き続いて処遇困難患者対策が企図された。これが実現していれば、あるいはフランスに類似のシステムが構築されたであろう。ところが計画の杜撰さからこれも挫折

し，結局，司法的対応と医療的対応のいずれもが頓挫したことで，隘路に入り込んだ。

このような経緯を考慮するとき，今般制定された心神喪失者等医療観察法の折衷性が明らかになる。詳細は省くが，裁判所，保護観察所という刑事司法機関が行い，また要件を特定の重い罪種に限定している点は保安処分的な要素である。他方，裁判ではなく精神科医が対等の立場で加わる審判のかたちをとること，また公共の安全の保持が表向きは謳われていないことはドイツやイタリアでみるような保安処分と異なる点である。

新法施行の行く先は不透明で，多くの不確定要素を抱えている。多難な船出と言わざるを得ない。法の具体的な疑問点についてはすでに詳しく論じた（本書の前章に収録）ので繰り返さない。1つだけ強調しておきたい点は，新しい制度が孤立した閉鎖的システムとなり，結果的に精神医療の司法離れを加速させるのではないかという懸念である。「触法精神障害者に手厚い医療を」というスローガンは，「専門施設に任せればよい」という精神医療からの排除，切り捨てにつながらないであろうか。筆者一人の杞憂であることを願いたい。

文 献

1) 斎藤正彦：国際連合による精神疾患患者の人権原則（精神疾患を有する者の保護およびメンタルヘルスケアの改善のための原則）とわが国の精神保健福祉法．松下正明・斎藤正彦編：臨床精神医学講座22 精神医学と法．pp.143-155，中山書店，1997．
2) Shore JH：Community psychiatry. Kaplan HI, Sadock BJ ed, Comprehensive Textbook of Psychiatry Vol.2, Fifth ed. pp.2063-2067, 1989.
3) de Girulamo G, Cozza M,：The Italian psychiatric reform. A 20-year perspective. Int J Law Psychiatry 23 ; 197-214, 2000.
4) Traverso GB, Ciappi S, Ferracuti S：The treatment of the criminally insane in Italy. An overview. Int J Law Psychiatry 23 ; 493-508, 2000.
5) Traverso GB, Ciappi S, Ferracuti S 前掲（4）論文．
6) de Girulamo G, Cozza M 前掲（3）論文．
7) Lemkau PV, de Sanctis C：A survey of Italian psychiatry, 1949. Am J Psychiatry 107 ; 401-408, 1950.
8) Basaglia F：Problems of law and psychiatry: The Italian experience. Int J Law Psychiatry 3 ; 17-37, 1980.
9) de Girulamo G, Cozza M 前掲（3）論文．
10) de Girulamo G, Cozza M 前掲（3）論文．
11) Traverso GB, Ciappi S, Ferracuti S 前掲（4）論文．

12) Traverso GB, Ciappi S, Ferracuti S 前掲（4）論文.
13) Bénézech M, Gaussares C：Unité pour malades difficiles. Encyclpédie Médicochirurugicale 37952 A[10], pp.1-6, Edition Techniques, Paris, 1990.
14) Masse G：Les pollitiques de santé mentale face à dangerosité. Albernhe Th ed. Criminologie et psychiatrie-Ellipses. Paris, pp.664-670, 1997.
15) Senninger JL, Fonta V：Les unités pour malades difficiles. Albernhe Th ed. Criminologie et psychiatrie. Ellipses, Paris, pp.670-681, 1997.
16) Masse G 前掲（14）論文.
17) Bénézech M, Gaussares C 前掲（13）論文.
18) Senninger JL, Fonta V 前掲（15）論文.
19) 菅原道哉, 尾上裕紀, 桂川修一, 高橋紳吾, Michel G：フランスの精神医療の現況. 臨床精神医学 21；933-936, 1992.
20) Senninger J-L, Fonta V 前掲（15）論文.
21) Bénézech M, Gaussares C 前掲（13）論文.
22) Masse G 前掲（14）論文.
23) 中谷陽二：刑事精神鑑定の国際比較——ドイツ・フランス・イギリス. 精神科治療学 17：399-407, 2002.
24) Ayme J：La genèse de l'article 122-1. Aibernhe Th ed, Criminologie et psychiatrie. Ellipses, Paris, pp.559-567, 1997.
25) Bénézech M, Gaussares C 前掲（13）論文, Masse G 前掲（14）論文.
26) 中谷陽二：犯罪と精神保健行政. 風祭元, 山上晧編：臨床精神医学講座 19 司法精神医学・精神鑑定. pp.421-428, 中山書店, 1998.
27) 浅田和茂：刑事責任能力の研究. 成文堂, 東京, 1983.
28) 精神衛生法改正国会審議資料 その 1. 精神経誌 67；615-683, 1965.
29) 刑法改正に関する意見書（案）. 精神経誌 67；1052-1055, 1965.
30) 保安処分・治療処分に関する要綱案（法制審議会刑事法特別部会第 3 小委員会）および保安処分に関する中央精神衛生審議会の意見. 精神経誌 71；593-597, 1969.
31) 保安処分制度新設に反対する意見書. 精神経誌 73；739-741, 1971.
32) 精神医療研究会：精神科医療領域における他害と処遇困難性に関する研究. 厚生科学研究報告書. 1990.
33) 公衆衛生審議会：処遇困難患者対策に関する中間意見. 1991.
34) 処遇困難例（特集）. 日本精神科病院協会雑誌 9；4-94, 1990.
35) 中谷陽二：医療の視点からみた触法精神障害者問題. 刑法雑誌 42；253-265, 2003（本書に収録）.
36) Senninger J-L, Fonta V 前掲（15）論文.

第Ⅱ部

犯罪病理

特異な宗教妄想による殺人未遂の1例

はじめに

　人に憑いた死霊や動物霊を払うための呪術行為は，物理的な圧迫を身体に加えるとき，結果的にその「憑かれた人」を死傷させることがある。これは，西欧では悪魔払い（exorcism）に伴って[15]，またわが国では狐憑きなどの憑きものの迷信によって[10]起きることが知られている。精神医学的には，祈祷性精神病，感応性精神病の憑依現象で，憑依人格同士の抗争の所産である犯罪例が報告されている[5,12,13,16]。これらの現象は，概してシャーマニズム的な土俗信仰の強い影響のもとで引き起こされるものである。

　筆者が最近経験した非定型精神病の精神鑑定例も，やはり他人に憑いた霊を払う目的でその人に暴力を加えた（被疑罪名は殺人未遂）。この事例の妄想には，憑霊とともに多彩な宗教的主題がみられ，犯罪の持つ意味が，従来の祈祷性精神病などの犯罪報告例とは異なる特異なものと考えられたので報告する。

I 症　　例

　[症例] 犯行時35歳，男（以下，犯行時をX年と表記）
　家族歴：両親とも沖縄出身で戦前に内地に移り住んだ。父親は建築作業員であったが，45歳のとき「外傷性てんかん」の診断で精神科に入院し，大発作とともに著明な性格変化を示し，本人18歳のとき53歳で死亡した。母親には精神科的既往歴はなく，「陽気，世話好き，お人好し」という性格である。すぐ下の弟にはX－2年夏（26歳）から周期性の精神障害がみられている。これは，盆や彼岸に不眠，興奮，幻聴，憑依妄想，祈祷様の動作が急激に現れ，1，2週間で自然に回復するというもので，医学的治療は受けていない。家族はみな学歴が低く，接した印象では，考え方が素朴で主観的であるように見受けられた。

病前性格：家族によれば，短気で反発心が強いが根は優しく親思いで，熱中しやすい。

生活史：4人兄弟の第2子として，関東地方の某県で生まれ育つ。幼時から腕白，陽気で，小・中学校では怠学が多く，成績は下位であった。小学校高学年より非行性が現れ，中学3年のときに窃盗のため教護院（児童自立支援施設）に送られた。

義務教育終了後，配管工となったが，遊び癖がつき，たびたび傷害事件を起こした。18歳のとき，愛人の中絶費用を得るため窃盗を働き，中等少年院に送られた。21歳，暴力団組長の妹と結婚して組員となった。その後も傷害などの犯歴を重ね，23歳のときに恐喝未遂事件で10ヵ月服役した。26歳，別の女性と親しくなり，離婚してすぐその女性と結婚し，長女をもうけた。29歳，顔見知りの人に呼び捨てにされたことがもとで傷害致死事件を起こし，懲役4年を言い渡された。

X－2年3月（33歳）に出所した。このときは「妻子が待っているという頭があったから，頑張って仮釈放をもらい，妻子のため身を粉にして働く決意」であったという。ところが服役中に妻に愛人のできていたことがわかって別居し，その年の秋に協議離婚した。このいきさつについては，「女房はいい生活をしたいが，自分には生活力がない。4年もさびしい思いをさせたのだから自分が悪い。情は残っていたけど男の意地，世間体もあるから別れた」と回顧している。

同じころ，やはり離婚していた弟に前述の神がかり的な状態が現れるようになった。元来弟思いであったのでこれを心配し，弟が「誰か呼んでいる」といって幻聴に誘われて出歩くのについて行き，「誰もいないじゃないか」と諭すこともあった。弟の異常な言動を最初に見たときは，「何か乗り移っている」という考えが3分の1，「アル中か何かの病気」という考えが3分の2であった。そこで弟を精神科に連れて行ったが，医師から「わからない」といわれ，そのときに「それなら半分以上は何かあるな」と感じたという。そこで次に，霊に詳しいという親戚の女性に相談したところ，「沖縄に行って位牌を返さなければなおらない」と助言された。

もともととくに信心深い家庭ではなかったが，弟の発病以来，先祖の墓参りのことが話題にのぼるようになり，X－1年の5月に，本人と母親の2人が，母方の郷里である沖縄県のA島を訪ねることになった。本人には初めての経験

で，母親にとっても四十数年振りの帰省であった。

本人自身も信仰にはとくに関心のある方ではなかったが，幼いころ，母親たちが先祖や「神の島」の話をするのを熱心に聞いた記憶があるという。初めてＡ島を訪ねたとき，「ふるさとに帰ったという感じ」と，「そこの人たちと自分はまるで考え方が違う」という，相反する印象を受けた，また，次のようなエピソードを回顧する。「先祖の墓の前で紙のお金を燃す行事をしたら芝生に燃え移った。あわてて踏み消して足を浜で洗ったら，ウニに刺されて腫れた。母親が，『内地から来て何もわからない孫だから勘弁してくれ』と先祖に拝むと，腫れが引いた。そのとき，こういうことが本当にあるんだ，と実感した」。

さて，Ｘ－２年３月に刑務所を出てからは暴力団と離れ，服役中に覚えた溶接の仕事についていた。もともと負けず嫌いで，仕事にも熱中しやすい方であったが，Ｘ－１年ころからは不景気のため職が見つからず，溶接の技術を生かせないことで悩むようになった。一方では，別れた妻子のことが頭から離れなかった。「いっそ相手の男を傷つけて踏み切りつけてやろうかと思ったが，それでは子どもを不幸にしてしまうのでやめた。とにかく忘れようと酒ばかり飲んで，我慢して自分をいじめ抜いていた」と言う。Ｘ年春ころは「借金はできるし，母親からは叱られる。何やってもうまく行かない。落ちこんで外にも出られない」という状況が続き，抑うつ的になっていた疑いがある。

なお，Ｘ－10年（25歳）ころから覚醒剤を機会的に使用しているが，連用したことはなく，これまで幻覚などの精神症状が生じた疑いはない。また，アルコール依存の傾向はあるが，アルコール精神病の既往はない。

現病歴：兄の記憶では，本人の言動の異常が気づかれたのは，Ｘ年５月の犯行の数日前ではないかという。そのころ兄の家に来て，「俺はもう悟った。１を聞けば10悟る。俺は選ばれた人間だ。体は俺のものじゃない。後でえんま様がにらんでいる」とか，「世の中が乱れすぎている。兄ちゃんにはなおせるか。俺はなおせる」などと話した。「気分はハッピーだよ」と陽気で，「悟りの兄ちゃん，よお！」といった調子であった。「キリストやおしゃか様も何もしないでこうしていたから」と，一日中出歩いていた。

本人の陳述では，犯行の約１週間前に親戚のある女性のところに職探しの相談に行って，急に気が変わったという。その日の朝までは，仕事が見つかればいつでも真面目に働くつもりでいたが，その女性から，「つけで飲んで遊んでいるやくざがいる」という話を耳にして，「それなら，親戚のなかにも１人く

らい遊び人がいてもいいんじゃないか。過去を振り返ってみれば，自分もやくざと変わらない。それまでも遊び人でいいっていう気持ちが心のすみにあった。つけで迷惑かける人間がいるなら，それと違うやくざになろう」と決心した。

目標ができてからは「落ちこみ」もなくなり，以前属していた暴力団に復帰願いを出した。意見の合わない兄貴分がたまたま逮捕されて不在であったので，「それなら自分も人の下につくことはない。ついて来るものを引っ張れば，組の1つくらいつくれる。どうせやるなら徹底的に，やくざの王道で一生を終えよう」という気になったという。

以下の妄想体験の出現はこのころからと推定される。

「急激にバタバタと起こり始めた。テレビみても新聞読んでも，みんな私のことを言っている。偉いやくざが私に頭を下げる。友達が何人も訪ねて来る。おかしいな，これは絶対何かあるな，と思った。初めは1つ見て2つ悟る。それから，あらゆるものが私の悟り。やるべきこと悟って，ぱっと立ち上がった」。

なお，当時は弟が不安定な精神状態で，その弟から「兄ちゃんは後を振り返ってみたことあるか」と言われたことも，自分の歩むべき道に気づくためのヒントの1つであったと述べている。またそのころ，霊に関する本を読んだりテレビのオカルト番組をよくみたともいう。

犯行の前々日に組への復帰を許可され，同日，「遊び人で生きて行くけじめをつける」ために，自ら小指を詰めた。

犯行の状況：犯行は，X年5月14日早朝，同じ組員であるBの家で，Bと同棲中のC子の胸部などを包丁で刺し，さらに止めに入ったBを刺して，2人に加療約2週間を要する傷害を与えたものである。

Bは本人とは古くからの友人である。C子は事件の約3週間前にBと同棲するようになり，本人とはその頃から3，4回顔を合わせたにすぎない。

C子の供述調書では，本人は初めは気安く接していたが，そのうち「Bと別れろ」と言ったり，事件の前々日，前日に会ったときには，「お前はウジ虫だ」「俺の顔をこわがってみるなよ」と，気味の悪い言葉をかけたとされている。

本人はC子についてこう語っている。

「C子には初めは好感をもった。ところがBは仕事もせずにC子に金をもらって遊んでいる。なぜか私を避ける。Bに忠告したら，あいだにC子が入りこんできた。用がある振りをしてわざと割りこむ。何かニュアンスをもらしたり，

にらむとそわそわする」。

　犯行の前日の夕方，Bの家で雑談し，その夜は知人の家に泊まった。翌朝突然Bの家に現れ，同居していた弟分Dに声をかけて包丁を持ち出し，無言でC子を襲い，逃げるのを追って馬乗りになって刺した。このときの状況を本人は，「Dに『包丁はどこにあるか』と聞いたらニヤッと笑う。だから，こいつもわかっているんだな。部屋をノックしたら，Bがすっと通してくれた。Bもわかっている。自分の考えが通じている」と述べている。

　動機について，鑑定では次のように陳述している。

　「やったのは悟りの途中。そのときは冷静で無心，欲のオオネがC子にぱっと取りついた。彼女の潜在意識に入った。彼女も犠牲者。まず第一にオオネを断つ。個人的な恨み，つらみでやるんじゃない」「伊豆沖で地震が起きる，伊豆には小さい子どももおおぜいいる。だからオオネを何とかしなくちゃいけない，それを考えれば，彼女1人の命は仕方ない。彼女が死ななかったとあとで聞いて，これは失敗した，伊豆の何千人もの人が死んでしまう，と思った」。

　犯行後は太陽に手を合わせ，近くの寺で観音様に参ったという。それから末弟を呼び出し，「悪い霊を退治しなければあの女は不幸になる。兄ちゃんは母なる大地をなおそうとして生まれたんだから心配するな」などと話した。末弟の供述調書では，そのとき本人は冷静な態度であったという。翌日，自首した。

　鑑定時の所見：犯行の約3週間後から1ヵ月間，起訴前の司法鑑定を行った。そのうち初めの1週間は入院させて諸検査と行動観察を行った。

　闘士型の体型で，精悍な顔貌である。入院中は素直で愛想よく，夜間に坐位で合掌したり，手をかざすような仕草が観察された以外は，奇異な行動はみられない。対人接触は良好で，感情表出や周囲への配慮も保たれ，いわゆるプレコックス感はほとんど感じられない。とくに目立ったのは，ある種の高揚した気分状態が持続したことである。すなわち，生き生きとして晴やかであり，「毎日気持ちが充実している。今もずっと悟りで，まだ足りない。これまでかぶっていた殻が取れた感じ。目標，生きがいがある。白紙の状態でスタートする」という陳述にもうかがわれるような，幸福感や充実感が認められた。

　問診にさいして特徴的と思われたのは，思考が著しく観念的で，生活史などについて初めは正しく答えるものの，すぐに質問から遊離し，宗教的で非現実的な内容に飛躍する傾向である。いったんそうなると，次のように一方的な熱

弁になり，観念奔逸性錯乱といってよい思考形式となる。「大地は母なるもの，一でしょ。神様がだめならその上，太陽，月，宇宙がある。みな降りて世の中をただす。私は神の上，仮の体でこの世に生み落とされている。やるべき使命あるんですから。祖先ずっとつながっている。怨念あると昇天できないでしょ。おおもとの先祖が恨み持っていれば道が開けない。浮遊するようになる。人間の世の中じゃない，浮遊霊の世の中。正直者にもぱっと取りつく。親子心中とか，とくにかわいそうでしょ，いつまでも浮遊して……」。

病的体験を次のように述べている。「テレビみると私のこと話している。漫画におとといの私のこと書いてある。全部私に関連したことばかり。……まわりの人がヒント出してくれる。ニュアンスもらす。つまり，それとなく知らせてくれる。……留置場で悟りに入っているとまわりがみなシーンとしている。もういいやと自暴自棄になると急にザワザワしてくる。検事が私の言うこと聞いてくれない。頭きて，それならいっちょ地震でも起こしてやるか，と考えた。留置場に帰ったら，案の定，秋田で大地震。とんでもないことしちゃったと思った」。

これらの妄想知覚，予知体験とともに，次のような妄想追想，妄想着想が活発である。「今から考えれば友達みな神の子孫。それぞれ使命感持って私に金を貸してくれた。今感じたんですけどね，オオネには3つある。私それ見たんですよ，喫茶店で会ったのがそれ」。

その他，「顔の左半分が鬼の顔」という部分的な変身妄想や，「検事さんと話していたら，後で泣いているんですよ，女の声で」という，幻聴と思われる体験もある。

身体的には特記すべき所見はない。脳波検査では，安静覚醒時および過呼吸・光刺激・睡眠による賦活で異常所見は認められない。

入院中に行った心理テストでは，田中ビネー式知能検査でIQ77である。ロールシャッハ・テストでは，情緒の統制の悪いことと異常言語表現が目立つ。

鑑定の第2週目からは，留置場と拘置所で面接した。鑑定の後半つまり犯行後6週目ころから，精神状態に大きな変化がみられた。すなわち，きわめて冷静で，一方的にしゃべることもなく，思路にまとまりがみられる。それまでの誇大的な使命感は薄れ，「これからは自分のできる範囲で正しいやくざとして生きたい」と，謙虚になっている。宗教的な事柄は自分からはほとんど口にせず，以前の妄想体験について説明を求めると，「何て言ったらいいか。思い過

ごしとは一概に言い切れないけど。もしかしたらそういうこともあるかなって……。子どもが、神様がいたらいいなって感覚持つでしょ、あれと同じ。毎日いろんなこと考えて、のめりこんだ」と答え、ある程度の病識がうかがえる。犯行についても、「とんでもないことした。そのときはそういうやり方しかなくて」と、自分の行為をかなり批判的にみることができるようになった。

なお、鑑定入院中に少量の眠剤を服用したほかは、向精神薬は投与されておらず、症状は自然に軽快に向かったものと考えられる。

鑑定では「非定型精神病」と診断し、犯行時は心神喪失に該当する精神状態であったとする意見を付け加えた。不起訴処分とされ、(旧) 精神衛生法に基づく鑑定の結果、措置入院となったが、その後の経過は不詳である。

II 考 察

本症例では、元来は宗教に無関心な人に、精神病の急性発症とともに宗教的言動が顕著となり、症状の改善と並行して熱中も急激に冷めるという経過がみられる。Schneider K[14)] は、統合失調症の急性期で、突然宗教に熱中したり、妄想性の啓示 (wahnhafte Offenbarung) を体験し、寛解とともに宗教性も冷却することがよくあると述べている。われわれの症例は、宗教的表現の病態としてはこれに近いものといえるが、診断上は次の理由から非定型精神病と考えた。①発病が急激で、短期間で軽快に向かった。②情動障害が明瞭である。③病前性格において、また病相期において、感情疎通性が良好である。④発病誘因として心的葛藤が認められる。⑤てんかんの遺伝負因を持つ。これらは、鳩谷[3)] があげる非定型精神病の基準をおおよそ満たしている。

病像でとくに目立ったのは、独特な高揚が前景にみられたことである。これは宗教的使命感、恍惚感と一体となっており、躁病や統合失調症の躁状態での高揚気分とはやや異質で、Leonhard[9)] が不安－幸福精神病 (Angst-Glücks-Psychose) の症状として重視した恍惚性気分変調 (ekstatische Verstimmung) と考えられる。もう1つの特徴は誇大的な救済観念であり、これは不安－幸福精神病、あるいはそれに近縁の病型であるKleist[7)] の急性 (誇大性) 啓示精神病 (akute [expansive] Eingebungspsychose) でしばしば出現するとされている。後者の中核的症状は突発的、直接的に発生する啓示 (Eingebung) で、われわれの症例では「急激な悟り」と表現される体験がほぼこれに相当する。

このように，本症例は非定型精神病のうち，急性（誇大性）啓示精神病もしくは不安－幸福精神病の幸福相が優勢な病型に比較的よく一致する病像を示している。さらに，Kleistが記載している急性（誇大性）啓示精神病とてんかんとの遺伝体質的関連は，本症例でも認められる。

次に妄想であるが，その推移は全体の経過に完全に一致している。すなわち，発病初期の「やくざの王道で一生を終えよう」という世俗的次元の意気込んだ決意が発端にあり，病勢が進行して病的体験が活発化するにつれて非現実的・超自然的色彩が加わっている。そして，高揚が静まり，思路のまとまりが回復するのに並行して，「正しいやくざとして生きたい」という，それなりに現実的な願望にまで後退した。

極期での妄想は，すでに述べたように気分の高揚と不可分で，鳩谷[3]が非定型精神病の妄想の特徴としている「浮動性，非体系性」が顕著である。内容は論理性が稀薄で，多彩で混沌としたイメージから成り立っている。「やくざの親分」としての自分と「神の上」としての自分，「世の中をただす」使命と「母なる大地をなおす」使命というような，やや異なる次元に属する表象が共存している。

したがって，妄想を系統的に呈示すること自体が困難であるが，その宗教的内容を要約すると，さしあたり次の2つの主題が区別される。

1．憑霊主題：「恨みや怨念が残ると霊が昇天しない。人に取りついて支配したり意志を取る。人間の世の中じゃなくて，浮遊霊の世の中」
2．救済主題：「私は1万年に1回生まれて来た。神の上。母なる大地をなおすため，仮の姿で，計算されてこの世に降りた」

まず憑霊主題であるが，これは霊が彷徨したり人に憑着するという内容でアニミズム的な思考を示している。世界に怨霊がひしめき，世の中の不幸な人々や精神病院の患者たちは霊に意志を奪われているとされる。ただし本人には霊が憑依していないので，狭義の憑依妄想とは異なる。

周知のように，憑霊観念は，わが国ではシャーマニズム的な土俗信仰でみられ，今日の日本人の心の深層に根強く残ると推測される伝統的な霊魂観，他界観と結びついている。たとえば，本症例が発病前後に読んで多少とも影響され

たと思われる阿含宗の出版物[6]に書かれた内容は，シャーマニズムの現代版そのものであるといってよい。

しかしながら，両親が沖縄の出身であるため，間接的であれ沖縄の文化に触れていたことや，本症例自身も発病前に母方の郷里を訪ねた経験のあることから，とくに重視しなければならないのは沖縄の宗教世界との関連であろう。

桜井[11]の論述を参考にすると，沖縄の民間信仰は次の2つの点で際立っている。

1. 死霊に対する畏怖感が熾烈(しれつ)であること。死霊は飛遊性，憑着性に富み，供養しないとその霊威力が高まり，生者に祟るとされる。
2. 他界観が独特であること。死者の霊はしばらく現世に近い場所に留まり，一定の期間を過ぎると真の冥界に赴いて神の位に昇格し，祖先神となる。

さらに，本症例の母方の郷里である沖縄の北部西海岸の離島A島は，アダムとイヴの話によく似た人間起源神話が伝えられていることで知られる。伊藤[4]によれば，A島の社会には起源志向の論理が潜在しており，祭祀(さいし)や行事をとおして，今でも神話的伝承が人々の心に根を下ろしているという。

本症例は，幼いころに母親などから郷里の「神の島」や祖先の神の話を聞かされたことが記憶に残っているという。また，生まれて初めて島を訪ねたときの「母親が先祖に拝んだら足の腫れが引いた」という回顧談は，事実の細部は妄想追想で歪曲されているとも思われるが，深い次元で精神的な真実を物語っているとみてよい。つまり，島の濃密な宗教的雰囲気のなかで，母親を媒介にして，自らの祖先とのつながりが現実感と畏怖を帯びて意識され，そこで一種のヌミノーゼ体験が生じたのではないかと想像される。

一方，本症例よりも先に発病し，狭義の憑依と思われる状態を繰り返した弟からの影響も無視できない。この場合，同一の症状内容を共有しているわけではないので，いわゆる感応精神病とは異なるが，祖霊が乗り移った弟とのかかわりが，憑霊主題をかたちづくる強い刺激となったことは十分に考えられる。その点は，「弟の神がかりは私を悟らせ，立ち上がらせるためのものだった」という本人の陳述からも確認できる。

このような生活史上の体験が，本症例の妄想に憑霊，祖霊あるいは祖神とい

う沖縄特有の色彩を与えたと理解してよいであろう。事実,「母方の祖先はみな神様。祖父は水の神」とか,「琉球列島は神の発祥地」など,実在する伝承が妄想のなかに組み込まれたともみられる陳述が少なくない。

　沖縄との関連でもう1つ重要なのは,本症例が被害者C子に取りついたと述べている「オオネ」というものである。この語義については,本人から一貫した説明は得られないのであるが,「オオネ」は「大根」であり,「欲のオオネ」,「もとの恨みの霊」でもあるという。これは,沖縄語の「根(ニイ)」が「怒り・恨みなどの心の底に残っているもの」を意味する[8]ことに関係がありそうに思われる。他方,神女を意味する「根神(ニーガン)」という言葉もあるので,これから女性の霊威力という連想が生じた可能性もある。なお,この言葉が本人の造語かどうかは曖昧で,あるときは,犯行前夜に泊めてもらった沖縄出身の友人から教わったとも述べている。もしそうであるとすれば,それが犯行の唐突な決意の1つの要因になったと考えられるが,これは推測の域を出ない。

　要するに,人間とくに女性の欲や利己心という否定的側面が霊魂として具象化されたのが「オオネ」のようである。そうしてみると,夫と子を捨てて別の男性と同棲していたC子に「オオネ」が取りついたとされるのも,ある程度は了解が可能である。このC子をめぐるいきさつは,本人自身の生活史上の重要な出来事にも重なり合う。その1つは,彼が最初の妻を捨てて2番目の妻と一緒になったことで,もう1つは2番目の妻が愛人を作って彼を裏切ったことである。これらの人間関係に共通しているのは,それが人間の「欲」を中心に展開していることであろう。つまり,欲は他人に怨念を生じさせるし,また本人がBについて,「C子に金をもらって遊んで暮していた」と語っているように,欲は人間を堕落させるものでもある。こうして,妄想のなかで,いく人かの人物が混同されているようにみえる。本人の最初の妻がたまたま同じC子という名前であったことも,この混同,同一化を容易にしたのではないかと考えられる。

　このように,本症例の妄想の憑霊主題は,沖縄の宗教を内容に取り込みながら,世界の危機を「欲で乱れた世の中」「浮遊霊の世の中」として表現したものにほかならない。さらに,「オオネ」は「母なる大地に腐った根を生やしたもの」でもあり,人間の欲が大地の腐敗に象徴的に結びつくことによって,危機は大地の崩壊,世界の没落へと深化する。この破局の体験は,いみじくも

「大地震」というかたちで表象されている。

　ここで，もう一方の救済の主題について考えてみたい。これは明らかに世界没落体験を基盤としており，具体的には「乱れた世の中をなおす」「母なる大地をなおす」というものである。そして救済の使命を負うものとして，自己を「神の上」と呼ぶ至高の存在へと神格化している。

　「母なる大地」は，同時に「一」あるいは「地球」でもあるという。この表象は，宇宙の中心で生命の根源である大地と，母性もしくは母胎とが結合したものと考えられ，世界各地の創造神話にしばしば登場する「母なる大地 (Terra-Mater)」あるいは「地母神 (Tellus-Mater)」を想起させる。また，本人から聞かれた「根本は女性」という陳述や，「沖縄の墓はばかでかくて女性性器」という冥界と子宮との連想も，大地と母性の神話的イメージに関連している。集合無意識の産物とみれば，本症例のいう「母なる大地」は明らかに母親元型の1つの象徴であろう。さらにこれに付随して，「般若，鬼子母神，観音」など，日本的な母親元型の象徴も現れている。

　救済者である「神の上」も，神話的な存在である。これは超人的な選ばれた存在で，太陽や惑星の神々と同様に，天上から下界に計画的に下ったのだという，また別の表現では，「沖縄の島の洞窟に干支の壁画がある，その壁画の猪が私自身で，今年初めて世の中に出た」というように，洞窟という大地の割れ目から出現したともされている。こうした自己の神格化の過程で，すでに述べた沖縄の祖霊や祖先神の観念が媒介になったことは容易に推測しうる。

　このように，救済の主題は，いくつかの神話的なイメージから成り立っている。とりわけ，「天界の神々による大地の再建」という構造は，Eliade[1]が神話の普遍的モチーフの1つにあげる「天地の婚姻による創造」に類似しているし，「破壊された世界の至高神による更新」という側面は，終末論的神話 (eschatologische Mythe) と同じパターンを示すものといえる。妄想と神話の関係については，Winklerら[17]の自我神話化 (Ich-Mythisierung) の概念が著名である。Winklerらの症例に比べて罪責感の解除という契機が鮮明ではないが，本症例の妄想も，危機状況において自己と環界を神話的形象につくり替えることによって葛藤を解決し，自己を防衛しようとする機制としてみると，自我神話化と理解することが許されよう。

　さて本症例の殺人未遂を，以上で述べた妄想の重層的な構造，すなわち沖縄の民間信仰とつながりの深い憑霊主題と，神話的な色彩のある救済主題の結合

を念頭において検討してみよう。

　本人は殺人未遂の動機を「まず第一にオオネを断つ」と述べており，被害者のC子に危害を加えることが真の目的ではなかったと主張する。この「オオネ」は，すでに述べたように，C子に憑いた根本的な怨霊と解釈される。したがって，本症例の行為は客観的には殺人未遂であるが，動機を重視すると，抜霊つまり他人に憑いた霊を払う呪術的行為に類するものとみなしてよいであろう。

　抜霊は本来は土俗的信仰に基づいてシャーマンの手で行われる呪術行為の一種である。たとえば沖縄では，シャーマンであるユタがヌジファと呼ばれる脱魂抜霊の巫儀を行い，彷徨する霊を他界に送ることによって生存者の安泰を図る。また一般にシャーマンは呪医という重要な社会的役割を持つので，巫術（ふじゅつ）としての抜霊行為は，しばしば医術と同等の意味を持つことになろう。

　祈祷性精神病および祈祷性の感応精神病の患者が神的な存在に憑依されてシャーマン類似の精神状態となり，他者に憑依した悪霊を暴力的に払おうとして，結果的に相手を殺傷してしまう事例は，よく知られている[5, 12, 13, 16]。そのような場合，被害者となる人はそれ以前から何らかの身体疾患に罹患していることが多い。下田[16]の報告例はその典型で，熱病をわずらっている母親にまず狸が憑依する。次いで，それまで母親を献身的に看病していた息子が感応されて土着の神に人格変換し，「狸が逃げれば母はもとの体になる」という観念から不幸な殺人事件を引き起こしたという。この例からわかるように，祈祷性精神病の患者による抜霊は，治療という個人救済行為の延長上に位置するものである。

　われわれの症例の殺人未遂も，「オオネを断たないとC子が不幸になる」と述べているように，一面では個人救済の意味を持つ。しかしこの行為は同時に，「おおもとの霊を断つことで，人々に憑いた霊を昇天させる」という不特定の他者の救済，さらには「母なる大地をなおす」という世界の救済ないし再建の意味も付与されており，同じ呪術的な行為としても，祈祷性精神病の場合とは性質がかなり異なっているようにみえる。

　これまでの説明から明らかであるが，本症例の妄想は全体として，憑霊から世界没落へと深化する危機，自我神話化によるその克服という構図を示している。その場合に殺人未遂の行為は，「やったのは悟りの途中」という本人の回想からもわかるように，神話化の途上で行われたものと考えてよい。つまり，個人的な恨みや葛藤を超越し，世界の悪の根源とみなす「オオネ」を滅ぼすこ

とによって，彼は真に救済者となり，神話化が成就されたと解釈されるのである。犯行後の晴れやかな高揚や充実感も，こうした過程に関連づけることができよう。

そこで，「母なる大地をなおす」ということの意味について改めて考えてみたい。Eliade[2]によれば，ある種の呪術的治療儀礼は宇宙創造神話の出来事を象徴的に演出，反復する。つまり，懐妊あるいは病者の治療という個人の生命の（再）創造行為は，宇宙そのものの始原への復帰，神話的時の再体験によってはじめて効力を持つのであるという。一方，病理現象としての世界没落体験では，個人の危機と世界のそれとは表裏一体である。本症例はこの過程で，宇宙の神話的始原でもあり人間の生命の根源でもある「母なる大地」へと回帰しつつ，抜霊という擬似シャーマン的行為によって，世界の再創造つまりは自己の救済，自我の再生を果たしたものとみることができよう。

おわりに

本症例は大都市居住者で，特定の宗教とは深いかかわりをもたずに生きてきた人である。一方，その宗教妄想はある意味でシンクレティズムであり，神話，祖霊崇拝，現代的オカルティズムなど，異質な要素のアマルガムといってもよい。柳田が著書『先祖の話』[18]のなかで説いているように，仏教以前の霊魂観，他界観念は今日もなお日本人の生活のなかに生き続けているものと思われる。われわれの症例は，特異な犯罪の事例としてばかりでなく，日本人の宗教意識の重層性についても有益な示唆を与えるものであろう。

文　献

1) Eliade M：(岡三郎訳) 神話と夢想と秘儀．国文社，東京，1972.
2) Eliade M：(中村恭子訳) 神話と現実．せりか書房，東京，1974.
3) 鳩谷龍：非定型精神病．精神医学（村上ほか監）第3版．医学書院，1976.
4) 伊藤幹治：沖縄の宗教人類学．弘文堂，東京，1980.
5) 木村敏：祈祷性感応精神病の1家族例　第1部精神医学的考察．臨床心理学研究 7；107-114, 1968.
6) 桐山靖雄：守護霊を持て．平河出版社，東京，1980.
7) Kleist K：Über zykloide, paranoide und epileptoide Psychosen und über die Frage der Degenerationspsychosen. Schweiz Arch Neurol Psychiat 23; 3-37, 1928.
8) 国立国語研究所編：沖縄語辞典．大蔵省印刷局，東京，1983.

9) Leonhard K：Aufteilung der endogenen Psychosen. Akademie-Verlag, Berlin, 1966.
10) 西山為一：迷信と犯罪．犯罪誌 11; 629-637, 1939.
11) 桜井徳太郎：沖縄のシャーマニズム．弘文堂，東京，1973.
12) 桜井図南男：桜井教授鑑定例集．徳島大学医学部精神医学教室同門会，1957.
13) 佐藤時治郎：地方と土俗性．精神医学 16; 934-935, 1974.
14) Schneider K：Zur Einführung in die Religionspsychopatholigie, J.C.B. Mohr, Tübingen, 1927.（懸田克躬ほか訳：宗教精神病理学入門．みすず書房，東京，1954.）
15) Schulz E："Besessenhdt"und Exorzismus im Jahre 1976. Z Rechtsmed 82; 313-321, 1979.
16) 下田光造：精神衛生講話．岩波書店，東京，1942.
17) Winkler W-Th & Wieser S：Die Ich-Mythisierung als Abwehrmaßnahme des Ich, dargestellt am Beispiel des Wahneinfalles von der jungfräulichen Empfängnis und Geburt bei paraphrenen Episoden. Nervenarzt 30; 75-81, 1959.
18) 柳田国男：先祖の話．筑摩書房，東京，1975.

双極型躁うつ病の躁状態における殺人未遂の1例

はじめに

　うつ病者の犯罪としては拡大自殺に伴う子殺し，家族殺人がよく知られているが，それに比べて単極型あるいは双極型の躁病者の犯罪についての研究や報告は少ない。一般に躁病者の犯罪は脱抑制に基づく横領，詐欺などの軽微な脱線行為を主とし，重大な暴力犯罪はきわめて稀とされている。筆者は，双極型躁うつ病の躁病相の経過中，愛人との争いを背景に殺人未遂を行った1症例の精神鑑定を経験した。症例の性格，病像，対人関係様式について興味ある傾向を見いだしたので，それらの特徴と暴力行為との関連性について考察したい。

I　症　　例

　[症例] A，犯行時40歳，女
　家族歴：父はアルコール精神病の入院歴があり，母は病弱でおとなしい性格であった。姉にはうつ状態（単極型うつ病と推測される）で通院治療を受けた既往がある。
　生活史：父が酒乱のため家業の農業は母が支えた。幼いころ，父の乱暴を恐れて母とたびたび家の外へ逃げた。勉強嫌いであったが，身体は丈夫で，遊びや体操では活発であった。小中学校の記録では成績は下位の上であり，行動面では「明朗で元気があり，よくしゃべり，表面に立ちたがる。学習態度に落ち着きがない。深く考えない。根気がなく，長続きしない。人なつこく世話好きであるが，気に入らないことがあると感情的となってすぐ怒る。言動が乱暴で争いやすく，自分勝手」と評されている。
　中学校を卒業して地元の工場や喫茶店に勤めた。19歳で郷里を離れ，ホテルの住込み従業員となった。そのおりに現在の夫と知り合って同棲した。夫の記憶では「活発で勝気な女」というのが第一印象で，同棲のときはAがアパー

トを借りて所帯道具を持ち込み，強引に進めた。Aの発病をきっかけに別れたが，2年後にAのほうからよりを戻し，22歳で結婚して長女を出産した。以来，会社員の夫，長女との3人暮らしである。夫はAとは対照的に気が弱く，お人好しで優柔不断の性格である。Aにこれまで非行・犯罪歴はない。

　現病歴：中学校を卒業したころから生活リズムが夜型となり，寝つきが悪く，出勤が辛かった。気分の周期的変化はなかった。

　初回のエピソードは19歳，現在の夫との同棲中に起きた。急激な不眠に続いて，話しかけても返事をせず，路上で遠くを見るように立ちつくす，という状態になった。手を振って走行中の車を止める，夜中に布団を干す，家具を散乱させる，「除け者にされる」というなど，奇異な言動が顕著であった。駅でぼんやりしているところを保護された。治療を受けずに2，3週間で正常に戻った。Aの記憶では，「彼が結婚に乗り気でないので，悩んでいるうちに気がおかしくなった。ラジオが自分のことを放送したり，近くの建物に美空ひばりが来ているように感じた。夢を見ている気分に近かった」という。

　2回目のエピソードは23歳，長女の出産の9ヵ月後であった。急激な不眠から始まり，「母ちゃんが可愛そう」と思い出したように泣く，返事をしない，深夜に隣家のドアを叩く，子をおぶって外で何時間も立ちつくす，という異常行動が現れた。近医で精神安定剤を処方され，2，3週間で回復した。Aは，「夫の帰宅が遅いので悩んだせいと思う。急におかしくなって，もうろうとした気分になった。頭を枕につけていると，『殺すぞ……死ぬんだ』と聞こえるような気がした」と述べている。

　その3ヵ月後，子どもを放置して外で遊び歩くという状態となり，初回の入院となった（病名は非定型精神病）。夫の記憶では，1，2回目のエピソードとは異なって奇異な言動はみられなかった。入院後まもなくうつ状態に転じ，3ヵ月で退院した。さらに約3ヵ月間，家事や育児がおっくうな状態が続いたという。その後，約3週間持続するうつ状態が年に3回程度の頻度で起きるようになり，通院を続けた。夫によれば，その間に軽躁と思われる時期もあった。当時，年下の男性と親しくなり，相手が別れたがっても強引につき合おうとするため，先方の家族から夫に苦情が持ち込まれたことがあったという。

　27歳，再び育児を顧みずに夜遊びを続けるようになり，再入院した。多弁，多動，気分高揚，刺激性が顕著で，躁うつ病と診断された。入院後まもなくうつ状態に変わり，3ヵ月で退院した。その後も年に3回程度のうつ状態がみら

れ，躁状態は軽度であった．

　37歳ころから躁状態とうつ状態が2，3ヵ月ごとに入れ替わるようになり，躁とうつの中間期が，本人にとっても，また夫からみても，不明瞭になった．通院で抗うつ剤と睡眠剤を投与されていたが，あまり効果がないため指示どおり服薬しなかったという．

　最近のうつ状態は，「気力が出ない．家事がいや．会話や電話のとき，次の言葉が出てこないので辛い．テレビを見ても頭に入らない」という精神運動抑制，思考抑制が主である．熟眠感がなく，正午ころまで寝て過ごし，夕方からは多少気分が楽になり，日内変動は明瞭である．「早くうつが治らないか」とばかり考えている．悲哀や不安，また便秘などの身体症状は比較的軽い．躁状態に入ると，「朝から楽しい．張り合いが出る．頭でわかっていてもブレーキがきかない．毎晩飲みに出かけて，恥ずかしいと思わずにカラオケを歌える」という．陽気になる一方で，「夫や子どものだらしない態度がすごく気にさわって腹が立つ」という．躁とうつは定期的で，自分でもある程度予想が立つ．躁状態で遊ぶ金を使い果たし，家でじっとしているうちにうつ状態に変わる場合がある．なお異性関係についてAは，「ある男の人を好きになるとずっと執着し，好きでなくなるとけろっと忘れる」と語っている．躁状態で性欲が亢進することはない．

　夫はAについて以下のように述べる．もともと計画性がなく，金使いが荒い．視野が狭く，車の運転など，1つのことに熱中しやすい．世話好きで飲み友達は多く，「親切は倍にして返す」という律義なところがある．その反面，負けず嫌いで僻みやすく，反感を持ちやすい．たとえば「隣の奥さんはツンとして口もきいてくれない．あのクソババア」と悪しざまに言い，いやがらせの電話をかけたことがある．わがままでだらしないが，それでいて他人が約束や決まりを守らないことに対しては非常にうるさい．夫に向かって「私が作った料理なのだから何が何でも食べろ」と命令したり，長女が使ってはいけない食器を使ったりすると，たちまち癇癪を起こす．そのため，夫はなるべく逆らわないように心がけていたという．

　躁状態が始まると，「さあ，梅雨が晴れた」と言ってさっそく飲みに出かける．動作がせわしなく，多弁で切れ目なくしゃべり，電話をかけまくる．話題が次々に変わるが，それが不思議にうまくつながっていく．化粧が派手になり，表情が生き生きして，夫からみても「いい女」になる．家事にはまったく無頓

着になる。躁状態では暴力はさらにひどくなり，夫が話をきいてやらないと，手当たり次第にものを投げたり，目の前で夫の背広を切り裂いたりする。夫の観察では，最近はどこまでが性格で，どこからが躁病の症状か，区別しにくくなっている。一方うつ状態になると，口数が減っておとなしくなり，夜遊びと電話がなくなる。表情は溌剌さがなく，老けてみえる。家事をある程度するようになるので，家族としてはうつ状態のほうが安心していられるという。

犯行：浮気の相手Bとの別れ話がきっかけで，Bに車を故意に衝突させた事件（被疑罪名は殺人未遂）である。妻子あるBとは犯行の約1年前に知り合って性的関係を持ち，ほとんど毎日のように密会を重ねていた。Bについては「夫と違って，よく気がついて構ってくれる人」と語っている。その約1年間のうつ状態は比較的軽かったが，それについてAは，「好きな人と会っていたので張り合いがあったせいと思う」と述べる。犯行の約2ヵ月前から，Aの記憶では「少し高めで，自分ではちょうどいいくらい」であったという。夫によれば，その時期からAの電話の回数が増加しており，明らかに躁病相に入っていたと推定される。

犯行の3週間前，Bが思いどおりに会ってくれないのが不満でその自宅に電話した際，関係がBの妻の知るところとなった。それがきっかけでBは消極的となり，遠ざかる態度をみせるようになった。そのためBとその家族に対して脅迫的，示威的な行為を始め，それは犯行時にかけて激化した。すなわち，深夜でも構わずB宅に押しかけ，クラクションを鳴らしたり戸を乱打して面会を強要し，「石油で燃やしてやる」と言って脅し，パトカーが出動する騒ぎにもなった。また電話で長時間，「純心な自分をだましたのが許せない」とBの非を責め，「別れたくないから今すぐ会ってくれ」と執拗に要求した。Bが弁解するといっそう激昂し，「こうなったら捨身の戦法でいく」と威嚇的な言葉を浴びせた。さらに「ケガヲシナイヨウニ」という脅しの電報を打った。これらの行動についてはAは，「奥さんにばれてからBが冷たくなった。自分の都合が悪くなれば離れようとするので，悔しくて仕返しをしてやろうと思った」と語っている。

この時期は家でも朝から酒浸りで，飲みながら女友達に電話を頻繁にかけた。夫が理由を聞くと，「黙っていろ」とすさまじい剣幕で怒鳴り返すありさまで，夫は「躁は躁だが，いつもと違ってとにかく"荒れている"という印象を受けた」という。またA自身も，「いつもの躁なら陽気で朗らかになるのに，この

ときはBへの憎しみしか頭になかった。Bの奥さんにばれなかったら，ずっと高いままで陽気でいられたと思う」と回顧している。

犯行の2日前，Bの妻とAの夫との話し合いがもたれ，またBは電話で約束した密会の場に現れず，状況はAに不利になった。「これでもう会えなくなる」と思い，「憎しみと別れたくないという気持ちと両方」であったという。何とかして会おうと，興信所に依頼してBの駐車場所を探しだした。

犯行当日の朝，Bが夜勤から帰宅する時間に合わせて車で出かけた。駐車場へ行くと，Bがちょうど車を降りて帰ろうとしているので，自分の車から呼びかけた。ところがBはこれを無視し，黙って自宅の方向へ歩き始めた。それでも，Bが答えてくれることを期待して車でついて行ったが，Bは振り返ろうともしなかった。Bが自宅の前まで来て道路を横断し始めたとき，後方から車を突然いっぱいに加速して衝突させ，頭蓋骨骨折の傷を負わせた。鑑定の際の陳述では，その瞬間まで衝突させる気はなく，「Bがすっすっと歩いて行ってしまったのがすごく憎らしかった。アクセルをふかすときは頭に血がのぼって，まわりのことは考えられなかった」と述べている。

鑑定時の状態：犯行の33日目から2ヵ月間，検察官の嘱託による精神鑑定を行った。体型は闘士型の特徴がやや優勢で，容貌は男性的な印象を与える。特記すべき身体的・神経学的所見，臨床検査所見はなく，脳波は正常範囲である。犯行から約2週間は多弁で，取調べ官の冗談にも平気でやり返したとのことである。しかし鑑定開始時はすでに明らかなうつ状態にあり，精神運動抑制，思考抑制が強く，抑うつ気分，日内変動，早朝覚醒が認められた。どんよりした表情で活気に乏しく，年齢より老けてみえる。寡黙で，質問に答える以外，自分からは話さない。朝はとくに気分が重く，「これから先どうなるのか」と考え，「また1日が始まる」と思って憂うつになる。読書のとき，繰り返さないと頭に入らないという。不安や焦燥は著しくない。鑑定の後半つまり犯行後7週目ころから，いくぶん表情や話し方に生気が戻り，自覚的にも改善したが，鑑定終了時まで基本的にはうつの状態が持続した。犯行については，「なぜBにあれほど執着したのか夢のようだ。いくら憎らしい人でも，今ならとてもあんなことはできない」と述べた。しかし罪悪感や家族への負い目はあまり感じていないようであり，むしろ自分の立場を夫が理解していないという不満をたびたび口にした。WAIS知能検査では，言語性IQ74，動作性IQ78，全検査IQ73と境界域知能の結果であったが，うつ状態での検査であるため，知的水

準は実際はこれより多少上位と推測された。種々の性格検査では，情緒不安定，思考の柔軟性の欠如，円満な対人関係をもてず不適応を起こしやすい傾向，などが見いだされた。犯行時は躁うつ病の躁状態にあり，犯行は躁症状に性格・状況要因が加わって生じた衝動行為で，責任能力は心神耗弱に相当するという結論を出した。

II 考 察

躁うつ病（気分障害）による犯罪の頻度は統合失調症に比較して著しく低く[13]，そのなかでもうつ状態での拡大自殺ないし家族殺人が司法精神医学的に関心をもたれるのに対して，躁状態での犯罪の報告や研究は非常に少ない。躁病者の逸脱の多くは欲動亢進と脱抑制に基づく詐欺，横領，性的脱線などであり，酩酊者の行為と同様に共同体から無礼御免（Narrenfreiheit）として許容されやすい性質を持つ[18]。一方，重い傷害や死亡を招く「真剣な」暴力行為はほとんどみられないという[17]。533例の精神疾患・精神遅滞の暴力犯罪者を調べたBökerらの研究[1]でも，診断的に疑問のない躁病はわずか1例であったとされている。このように，攻撃性と関係が深いようにみえる躁病が，暴力犯罪につながることは実際には稀である。その理由としては，躁うつ病の病前性格が同調性を基本特徴としており，反社会性や抗争と親和性をもたないこととともに，躁病相においても対人的な結合，配慮が維持され，破壊的行為の実行が抑制されることが考えられる[15]。

したがって，双極型躁うつ病の躁病相の経過中，愛人に自動車を衝突させて重傷を負わせたわれわれの症例は，暴力犯罪の稀な例に属するといってよい。症例Aの発病は躁うつ病としては早期（19歳）であり，初期は昏迷を前景とする非定型的な短期間のエピソードがみられ，次第に定型的な躁病相とうつ病相が周期的に反復するようになった。最近は躁とうつの両相が絶えず循環し，健康な中間期は不明瞭となっている。広瀬[4]の躁うつ病経過類型の分類では，頻発型とくにそのうちの早発で躁うつ両相が持続する型に当てはまる。

文献例として，道路交通法違反をはじめとする多彩な脱線・反社会行為を反復した中田[14]の症例（男）が興味深い。これは早期（23歳）の発病，躁うつ両相が頻発するに従い中間期が不明瞭となっていること，うつ病相では抑制症状が，躁病相では抑制喪失が強く現れることなど，経過と病像の点で症例Aと

多くの一致を示している。さらに「平素から自己中心的で抑制に乏しいという異常性格傾向」が認められ，躁病相でその傾向が強調されること，道交法違反と殺人未遂の差はあるが自動車運転中の犯罪であること，などもAと類似している。

さて症例Aは，躁病相において異性関係の争いを契機に攻撃的，好争的行動を尖鋭化させ，その結末として暴力行為を引き起こしたものである。このような展開の背景として，独特な性格像，躁病相の病像，対人関係の様式が重要と思われる。そこで，これらの側面から症例を考察し，犯罪機制を明らかにしてみたい。

1．性格

症例Aの病前性格についてみると，発育期から顕著な性格・行動特徴が見いだされる。すなわち小中学校の記録によれば，明朗，活発，世話好きで人とよくつき合う，人前に立ちたがる，自分勝手で争いやすく怒りやすい，落ち着きに欠ける，などである。成人後の性格も，社交的で「親切は倍にして返す」という律義さを持つ反面，負けず嫌いでけんか早く，人の好き嫌いが激しく独善的で，視野が狭く熱中しやすい，という特徴を示している。とくに家庭では夫と子どもに対して支配的，命令的で，彼らが服従しないと容易に癇癪を起こす。要するに，基調は外向的であるが，他者との調和を欠くという点で同調的とはいいがたく，むしろ熱中性，興奮性，好争性，自己中心性など，対人関係で摩擦を生じやすい強力性の要素が優位な性格像を現しているということができる。

このような性格像は，従来の躁うつ病の性格類型とどのような関係にあるであろうか。まず，対人関係での円満さ，善良さ，温厚さという循環気質の基本特徴を欠くことは容易に指摘しうる。Kretschmer[8]の類型に強いて当てはめれば，異質の体質要素が混合した変異型の1つで，不遜，不平，争い好きなどを示す軽症躁性移行形態（hypomanische Übergangsformen）にむしろ近い。次に下田の執着性格との関係では，Aは熱中性，好争性など，感情の強度の持続に基づく「紛争者」という執着性格の一面を示している。しかし，仕事熱心，正直，几帳面，義務責任感など，執着性格者に特有な「確実人」としての標識は欠いている。

ところでKraepelin[6]は，躁うつ病の前段階および中間期に認められる基礎

諸状態（Grundzustände）の1つに，躁性素質（manische Veranlagung）をあげている。これは軽躁状態と接点を持つもので，落ち着きと根気のなさ，気まぐれ，思路の飛躍，気分の高揚，強い自負感，傲慢さ，周囲との反目確執などを特徴とする。このKraepelinの記載は症例Aにかなり一致するところが多い。

このKraepelinの躁性素質の延長にある概念としては，近年Zerssenら[10,20]が提唱しているマニー型（Typus manicus）がある。これは，単極型うつ病におけるメランコリー型（Typus melancholicus）に対応するものであり，単極型躁病（躁的色彩の優勢な双極型障害を含む）にみられる病前人格構造である。このマニー型は経験的には少数で，高度の外向性を基調とする。その主な標識は，活動性のほか，気紛れ（inconstant），型破り（inconventional），気前よさ（generous），大胆（daring）などである。またこれと別に森山[11]は，熱中性，強気，気負いが優勢な性格像をマニー型と呼んでいる。

以上，症例Aの性格学的な位置づけとしては，循環気質とはかなり異質で，執着性格についてはその紛争者的な一面のみを共有し，Kraepelinの躁性素質，Zerssenその他のいうマニー型の特徴をより多く示す。つまり，躁うつ病圏の性格類型のうち，単極型躁病ないし躁的色彩の優位な双極型躁うつ病に親和性を持つ型に属すると考えられる。前述の中田[14]の症例の性格は「循環性，執着性とは縁遠い」と説明されているが，活動性，自己中心性，抑制の乏しさなどの特徴から，やはりマニー型と理解してよいと思われる。

2．躁病像

次に躁病相での病像について検討する。症例Aは通常の躁病相において，陽気で多弁，活動的となり，電話を頻繁にかけ，夜遅くまで遊び歩き，人前で恥らいなく振る舞うという状態になる。これが躁性の爽快・高揚気分，脱抑制，行為心迫を表していることはいうまでもない。これと並んで目立つのは，刺激性，易怒性，興奮性が顕著となり，とくに家庭内では些細な原因で癇癪を起こし，家族に対して見境いのない暴力を振るうようになる傾向である。Zeh[19]は循環性躁病を，①爽快－陽気－朗らか－高揚，②刺激－易怒－好争－攻撃，③興奮－狂躁，④観念奔逸，⑤錯乱，⑥拡張－脱抑制－多幸，の躁症候群に分類した。Zehの分類にそって症例Aをみると，〈爽快－陽気－朗らか－高揚〉と〈刺激－易怒－好争－攻撃〉の両面を基軸として，脱抑制，興奮，観念奔逸を

伴うとみることができる。
　Aでとくに注目される点は，通常の躁病相と犯行当時の躁病相との間で状態像に若干の差が認められる事実である。つまり，犯行当時は朗らかさはほとんどみられず，著しく不機嫌で易怒的であり，夫が何か言えば怒鳴り返すという状態であった。通常であれば陽気に遊び歩くのに対して，犯行前は朝から1人で酒浸りとなっていた。夫の観察によれば「躁は躁だが，いつもと違ってとにかく"荒れている"という印象」であり，A自身も「いつもの躁なら陽気で朗らかになるのに，このときは憎しみしか頭になかった」と回想している。要するに，〈爽快－陽気－朗らか－高揚〉と〈刺激－易怒－好争－攻撃〉との二面を備えた通常の躁病相に対して，犯行当時は後者の側面が強調され，いわゆる刺激性躁病の色彩を強めていたといえる。
　そこで，通常と犯行当時とで病像が異質であったことの要因について考えてみたい。躁からうつへの移行期に混合状態が生じた可能性は，犯行後もしばらく躁状態が持続した事実から否定しうる。要因としてはむしろ，躁病相に対人葛藤が重なったこと，つまり浮気の発覚，愛人の妻らの介入，相手側からの別れ話，という一連の状況要因が決定的であったと思われる。Kretschmer[7]は，躁病の情動過剰は爽快と易怒性という相互に近縁で容易に入れ替わる2つの方向をとると述べ，またHartmannら[3]も，躁性の情動反応は，爽快－高揚としても爆発的な被刺激性としても現れ，そのいずれが選択されるかは情動の環界依存性（Umweltabhängigkeit）にもとづくと説明している。Aの場合も，躁症状は本質的に爽快－高揚と刺激－易怒性の二方向を持ち，犯行当時は葛藤状況の影響のもとで後者がもっぱら強調されたと理解してよいであろう。そしてこの場合，愛人宅へ連日のように押しかけ，脅迫的言辞で面会を強要したり，電話や電報で非難，攻撃を繰り返すというAの行動が，相手側の態度を硬化させ，その対応がさらにAの刺激－易怒性を強めるという悪循環が形成されている。

3．対人関係と犯罪機制

　これまでの考察で，症例Aの性格的基盤と躁症状には対人摩擦を生じやすい要素が内在し，犯行当時の葛藤状況においてその側面が尖鋭化したことが明らかにされた。そこで犯行に至る流れを理解するうえで，Aの対人葛藤の特徴およびその基底にある対人関係様式を検討することが重要と思われる。

前述したとおり，Aは発育期から「世話好きであるが，気に入らないことがあるとすぐ怒る」という傾向があった。成人後も，社交的であるが負けず嫌いで，自分より優る相手には容易に反感を抱く。このように，自分本位の優位な立場から他者にかかわろうとする支配的態度は，家族関係のなかでとくに顕著に現れている。すなわち，みずからは家事や育児をおろそかにしながら，夫や子どもの行為には口うるさく干渉し，命令する。自分の作った料理を家族が食べ残したり，話に調子を合わせないという理由だけで怒り，しばしば力で屈服させようとする。過去の異性関係でも，夫との同棲を強引に進めたり，年下の愛人を作って関係を続けようとしたことなど，常に主導権をとって相手を支配し，独占しようとする傾向が目立つ。

　そこで犯行に先立つ葛藤について検討すると，愛人Bの態度が冷却し，避けようとする素振りをみせたことに対して，Aが異常に激しく反応した事実が注目される。すなわち，ありとあらゆる脅迫手段を用いてBに対して関係の維持を強要している。その動機について「憎しみと，淋しくて別れたくないという気持ちの両方だった」と語っているが，これはAの感情が二面的であり，強気の裏に依存的で弱気の半面を持っていたことをうかがわせる。

　ところでうつ病者に関しては，うつ症状を媒介として他者に対する支配，攻撃が表現されるという暴君的（tyrannical）な依存の形式が知られている[12]が，躁病者の対人力動ではその反対に，暴君性の裏に依存性があるという指摘がなされている。Cohenら[2]によれば，うつ病者と同様に躁病者も本質的には依存的であるという。すなわち，躁病者は限られた密接な対人関係をつくるのであるが，この関係において彼らは強要的（demanding）である。つまり相手を自分の所有物のように扱い，関係の相互性（reciprocity）は欠如する。この密接であるが一方的な関係は，見捨てられることへの恐れにもとづく依存性を現している。またJanowskyら[5]は，躁病者が他者を操るために駆使するさまざまな策略の基底に，気にかけられたい欲求（need to be taken care of）が存在し，患者は他者を騒ぎに巻き込むことで，自分を気にかけざるをえない状況をつくり出すと述べている。

　症例Aの犯行前の状態および一連の行動をとおして，われわれはAの「暴君的依存」つまり力による服従の強制が依存性と表裏であるような対人関係様式を見いだすことができる。すなわち，刺激－易怒性の亢進，執拗な脅迫的行為と騒動は，暴君的依存という対人関係様式を持つAが，依存関係が脅かされた

状況で起こした反応として理解される。そのような状況においては強気と暴君性がいっそう高まり，好争的，攻撃的な行動となって表現されたとみることが可能である。そして犯行は，「Bがすっすっと歩いて行ってしまったのがすごく憎らしかった」というAの言葉からわかるように，相手のあからさまな拒絶が引き金となってなされたもので，関係の決定的破綻を直接契機としている。

なおうつ病に関しては，Mende[9]が暴力と依存性の密接な関係を論じている。彼のうつ病の男性症例は，女友達と不和になり，立ち去ろうとした相手をとっさに車で轢いた事例であるが，Mendeはこの行為を見捨てられ感情，毀損された自己価値感情に関連づけて説明している。したがってわれわれの症例とMendeの症例は，躁病とうつ病の犯罪機制にある種の共通性があることを示唆する点で興味深い。

ま と め

双極型躁うつ病の躁病相における殺人未遂の精神鑑定例を提示し，これまで論じられる機会が乏しかった躁病者の暴力犯罪について考察した。①症例の病前および中間期の人格特徴にはZeresenそのほかのいうマニー型の特徴が認められた。②通常の躁病相は爽快－高揚と刺激－易怒性の両面を持ち，犯行当時は躁病相に対人葛藤が重なった結果，後者の側面が増強した。③症例の対人関係様式を暴君的依存ととらえることによって，犯行がそのような依存関係の破綻を直接契機とすることが理解された。

文　献

1) Böker W, Häfner H : Gewalttaten Geistesgestörter, Springer, Berlin, 1973.
2) Cohen MB, Baker G, Cohen RA, et al : An intensive study of twelve cases of manic-depressive psychosis. Psychiatry 17 ; 103, 1954.
3) Hartmann W, Oberdalhoff HE : Manie—zuselten diagnostiziert? Nervenarzt 47 ; 717, 1976.
4) 広瀬徹也：躁うつ病の経過に関する研究――治療との関連において．精神経誌 69 ; 19, 1967.
5) Janowsky DS, Leff M, EpsteinRS: Playing the manic game. Arch Gen Psychiatry 22 ; 252, 1970.
6) Kraepelin E : Das manisch-depressive Irresein. In; Psychiatrie von E. Kraepelin, II Bd. VIII Aufl, Barth, Leipzig, S. 1183, 1923.（西丸，西丸訳：躁うつ病とてんかん．みすず書

房，東京，p.140, 1986.)
7) Kretschmer E : Störungen des Gefühlslebens, Temperamente. In; Bumke's Handbuch der Geisteskrankheiten, I Bd, I Teil, Springer, Berlin, S. 663, 1928.
8) Kretschmer E : Körperbau und Charakter. Springer, Berlin, 1955.（相場均訳：体格と性格．文光堂，東京，1960.)
9) Mende W : Zur Kriminologie depressiver Verstimmung. Nervenarzt 38 ; 546, 1967.
10) Möller H-J, Zerssen Dv : Prämorbide Persönlichkeit von Patienten mit affektiven Psychosen. In; Psychiatrie de Gegenwart, Dritte, völlig neu gestaltete Aufl, hrsg. von Kisker KP, Lauter H, Meyer JE, et al, Band 5, Springer, Berlin, Heiderberg, S. 165, 1987.
11) 森山公夫：性格論．新福尚武編：躁うつ病．医学書院，東京，p.107, 1972.
12) Nacht S, Racamier PC : Depressive states. Int J Psycho-Anal 43 ; 481, 1960.
13) 中田修：犯罪精神医学からみた躁うつ病．宮本忠雄編：躁うつ病の精神病理2．弘文堂，東京，p.281, 1977.
14) 中田修：道路交通法違反を反復した双極型躁うつ病の1例．臨床精神医学 15 ; 1971, 1986.
15) Schipkowensky N : Manie und Mord. Wien Z Nervenhkd 16 ; 212, 1957.
16) 下田光造：躁うつ病について．米子医学雑誌 2 ; 1, 1950.
17) Venzlaff U : Die zyklothymen Psychosen. In ; Psychiatrische Begutachtung, hrsg von Venzlaff U, Gustav Fischer, Stuttgart-New York, S. 189, 1986.
18) Zech K : Die Kriminalität der Manisch-Depressiven und ihre forensische Begutachtung. Med Sachverst 60 ; 1, 1959.
19) Zeh W : Zur Psychopathologie der zyklothymen Manie. Fortschr Neurol 24 ; 149, 1956.
20) Zerssen Dv : Premorbid personality and affective psychosis. In ; Handbook of Studies on Depression, edited by Burrows CD, Excerpta Medica, Amsterdam-London-New York, p.79, 1977.

うつ病者の破壊的行動
―― 子殺し再考 ――

はじめに

　うつ病者の子殺し（infanticide）は精神鑑定で出会う機会が比較的多く，司法精神医学では古くから議論されてきた問題の1つである。うつ病と犯罪の関連性について一般的に次のように考えられてきた。①全体として犯罪との親和性は薄い。②主要な部分は母親による子殺し（実子殺し）である。③子殺しは拡大自殺の一部としてなされる。しかしこうした定説に対しては異論も少なくない。本稿ではうつ病者の子殺しを中心として，自験例を提示しながら若干の検討を加えたい。

I　うつ病と攻撃性

　うつ病，とくに内因性うつ病の犯罪危険性は低いと考えられ，司法精神医学的な意義はほとんど自己破壊傾向の延長という視点から論じられてきた[8,9,12]。Rasch ら[8]は1948年から1963年にかけて施行された精神鑑定900例の中に内因性周期性うつ病を21例見いだしたに過ぎなかった。ただし統計に現れた数値のみからうつ病と攻撃性との関連性が否定されるわけではない。Good[3]は諸家の研究を総括して，犯罪者人口の中での一次性感情障害の割合は過小評価されていると述べ，その理由として，アルコール・薬物依存や社会病質と診断されることで感情障害が見落とされること，軽微な犯罪の場合には精神医学的診断が省略されやすいことなどをあげている。Batt[1]は，うつ病者の殺人の実行例は少ないが，殺人念慮（homicidal thoughts）は，直接問えば，想像する以上に多く見いだされるという。また Schulte[9]は，抑うつ性の気分変調に伴う自己価値体験（Selbstwerterleben）の動揺・侵害が外部に投影されること

が倫理的逸脱や犯罪行動の発端になりうると述べている。

　うつ病者の攻撃性に関する最近の知見としてはFava[2]のグループの一連の研究がある。彼はOverallら[7]が提唱した敵対性うつ病（hostile depression）の概念を取り上げて発展させた。敵対性うつ病は，公然たる敵意，焦燥，猜疑性，不安，身体への関心，緊張，罪悪感を示すものである。これに対してFavaは刺激性（irritability）と怒り発作（anger attack）に着目し，これらを特徴とするうつ病を「怒り発作を伴ううつ病」という単極型うつ病の1亜型とみなした。ここでいう怒り発作とは突発的な怒りの発散であり，頻脈や発汗などの自律神経症状を伴う。パニック発作に似るが，恐怖や不安を欠く。患者自身にとって異質なものと感じられ，状況に対して不適切な起こり方を示し，暴力行動の危険性を高める。Favaによれば，抗うつ薬とくに選択的セロトニン再取り込み阻害薬は怒り発作を増強せず，むしろ軽減させることから，この現象とうつ病の基盤との密接な関連を推定している。ただしFavaは生化学的な関心から論じているため，症状学的位置づけや精神病理学的な掘り下げは十分なされていない。

　うつ病の犯罪の特徴として，統合失調症患者の場合と比較して謎めいたところが少ないという見方がある[12]。しかし反対に，妄想患者では疾病と犯罪行動の間に妄想という中間項が存在するのに対して，うつ病者では窃盗や暴力の動機と病態との間に中間項を見いだしにくく，それだけ理解がむずかしいという意見もある[8]。

　この特徴は行為の突発性あるいは短絡性という側面から考えることができる。行為の突発性は蓄積された情動の一挙の発散，荷下ろしとして理解できる面を持っている。Schulteはうつ病者の不安に彩られた情動の荷下ろし（angstbetonte Affektentladung）において攻撃傾向が生じると論じている。Raschらは犯罪（主として窃盗）の持つ発作的（raptusartig）な性質，すなわち変容した全体気分からは孤立した出来事として発生する傾向を指摘した。着想，行為欲求，その場の状況から与えられた犯罪のチャンスに対して簡単に屈服するのであるが，これはSchulteのいう全人格の弛緩（Auflockerung der Gesamtpersönlichkeit）から説明できるという。着想が短絡的に，決断や統制の過程を踏まずに行為に移されたと考えられる症例が提示されている。51歳の女性患者は，特別な誘因なしに父親を突然斧で殴打し，入院後に自殺を図った。激越うつ病の41歳の母親は，咳の発作を始めた5歳の娘を絞殺し，自殺

を図って重傷を負ったが，犯行までは自殺念慮を有していなかった。その他，たまたま材木を切るために手にした斧で父親を襲ってしまった患者，乳児の泣き声に家事を妨げられたと感じてその子を絞殺した患者があげられている。これらの症例では，犯行の道具となりうる物体やその場の状況がきっかけになって犯行が突発的に遂行されたという。行為の瞬間には情動の激発や絶望は見いだされず，また悲哀に一致した妄想様観念に動機づけられてもいない。Raschらは，行為がついでになされたかのようであること（Beiläufigkeit）を指摘し，うつ病者の行為を常に悲哀性の気分変調から説明することに疑問を投げかけている。

次に問題になるのはうつ病者の自殺と殺人の関連性である。殺人は自殺衝動の延長であり，自殺が実際に着手されない場合も含めて，殺人自殺複合（homicide-suicide complex）という1つの全体とみなしうるというBattの見解に代表されるように，両者の緊密性は自明と考えられてきた。愛他的子殺し（altruistic infanticide）についてはPinel, Esquirolがすでに記述しているという[4]。これは「この子は殺されることで，死よりも恐ろしい運命を逃れられる」という観念にもとづく殺人である。しかし自殺と殺人という本来異質な行動の関係は実際には多様で複雑であるように思われる。

Raschら[8]は，憐れみ（Mitleid）から子を殺したという言明は加害者自身の主観的な動機の説明ではないかという。子殺しと同時に，もしくは引き続いて自殺を試みた女性の多くでは，慢性的葛藤を背景として被害者と自己との同一視，殺人行為の準備性をなす内的状態の変化が重要であるという。Harder[4]は既遂，未遂の子殺しを行った内因性うつ病，心因性精神病の女性症例を検討して，「愛ゆえの子殺し」という広まった観念に対して異論を唱えた。愛他的動機が受け入れられやすい理由の1つは，加害者自身が「こうするのが子どもにとって一番良かった」と言明することにある。しかしこれはみずからの願望と一致する自我親和的な解釈である。「子どもをなきものにすること」が目的であり，被害者に対する見かけ上の愛情は，多くの場合は深い憎しみへの反動形成とみなされる。こうした愛他性を否定するHarderの主張は一面で真理をついているが，断定的に過ぎるように思われる。

役割に着目した奥村[6]の見解は愛他性に関して肯定的である。夫もしくは実子を殺害したうつ病の女性症例について，これらの人にとって家族殺人は「愛他的動機に基づき妄想に支配された最後の役割遂行と言うべきもの」であると

いう。夫を殺害した患者は「自分のノイローゼが会社に知れたら夫の将来は絶望的」で、「命をなくすことが夫のため」と思い、子殺しの患者では、家族全員にエイズをうつしてしまったという観念、あるいは精神的に不安定な長男から殺してくれと頼まれたことが拡大自殺の動機となったとされている。こうした動機にメランコリー親和型の人の過剰な役割意識や対他的配慮が反映していることは確かであるが、さまざまな選択肢の中でなぜ子殺しが選ばれたのかという問題は別の視点からの考察を必要とするだろう。

ここで自験例を提示して検討したい（検察庁の嘱託で施行した簡易精神鑑定の事例）。

II 症　例

[症例1] 26歳、女

家族歴：父親の先妻は自殺し、後妻つまり本人の実母も自殺した。異母兄は統合失調症のため長期の治療を受けている。実母は自殺する前に「神経衰弱気味」であったと言われるが詳細は不明である。

生活歴：家業は農業で、裕福ではなかった。異母姉2人、異母兄1人、実姉2人がいる。地元で中学校を卒業後、実家を離れて工場に就職し、企業の附属の定時制高校に通学した。経済的理由から高校進学を許されなかったことで反発し、勉強を続けたいと思ったという。病欠以外には1日も休まなかった。成績は中位。20歳で恋愛結婚した。夫の家はサラリーマン家庭で、夫の姉からは「家柄が違う」と反対された。22歳での長男出産を機に共稼ぎをやめ、家事に専念した。特記すべき既往症、非行・犯罪歴はない。

病前性格：頑張り屋、几帳面、生真面目。他人の言葉を気にしやすく、頭から離れず、くよくよしやすい。我慢強いので、周囲からはしっかり者と見られる。

現病歴：結婚当初から、自分の家庭が複雑なことや兄が精神病であることで、夫の実家に対して引け目を感じ、夫の姉らの言葉を自分へのいや味と感じることがあった。23歳のときに実母が自殺し、親孝行できなかったという悔いがあり、かなりショックを受けた。夫は経済観念がとぼしく、気まぐれな転職が多く、家計に余裕がないことに日頃から不満があった。しかし「女は浅はかだ」などと頭ごなしに言う夫に対して、口に出して逆らえなかった。仕事をやめて

から育児に縛られ，近所づきあいも少なく，1人でアパートにいるとストレスがたまった。活発な性格が内向的になったと自分でも感じた。夫の話では，犯行の6ヵ月前の春頃に口数が多くなったが，休養を取らせたところ，自然に落ち着いた。軽躁状態であった可能性がある。

　犯行：自宅で就寝中の2歳の長男の頸部に腰ひもを巻き付けて窒息死させた。約1ヵ月前，夫の実家で法事があり，実家の人々と顔を合わせることを重荷に感じていた。たまたま異母兄がその場に乗り込んで来て，本人夫婦を責めて乱暴するということがあり，身内の病気を知られてしまい，ひどく辛い思いをした。義姉からいや味を言われたことでも動揺した。帰宅後，これらのことが頭にこびりつき，劣等感，孤立感が募った，犯行の約2週間前に夫の付き合いで旅行に行き，出費がかさみ，貯金を下ろさなければならなかった。この頃から活気がなく，寡黙になり，不眠，食欲不振，倦怠感が強まった。気ばかり焦って体が動かず，家事が手につかなくなった。堂々めぐりで考えが進まなかった。月経不順はなかった。犯行の1週間前から不眠が強まり，外出せず，夫に「死にたい」ともらし，励まされた。さらに前々日の早朝には自分の首をタオルで絞めようとしたが，夫から「後に残された子どもをどうするんだ」と言って止められた。前日は夫が見たところでは落ち着いていた。

　犯行当日，いつものように長男を連れて夫を駅まで送った。夫によれば，その途中，心中するような気配はまったく感じられなかった。午前11時頃，就寝中の長男を絞殺した。直後に縊首を図ったうえ包丁で両手首を切った。本人によると「駅から帰って，ぼんやりして，何もする気がしなかった。生きていても仕方ないという気持ちが頭にこびりついていた。他のことは考えなかった。初めは1人で死ぬつもりだった。子どもの寝顔を見ているうちに，残して行けないと思った。死なせてから着替えさせてやり，遺書（簡単なメモ）を書いた。首を吊ったら意識がもうろうとして，気がついたら床に転がっていた。手首を切ったがうまく行かず，死ねない，どうしようと思った。とりすがって泣いた」と言う。夫が夕刻に帰宅すると，本人が震えて泣いており，「一緒に連れて行きたかった」と告白した。

　鑑定所見：犯行から17日後に診察を行った。両手首に多数の切創痕が認められる。態度は整って疎通性は良好であり，会話からは知能は普通域と思われる。自覚症状は軽度の不眠と食欲不振のみであり，抑うつ症状はすでに軽快しているが，話題が犯行に触れると暗い表情で黙しがちになり，罪責感がうかが

われる。しかし涙を流すことはなく，激しい感情の動揺は見られない。むしろ遠回しに家庭生活や夫に対する不満をあらわす。うつ病に起因する自殺念慮にもとづく行為であるが，心因反応の色彩が強い葛藤反応型うつ病であり，症状もそれほど重篤とは認められないことを理由に，犯行時は心神耗弱の精神状態にあったという意見を提出した（処分結果は不明）。

[症例2] 33歳，女
　家族歴：精神疾患の遺伝負因はない。
　生活歴：同胞3名の長女として生まれた。中位の成績で高校を卒業後，電気会社に1年間勤めた後，官庁に勤めた。25歳でサークル活動で知り合った公務員と結婚した。28歳で長女を，31歳で次女を出産した。特記すべき既往症，非行・犯罪歴はない。
　病前性格：明るく，素直，世話好き，社交的。のんびりして楽天的。熱中しやすい面もある。思いつくと，すぐしなければ気が済まない。子どもっぽく感動しやすい。スケジュールを立て，リズムのある生活が好き。
　現病歴：次女の出産をひかえて，夫婦双方の実家から離れた場所に家を買った。転居については夫は消極的であったが，本人は，子どもが2人になると家が狭くなるからという理由で希望した。出産は順調で，育児のため退職した。張り切って生活しているように見えた。ところが出産の2ヵ月後に実父が脳卒中で倒れ，見舞いに行くには遠いことを苦にした。その半年後から抑うつ的となった。動作が鈍く，ぼんやりして口数が減り，精神運動抑制，思考抑制，不眠，口渇が出現した。それと同時に「夫の両親を引き取り，世話しなければならない」という考えにとらわれ，焦りと自責感が募り，「両親がどうして同居してくれないのか」と夫に繰り返し訴えた。両親にそのような意向がないにもかかわらず，勝手に決め込んでいるようであった。夫や両親との話し合いで焦りは一時収まった。しかしその5ヵ月後（犯行の4ヵ月前），夫の兄が両親に暴力を振るうという出来事があり，再び両親の世話をすることにこだわるようになった。「両親が困っているという情報が耳に入ってくるたびに焦ってしまった。遠くに引っ越して悪いことをしたように感じた」と回想する。とくに犯行の2ヵ月前からは憂うつですべてが味気なく，家事，育児が手につかずにぼんやりして過ごすという状態になった。「糸がこんがらがったようで，考えが同じところをぐるぐる回った」という。精神運動抑制，抑うつ気分とともに

早朝覚醒，食欲不振，倦怠感，胸内苦悶，月経不順，日内変動等の症状が出現した。これに並行して，夫の両親の世話をしていないことについての自責，焦燥感が再燃し，新居を売却して実家の近くに移ることを夫に強要した。深夜に夫を揺り起こし，同じ訴えを繰り返した。夫は本人のわがまま，「甘ったれ作戦」かと思い，たびたび叱った。長女も次第に本人から離れるようになった。

犯行：数日前から死にたいと思うようになった。2日前，「言うことを聞いてくれないなら死んじゃう」と言うので，夫は「子どもには手をつけるな」と言い返した。前日，訪ねた父親に「自分はだめだ，能力がない」ともらし，「世の中は甘くない，しっかりしなさい」と厳しくたしなめられた。当日は早朝4時頃に覚醒し，夫を起こして実家の近くに引越したいと言い続け，夫から叱られた。本人の言葉がいつになく激しいので，夫は不審に思ったが，このときは自殺を口にすることはなかった。夫は「家のことをしっかりしろ」などとかなりきつい言葉を残して出勤した。

以下，本人の回想である。「追いかけて，戻って来てもらいたかった。そのときはまだ自殺を考えていなかった。自分はだめだ，と考えるうち，死のうか，とふっと思った。そんなことは出来ない，という気持ちが一方にあった。落ち着かず，少しもうろうとした感じだった。長女の首に，ふわっと手が伸びた。長女が目を覚まし，寝たまま『お父さんに言いつけるよ』と言った。その瞬間『もうだめだ』と思い，かーっとなって分からなくなり，近くにあったヒモを取ってやってしまった。次女をなぜやったか，説明できない。大変なことをしたのだから死ななければいけないと思い，ガス栓を開け，首を切った。気がついたら救急車の中だった」という。

気管に達する前頸部の切創と両前腕の切創のためただちに入院治療を受けた。面会した夫によると，事件を起こしたにしては深刻さがなかった。本人は「自分がやったことは分かっているのに，第三者がやったようで，実感がなく，夢を見ているような感じだった。事件の前よりも気分は楽だった」と言う。外科治療に引き続いて精神科に通院したが，強い罪責感による反応性の要素のあるうつ状態が遷延した。検察庁が取調べを再開し，犯行の1年後に精神鑑定が施行された。

鑑定所見：診察時，犯行について自責，後悔の念が強く，大粒の涙を流し，感情が不安定であった。うつ病と診断し，犯行時は重いうつ状態で，犯行は自責，自信喪失，絶望感，希死念慮，意識野の狭窄において生じた短絡的，衝動

的な行為であり，心神喪失の状態にあったという意見を提出した（処分結果は不明）。

Ⅲ 考　察

　自験例を踏まえてうつ病者による子殺しの問題点を整理してみたい。
　2つの症例には共通点と相違点が見いだされる。まず症例1は，親族に自殺者と精神病患者がいることで夫の実家に対して劣等感を持ち，また家計を顧みない夫に不満があり，これらが積み重なって葛藤が続いた。病前性格は敏感性が加味されたメランコリー親和型性格である。夫の実家の法事の席に精神病の兄が乗り込んでくるという，身内の恥がさらされる出来事が契機となってうつ状態に陥った。一方，症例2の病前性格はメランコリー親和型性格，循環性格の両方の要素を持つ。対人葛藤よりも転居，退職，出産という生活秩序の変化がうつ病の誘因となっており，Tellenbach[10]が記述したメランコリーの発病状況を典型的に示す。夫の両親の世話という嫁の務めを果たしていないという負い目が中心の主題となっている。病像については，症例1に比べて症例2で生気的なうつ症状が顕著である。笠原ら[5]のうつ状態の臨床的分類では症例1は葛藤反応型うつ病，症例2は性格（状況）反応型うつ病と診断できるであろう。
　いずれの症例でも自殺念慮もしくは自殺企図が子殺しに先行している。山上ら[11]は実子を殺害した症例を慢性葛藤群と急性葛藤群に分類した。前者では反応性抑うつが徐々に悪化し，犯行直前に情意の不安定，衝動性の高進が見られたという。われわれの症例1では対人葛藤が持続し，犯行の2日前に自殺企図を起こした点で慢性葛藤群に当てはまると考えられる。一方，症例2では犯行までは自殺企図はなく，自殺念慮も強く言語化されなかった。
　犯行の実行経過について検討すると，2症例とも計画性はなく，子殺しの行為は短絡的，衝動的である。しかしこれについても若干の相違がある。症例1では「子どもの寝顔を見ているうちに，残して行けないと思った」というもので，動機にある程度の連続性が認められる。一方，症例2ではより唐突である。長女の首にふっと手が伸び，目を覚ました長女の「お父さんに言いつけるよ」という一言が引き金となって殺害行為に及んだ。Tellenbachは，メランコリー親和型の人は他人から罪あるものとみなされること（Schuldbeimessung）に

対して異常なまでに弱いと述べているが，症例2では病的な罪責感が強まっていたため，過失をとがめる言葉に激しく反応したと思われる。刺激によって抑制が突然に解除される経過は奥村[6]の症例でも同様である。この患者は，長男から「死にたいから殺してくれ」と言われ，「心の中のブレーキが取れた」と述べている。さらに症例2は自分の行為に関して「第三者がやったようで，実感がわかない」と回想し，部分健忘も認められ，犯行時に意識野の狭窄が生じていたことが推測される。奥村の上記の症例は「頭の中が混乱して……ただもう『4人で死のう』とばかり考えた」，さらに別の症例では「やっている自分を後ろから見ている」という体験が存在した。これらは，性質はそれぞれ異なるが，心因性の意識変容が子殺しに先行したことをうかがわせる。

これに関連して，深刻な家庭内葛藤を持つ母親が薬物・毒物を服用した直後に実子を殺害した5例についての山上ら[11]の報告が参考になる。服薬する時点ですでに子どもを道連れにする意図を持っていたのは2例のみで，それもわずかな量を子どもに服用させたに過ぎなかった。つまり服薬による意識障害下で子殺しの犯意が形成されたか，服薬前に存在した犯意が再び強く喚起されたと考えられるという。山上らは，普遍化は避けるべきであるとしながらも，母親が子を道連れにする場合には意識障害のような異常な精神状態を前提にすることが少なくないと推測している。

以上の考察から次のように推測できる。多くの例ではうつ病者による子殺しは愛他的殺人と考えてよい。しかし子殺しを自殺念慮の単純な延長ととらえることは実情に即していない。病態によって異なるが，自殺念慮から子殺しに至る過程は多少とも不連続で飛躍しており，急激な意識変容など，異質な要素が媒介となることが多いのではないであろうか。

おわりに

子殺しの病理学は精神鑑定での責任能力の評価にさいして重要であることは言うまでもない。それとともに，責めを負いつつ喪の仕事を果たさなければならない加害者を治療するうえでも軽視されてはならないであろう。

文　献

1) Batt J : Homicidal incidence in the depressive psychoses. J Ment Sci 94 ; 782-792, 1948.

2) Fava M : Depression with anger attacks. J Clin Psychiatry 59 (suppl 18); 18-22, 1998.
3) Good MI : Primary affective disorder, aggression, and criminality. A review and clinical study. Arch Gen Psychiatry 35; 954-960, 1978.
4) Harder T : The psychopathology of infanticide. Acta Psychiat Scand 43 : 196-245, 1967.
5) 笠原嘉，木村敏：うつ状態の臨床的分類に関する研究．精神経誌 77；715-735, 1975.
6) 奥村雄介：拡大自殺を行った女性例3例について（うつ病と拡大自殺――その精神医学的考察）．犯罪学雑誌 56; 281-290, 1990.
7) Overall JE, Hollister LE, Johnson M, et al : Nosology of depression and differential response to drugs. JAMA 195 ; 162-164,1966.
8) Rasch W, Petersen U : Kriminarität innerhalb endogen-phasischer Depressionen. Msch Krim 48 ; 187-197, 1965.
9) Schulte W : Depressive Verstimmungen mit Erschütterung des Selbstwerterlebens an der Schwelle ethischer Entgleisungen und krimineller Handlungen. Z f Psychother med Psychol 4 ; 122-132, 1954.
10) Tellenbach H: Melancholie. Springer, Berlin 3 Aufl., 1976.（木村敏訳：メランコリー．みすず書房，東京，1978.）
11) 山上晧，中田修，福島章，沢政一：母子心中の知見補遺．犯罪学雑誌 41；228-244, 1975.
12) Zech K : Die Kriminalität der Manisch-Depressiven und ihre forensische Begutachtung. Der Medizinische Sachständige 55 ; 1-8, 1959.

ガンゼル症候群
―― 文献例と自験例から ――

はじめに

　ガンゼル症候群はよく知られた精神医学的症候群の1つであり，稀な現象であるが，中核症状である的はずれ応答が目を引くため，興味ある症例として今日でも折に触れ報告されている。しかし概念が拡張され過ぎたことにより，症候群としての固有性が曖昧になったとも言われる[24,26]。そこで，近年の報告例に加えて，経過をくわしく観察できた自験例を紹介し，おもに症候群としての側面から検討してみたい。

I　古典的概念

　1897年にGanserが4例の臨床観察を学会で発表し，翌年に論文のかたちで公表した。1901年にRaeckeがGanser'scher Symptomenkomplexとして記載して以来，ガンゼル症候群として知られるようになった[20]。Ganserの最初の論文[9]およびその前後のドイツ語圏での研究については中田[18-20]によって詳しく紹介されているので，それを参照したい。
　ガンゼル症候群の中核症状はVorbeireden（「的はずれ応答」の訳は中田[18]による）とされているが，Ganser自身はこの言葉を使用せず，「すぐわかるはずの正しい答えを素通りする（vorbeigehen）」と述べ，以下のように解説した。

　　「彼らはもっとも簡単な種類の質問にも正しく答えられないが，その答え方からすると，彼らは質問の意味をかなり良く理解しているようであり，またあきれるばかりの無知を示し，それまで確かに所持していた，いや現在も所持していると思われる知識が突如として欠落したようであります」。[9]

「正答をかすめる誤答」ともいうべき点がガンゼル症候群の際だった特徴である。中田[18]は、患者の発話行為を詳しく分析し、的はずれ応答の成立機転についての諸説を検討したうえで、知りたくない（Nichtwissenwollen）と知りたい（Wissenwollen）という対立的な力関係の結果現象として成立すると説明した。

的はずれ応答そのものは比較的とらえやすい症状であるが、症候群としてのまとまりや疾病学的位置づけに関しては、その後の議論は十分ではない。Ganserの最初の報告が「特異なヒステリー性もうろう状態」であることからもわかるように、患者が示す全体像が注目された。症候群という言葉は使っていないが、いくつかの共通した特徴から単一の病群としてまとめることが可能であると述べており、さらに1904年の第2論文ではSymptomenkomplexという語を使用した（中田の解説[9]）。

的はずれ応答以外の症候として、Ganserは以下のように解説している。

1．視覚および聴覚の幻覚

急性幻覚性錯乱者のような妄覚に対する反応を表す外的行動や情動表出から推測されるが、患者によって直接に語られることもある。

2．意識状態の変化とそれに伴う記憶欠損

全病像が急激に変化し、一定期間についての健忘が現れる。Ganserは詐病を否定する根拠としてこの点をとくに強調した。しかし意識の性状についての説明は必ずしも明快ではない。種々の程度の意識混濁が認められ、ある患者は昏蒙（Benommenheit）の状態で妄覚に強くとらわれ、ある患者は完全な抑制の状態にあり、ある患者では意識は完全に清明なようにみえた。全例とも数日後には意識は完全に正常になり、病院にいるのを不思議がったという。

Ganserはこれらを一括してヒステリー性もうろう状態と呼んだわけであるが、具体的にはつぎのような描写がされている。

第1例は、非常に活発で目まぐるしい奇妙な行為を繰り返し、また別のときには、夢想にふけっているように、一点を凝視して動かず、放心した様子で、周囲の出来事に少しも関心を示さないが、表情からは緊張や不安がうかがわれる。

第2例は、身動きしない完全に受動的な態度で、話しかけには当惑し、答え

はゆっくりしており，よそごとのようである．誤答や同じ語を繰り返し，黒い人影の幻覚があり，一時的な振戦，中等度のカタレプシーが観察された．

第3例は，よりはっきりして平静であり，不安は示さず，答えは迅速である．しかし応答は他の患者と同じようであり，告訴されている事件を知らないと言い，他方では空想の産物である犯罪行為を詳しく語った．

このような記述から推測すると，第1例はもうろう状態，第2例は昏迷に近いように思われる．第3例は，横断面で意識の混濁は明らかではないが，急に自然な状態に戻り，健忘を残したとされるので，交代人格のようでもある．Sizaret[26]は，Ganserの論述にはJanetのヒステリー理論の影響が強いと述べているが，Ganserがヒステリー性もうろう状態という場合，Janetの意識野の狭窄という，より広い概念を念頭に置いていたとも考えられる．

3．ヒステリー兆候

全身または身体の一定部位の痛覚脱失であり，1例では日によって部位の変わる敏感さを伴った．

さて，中田[20]はガンゼル症候群を「的はずれ応答を中心に，意識障害（主として意識混濁），ヒステリー兆候（主として感覚障害），記憶欠損（この状態の後に残る），幻覚などを伴う症候群」と定義している．またEnochら[7]は，的はずれ応答，意識混濁，身体的転換（somatic conversion），偽幻覚（視覚性，聴覚性のどちらかまたは両者）を4つの基本特徴とした．これらを参考にして下記の4項目を「ガンゼル症候群の古典的4症候」と考えておきたい．

1．的はずれ応答
2．意識障害（混濁が明らかでない意識変容を含む）
3．転換症状
4．幻覚（偽幻覚を含む）

報告例の分析の前に，ガンゼル症候群との異同がしばしば問題にされる症候名について辞書[23]を参照しておこう．まずWernickeのPseudodemenz（仮性痴呆または偽痴呆）は，単純な知識の欠落，馬鹿げた振る舞い，全般的な記憶低下，簡単な行動の誤り，情動的脱抑制を呈する状態である．Dupréのpuérilisme（小児症または幼稚症）は，学童くらいの子どもの表情，身振り，

会話，遊びを示す。Faxensyndrom（道化症候群）はPseudodemenzと似た馬鹿げた振る舞いであるが，作為的，演技的な色彩はとぼしい。

II 近年の報告例

1955年のGoldinら[10]の総説では，英語圏でのガンゼル症候群の報告はわずか14例であったという。しかしその後は報告が増えており，とくに刑務所以外の一般の診療場面で注目されている[25]。筆者が入手できた戦後の文献で，ある程度詳しい病歴記載のある報告を88-89頁の一覧表にまとめた。報告者の観点や用語がさまざまであり，記述も十分とは言えない。分類項目の「拘禁」は，犯罪をおかして拘禁中に発症した場合を示す。的はずれ応答は必須の症状として全例で確認されているので，それ以外の3つの古典的症候について調べた。意識障害については，"confusional"または"confused"を「昏蒙」，"stuporous"を「昏迷」と訳した。もうろう状態すなわち"twilight state"の記載はなかった。言葉の定義にも関係するが，少なくとも典型的なもうろう状態の記述は見いだせない。

1．拘禁との関連

まず気づかれる点として，被拘禁者あるいは非行犯罪歴を持つ症例に比較的共通の特徴が見いだされる。大谷[22]と中田[18]の症例は窃盗事件の被告人，小木[12]の症例，Tsoi[27]の第1例，第5例は殺人事件の被告人，Carneyら[2]の症例は詐欺事件の被告人，Provenceら[24]の症例2は児童虐待による服役中，小田ら[21]の症例は強姦事件の被告人である。Mayら[17]の症例2とHaddad[12]の症例は，医療施設内で発症したが，前者は頻回の非行歴，後者は放火の経歴を持っている。

これらの症例の多くは，臨床的特徴として，感覚鈍麻，失立失歩，昏迷，健忘等の多彩なヒステリー兆候を伴っている点が特徴である。健忘は犯罪行為を中心とするもので，犯行否認，処罰回避の願望がうかがわれる。幻視，幻聴も現れているが，しばしば空想的色彩を持つ。器質的要因や基礎疾患をもたない症例が多く，一言で言えば拘禁性ヒステリーとして理解できるもので，Ganserの古典的記述に比較的一致する群である。

いくつか紹介すると，小木が詳しく報告した強盗殺人事件の被告人は，殺人

を否認したが公判で不利になり，多彩な精神症状を呈するようになったため，勾留執行停止とされて入院した。無罪妄想を中心として，幻覚性もうろう発作すなわち激烈な興奮と眼前に人が見えるかのような行動，茫乎とした昏迷の状態，全身の強直性痙れん，全裸となり便を弄ぶ不潔行為とともに「児戯症，失声症の傾向をともなう仮性痴呆（ガンゼル症状群）」が認められたという。

　大谷の症例は，あいにく記載は簡略であるが，特異な展開を示したものである。住居侵入および窃盗の被告人で，奇異な言動のため審理が不可能となり，精神鑑定のために少年刑務所に収容された。弛緩した表情，茫然とした態度が見られ，氏名，年齢などについて返事らしい返事が得られなかった。子どもじみて好機嫌，滑稽で，応答はトンチンカンで，思い出したように「クロ，19」と言ったり，「オジチャーン」と甘えるような発語をした。身元も病歴もわからないまま，「白痴に近い精神薄弱」と診断し，釈放となった。収容された保護会から間もなく脱走し，行方知れずになった。ところが半年後，刑が確定して少年刑務所に入所した窃盗犯が同一人物であった。そのときは態度や行動がまったく正常で，知能指数も98であった。しかし前回の入所や鑑定人の顔の記憶をまったく覚えていないばかりか，その前後を含む8ヵ月間の記憶が脱落していた。気がつくと，以前に世話になった串カツ屋に住み込んでいたという。おそらく解離性遁走の経過中にガンゼル症候群，小児症を呈したのではないかと思われる。横断面のみからは真正の精神薄弱としか見られなかった点が興味深い。

　Carneyらの症例は豊富な犯罪歴を持ち，断続的な精神科治療歴を持つが，欺瞞的傾向が著しく，精神病であるかは疑わしい。年齢（26歳）を問われて「25歳」，生まれた年（1960年）を問われて「1962年」，馬の脚を「5本」と答えたり，Londonを"Dollon"というようなアナグラムで答え，典型的な的はずれ応答が観察され，同時に抜毛，糞便を壁に塗るなどの奇行，犯罪の事実の否認が見られた。実在しない人々と応答しているような態度が観察された。馬鹿げた応答をしながらも，周囲の出来事をわきまえている印象を与えた。きわめて幼児的，退行的な行動である弄便や食糞はその他の症例[14,18]および後述する著者の自験例でもみられており，拘禁環境によって誘発されやすい異常行動と考えられる。

　ガンゼル症候群が被拘禁者に特有かどうかについては古くから論議されている。Ganserの最初の報告例は4例とも犯罪者であり，うち3例は未決拘禁中

表　近年の報告例

報告者 （症例番号）	年齢	性別	拘禁	意識障害	転換症状	幻覚
Dauméson	48	女	−	＋(内容不明)	−	−
Goldin	62	男	−	−	−	幻臭，幻視，幻聴
Weiner　(1)	21	男	−	？	感覚鈍麻，過呼吸	幻視，幻聴
(2)	30	女	−	昏迷	−	幻視，幻臭
(3)	40	女	−	意識混濁	感覚鈍麻，脱力	−
小木	27	男	＋	朦朧，昏迷	痙攣，感覚鈍麻，失立	幻視，幻聴
May　　(1)	25	男	−	昏蒙	痙攣	幻聴
(2)	15	男	−	昏迷？	頭痛，脱力，呼吸困難	一過性幻聴
(3)	30	女	−	昏蒙	−	一過性幻聴
大谷	22	男	＋	−	−	−
Enoch	55	男	−	昏蒙	背部下肢痛	−
中田	26	男	＋	昏迷	感覚鈍麻	−
Whitlock (1)	26	男	−	？	−	−
(2)	59	女	−	昏蒙	−	−
(3)	42	男	−	意識混濁	−	−
(4)	48	男	−	−	−	−
(5)	47	男	−	意識混濁	−	−
(6)	16	男	−	意識混濁	−	−
Tsoi　　(1)	50	男	＋	昏迷	過呼吸	幻聴，幻視
(3)	24	男	−	−	−	幻聴
(4)	19	男	−	−	−	幻聴
(5)	20	男	＋	−	−	幻聴
(10)	43	男	−	−	−	幻聴，幻視
Latcham	20	女	−	意識混濁	−	−
Cocores (1)	25	女	−	昏蒙	両下肢麻痺	−
(2)	39	男	−	意識混濁	痙攣	幻聴
Dabholkar	11	男	−	意識消失	吃逆	−
Carney	26	男	＋	−	−	−
Feinstein	23	女	−	−	感覚鈍麻	−
Provence (1)	51	男	−	−	−	−
(2)	35	男	＋	半昏蒙	−	−
Mahadevappa	24	男	−	意識消失	−	−
Grieger	25	女	−	−	＋(内容不明)	幻視
Haddad	31	男	−	−	腹痛	視覚性偽幻覚
小田	26	男	＋	昏迷	歩行障害	−

器質要因・基礎（合併）精神障害	その他の症状
うつ病？	夫に嫉妬，自殺企図，健忘，交代人格
退行期（激越性）うつ病	焦燥，罪責妄想，離人症
－	健忘，遁走，一過性興奮
緊張病性統合失調症反応	興奮，自殺企図，健忘，言語新作
不全型神経梅毒	遁走，健忘，小児症，器質性痴呆
－	無罪妄想，小児症，健忘，発作性興奮
－	小児症，独語
－	見当識障害，健忘
統合失調症様反応	見当識障害，健忘，興奮，一過性妄想
－	健忘，小児症，遁走？
－	無目的の徘徊，健忘
－	無動，自発語なし，食糞，幼児的
頭部打撲（脳震盪）	集中困難，見当識障害，記銘障害，保続
頭部打撲	見当識障害，健忘
脳血管障害？	てんかん発作，見当識障害，多幸
内頸動脈狭窄	麻痺，失語，左右失認，手指失認
頭部外傷	見当識障害，作話，記銘障害
急性統合失調症型精神病	不安，被害妄想
－	抑うつ，興奮，犯行に関する健忘
－	被害妄想，見当識障害
頭部外傷	自殺企図
－	犯行に関する健忘
反応性うつ病	不眠，徘徊，自殺企図
頭部打撲（脳震盪）	抑制低下，少女じみた性的行動
頭部打撲	見当識障害，健忘，上機嫌
くも膜下出血の既往	見当識障害，健忘
－	健忘，belle indifférence
－	脱抑制，弄便，対話調独語，犯行否認
－	失音調（奇妙なアクセント），健忘
遺伝性腎炎，うつ病	自殺念慮，未熟，演技性，腎移植の不安
－	困惑，見当識障害，犯行否認
－	誘因に関する健忘，顔貌失認
うつ病	自殺念慮，解離性エピソード，健忘
精神遅滞，うつ病	犯行否認，困惑，見当識障害
－	縊首企図，幼児的，記憶障害

に発症した。このことから当然，詐病の可能性が考えられるが，Ganser自身は明確に否定し，あくまでヒステリー性疾患とみなした。中田[20]によると，Ganserに対する批判は早くから少なくなく，Jungは意識から無意識に入り込んだ詐病のようであると述べ，これがBirnbaumによる詐病精神病（Simulationspsychose）の概念につながったという。これは意識的詐病として始まり，自動的な状態へ転化するものである。この問題は近年の疾病分類にも反映され，DSM-Ⅲでは虚偽性障害（factitious disorders）の中の「心理学的症状をともなう」タイプに分類されたが，これには批判的意見[13]があり，DSM-Ⅲ-R以降は解離性障害の中の特定不能の病型とされており，ICD-10でも同様である。

2．器質的要因

上記の群とは対照的に，器質的要因の関与が疑われる症例の多くは転換症状を伴っていない。Whitlock[30]は，ガンゼル症候群が刑務所や軍隊でみられるヒステリー性障害に限らず，器質性疾患でも稀ではないと述べ，Ganserの最初の報告例のうち2例は重い頭部外傷，1例は遷延性のチフスに罹患していることに注意を促した。Whitlockの症例のうち3例は頭部打撲により短時間の意識消失を生じ，それに続いてガンゼル症候群その他の精神症状を示したものである。また2例は，検査によって脳血管障害が病因と推測されたが，確定されていない。Tsoi[27]の第4例は交通事故による軽い頭部外傷とガンゼル症候群の発症とのあいだに2ヵ月以上のインタヴァルがある。Latcham[15]の症例は，もともとヒステリー性格の顕著な女性で，交通事故による頭部外傷（脳震盪）により病院に運ばれ，意識の回復後に子どもじみた言動やガンゼル症候群を示した。Latchamは，器質的な脳機能低下とヒステリー的な表現能力の共存がガンゼル症候群を発現させたと考えている。Cocoresら[3]の2例は，頭部打撲と脳血管障害の既往があり，麻痺や痙攣を伴うため脳器質疾患が強く疑われたが，精査によってヒステリー性の転換症状であることが確認された。

器質的要因を持つ症例では，的はずれ応答と作話との鑑別が問題になる。また頭部外傷などによる意識障害からの回復過程で，ヒステリー機制が加わり，通過症候群としてガンゼル症候群に類似の状態を呈する可能性もあるよう思われる。

3．うつ病との関連

ガンゼル症候群の基盤に，もしくはそれと前後してうつ状態が見られた症例は6例ある。ただし，うつ状態の性質，類型については必ずしも明確ではない。Griegerら[11]の25歳の女性例，Haddad[12]の31歳の男性例を除くと，40代から60代という高い年齢層で，犯罪や拘禁とは無関係に発症している。Daumézonら[5]の症例，Goldinら[10]の症例，Tsoi[27]の症例10，Provenceら[24]の症例1は，いずれもうつ病の経過中にガンゼル症候群を呈したとされている。Goldinらの症例では「妻を殺したので裁かれる」という罪責妄想がガンゼル症候群の基盤にある。Daumézonの症例は健忘や交代人格など解離性症状も伴い，またProvenceの症例は腎臓移植を契機に反応性うつ状態を呈した。一方，Griegerらの症例はうつ病の既往を持ち，解離性の多彩な症状を伴うガンゼル症候群を示し，それが消退するに従い，再び大うつ病の状態となった。Haddadの症例では，警察の取調べが心因となってガンゼル症候群が現れ，現実見当が回復するにつれて自殺念慮，自罰傾向を示すうつ状態に移行し，治癒した。なお後述する筆者の自験例も回復期にやや抑うつ的となっており，抗うつ薬と抗不安薬が奏効した点がうつ病との近縁性を示唆する。Tyndal[28]は，うつ病，ヒステリー，詐病の複合がガンゼル症候群を成立させるという見方をとっている。

的はずれ応答をヒステリーよりも緊張病の拒絶症の現れとみなす意見はNissl（1902）以来少なくないが[26]，戦後の報告ではうつ病ほど言及されていない。統合失調症圏の診断を持つものはWeiner[29]の症例2，Mayら[17]の症例3，Whitlock[30]の症例6があるが，いずれも定型的ではない。

Ⅲ 自 験 例

［症例］ A, 19歳, 男

刑事事件の被告人で，勾留中に異常状態となって裁判が停止され，病院に移送されて筆者が治療を担当した患者である。

生活史と現病歴：精神病の遺伝負因はなく，出生時の障害はない。学童期に痙攣発作が見られ，抗けいれん薬を数年服用したが，中学1年以後は発作は消失し，服薬していない。成績は下位で，落ち着きがなく，中学校では特殊学級を勧められたが，両親の希望で普通学級に進学した。中学3年の冬，同級生か

らいじめを受けたことが誘因となって，茫乎とした緘黙の状態となり，電気コードを首に巻いたり，土に埋まって死のうとして穴を掘った。定時制高校に進学し，ガソリンスタンドなどに勤めたが，長続きしなかった。家庭内暴力が激しくなり，高校1年の終わりから精神科に通院した。被害関係念慮，睡眠障害，情緒不安定が見られ，軽度精神遅滞および適応障害による統合失調症様反応と診断された。高校2年の2学期に自宅で女友達を絞殺し，庭に埋めて隠蔽を図った。家庭裁判所から検察官に送致され，1ヵ月半後に拘置所に勾留された。1週間後から独語，抜毛，ガラスの破損，拒食，亜昏迷状態がみられるようになった。起訴前の精神鑑定を受け，軽度精神遅滞（推定IQが50台），拘禁反応と診断された。当時の脳波検査ではてんかん性異常が認められた。異常な行動は一時軽快したが，犯行から9ヵ月目の第1回公判に出廷後，ふたたび不眠，独語，徘徊，大小便失禁，弄便，脱衣が顕著となった。公判でも緘黙など奇妙な態度がみられ，あらためて訴訟能力についての精神鑑定が施行され，著しい退行状態のため拘置所での治療は不可能と診断された。勾留の執行が停止されてB病院に入院し，筆者が治療を担当した。

　入院後の経過：初診時は落ち着きなく，診察室の窓を勝手に開けようとしたり，急に机の物に手を伸ばすなど唐突な行動がみられた。「Aさんですね」と氏名を確認すると，「知りませんよ，Aじゃありませんよ」と否定し，学校名などの簡単な質問にも「知りませんよ」と答えた。

　入院翌日から，徘徊しながら独語を連発し，室内に寝具を散乱させ，枕を破り，床に排便し，手や顔を汚染させた。初対面の看護師を「会ったことがありますね」と誤認した。ハロペリドール30mgを主体とする向精神薬の投与を開始したが，日増しに異常行動が激化した。シャツを前後逆に着て，カーペットを下半身に巻きつけた珍妙な格好をしたり，大便をこねて壁一面に塗りつけた。放心したように無表情，無言であるが，近くにいる患者の菓子袋にさっと手を伸ばすなど，素早い動作が見られた。氏名，家族，生年月日などの一般的な質問には正当するが，「なぜ拘置所に入れられたか」という患者の置かれた状況に触れると，たちまち「一休さんが……無線機が……」などと滅裂で取り留めのない発言に変わった。「ここはどこか」という質問には，即座に「拘置所」と返答した。会話の途中で横を向いて独語を始めた。

　口を大きく開け，一点を凝視し，両肘を屈曲させ，全身を捻転させる強直性痙攣，上半身をエビのように折り曲げて額を床につけるといった奇妙な姿勢を

示すエピソードがあった。呼びかけても無動のままで，起立するように指示すると，かえって同じ姿勢をとり続けた。放置して観察すると，突然，自然な音声で「分かっていたんだ。お前だな，プロレスラーは」「ニトロは爆弾だな」などとしゃべり始めた。対話調であるが，半ば目の前の医師に話しかけているようでもあり，半ば架空の相手に話しかけているようでもあった。「声が聞こえるのか」と問うと答えず，幻聴の有無は直接確認できなかった。食事中に椅子から崩れ落ち，介助して座らせるとまた同じ行動を繰り返した。以下の応答が見られた。

　ここはどこか分かる？　　（無言）
　前にいた場所はどこ？　　（無言）
　生年月日は？　（しばらく沈黙してから）俺はナニドシだ？（干支の意味か）
　卒業した学校は？　小学校
　6＋8は？　　　　（無言）
　1＋1は？　　　　2
　2＋3は？　　　　6

　診察中に「俺はもう出たいな」と本音と思われる言葉をぽつりと漏らしたり，玄関ドアのノブを回す，窓を開けて外の様子をうかがうなど，解放されたいという願望をうかがわせる素振りが見られた。職員休憩室に入り込んで中をかき回す，医師用の椅子にちゃっかり座る，テレビの音量をいっぱいに上げる，浴室のホースをいじる，などの幼児的ないたずら行為が頻発し，注意するとすぐやめるが，目を離すとまた同じことを繰り返すという，周囲の目を意識した態度が目立った。

　逸脱行動が頻繁なために入院10日目ごろから隔離室収容が常時必要となった。室内では全裸で徘徊し，弄便が盛んで，便器にスリッパを入れて遊んだり，便器や壁に便を塗りたくった。夜間に突然，「石焼きイモーッ」と奇声を発した。場所を問われて「柴又」，あるいは逮捕歴の有無を問われて「ダイモン軍団」（漫画かテレビの言葉と思われる）などとはぐらかすように誤答した。面接中に寝そべってしまうかと思うと，すっと手を伸ばして医師のポケットから手帳を取ろうとしたり，開いたドアに突進するなど，放心した態度とは不似合いな敏捷さが見られた。

入院3週目頃から弄便がいっそう激化したため、ペリシアジン100mgを追加投与した。しかし改善は見られず、寝具を散乱させた室内をケタケタと高笑いしながら転がり回ったり、毛布を丸めて全裸で抱きしめたり、突然大きな奇声を発したりした。非常に幼児的、退行的な脱抑制の状態であった。会話は断片的で、テレビ用語が脈絡なく混じるが、途中で急に冷静になり、「わかんねえな、俺どうなったんだろう」「俺、迷子になったんだよ」と当惑の言葉を漏らした。病院にいるあいだは裁判に出なくてもよい、と話すと、そのあいだは真面目な態度で聞き入ったが、それも束の間で、数秒後には滅裂な会話に戻った。

脱抑制的行為は衰えず、とくに弄便がひどく、病棟中に猛烈な便臭が漂うほどであった。そのため入院4週目からクロルプロマジン300mg、クロナゼパム1.5mgを追加し、眠剤を増量し、チミペロンの筋肉内投与を随時施行した。しかし改善よりもむしろ悪化の傾向が見られ、救急車のサイレンを真似した叫声を発したり、大便のまみれた毛布を全裸で抱いたりした。

入院1ヵ月の時点で、抗精神病薬、とくにクロルプロマジンが行動改善に無効で、かえって退行を促進させていることが考えられたため、これを中止し、抗うつ薬（マプロチリン75mg）、抗不安薬（ブロマゼパム30mg）をハロペリドール33mg、クロナゼパム1.5mgと併用した。歩行障害が出現したためブロマゼパムは15mgに減量した。投薬を変更して4日目から弄便行為は消失した。5日目頃からかなり明瞭な改善が観察され、弄便や脱衣の回数が減り、笑い転げるなどの脱抑制はなくなり、むしろ寡黙でおどおどした態度となった。「子どもではないのだから汚さないように」と注意すると、「俺、20歳だもんな」という真実味のある言葉を返した。着衣もきちんとするようになった。

入院7週目頃は、質問には初め正答で応じるが、問答を続けるに従ってそわそわとした落ち着きのない態度に変わり、あらぬ方向を向いて「マイケル、お前のことだよ」などと対話調の独語をした。しかし注意を与えるとすぐに止めた。診察が終わるときちんと礼を述べた。医師に対して「……先生ですね」と別の名で話しかけるという人物誤認が見られた。その後も、患者が置かれた状況にかかわる質問には的はずれ応答が多く、場所を「柴又、帝釈天」あるいは「C拘置所」と即答した。とぼけた答え方であり、強くたしなめると、にやりと笑って「B病院」と即座に正答した。

弄便、脱衣は消失したが、落ち着きのない徘徊や演技的ないたずら行為が続くため、入院9週目からスルピリド300mgを追加したところ、タレントの名

を連呼する，おどけてパトカーの真似をする，病棟の防火シャッターを下ろそうとする，などの脱抑制がかえって悪化したために中止した。急に正気に戻ったかのように自然な受け答えをするかと思うと，何を聞かれても「ピンポンパーン」とはぐらかし，態度の変化が極端であった。この頃，「裁判なんか何度でもやってやるよ」と，入院後初めて裁判に触れる発言をした。

　入院4ヵ月目にいたずら行為が少なくなったため，隔離室から4人部屋に移したが，主治医にきちんとした態度で礼を言った。数日間は，日中はおとなしいが，夜間に落ち着きがなくなり，電話口でコインを入れずに対話調の独語をしたり，消防署に「爆弾を積んだ」という電話をかけたりした。その1週間後から，沈んでめそめそ泣いたり，看護師に自分の事件の話をした。当分は裁判はないと教えると，安心した様子であった。面会のさい，一緒に帰宅したいと言って父親を困惑させた。弁護士の面会では，初めはしっかりした応答であったが，途中から某テレビタレントが自分の兄だという空想的内容に脱線した。「裁判に行くのにジーパンがいる」と，裁判を気にかける様子が見られた。現実の認識が回復するに従って動揺が見られた。

　その後の経過は順調で，入院5ヵ月目には，的はずれ応答や逸脱行動は消失し，人なつこく，自発的に掃除を手伝うなど，病棟にはむしろよく適応した。ほぼ寛解したと考え，約6ヵ月で拘置所へ移すことになった。退院の予定をあらかじめ伝えたところ，現状を正しく認識しており，一時的な不安のみで状態の悪化はなかった。なお脳波所見は基礎律動に徐波が目立つ軽度異常であるが，てんかん性異常は認められなかった。頭部CTでは特記すべき所見はなかった。

　自験例の小括：軽度精神遅滞および小児期の痙攣発作の既往を持つ。極期の病像では小児症的な行動および故意にはぐらかすような応答が前景に見られた。「正答をかすめる誤答」という的はずれ応答の特質は明瞭ではないが，この点は元来の低い知能に影響されていると思われる。独語が非常に活発で，幻声と問答しているというよりも，空想上の人物が眼前に見え，それに話しかけているような態度であった。これによく似た現象は小木[14]の症例でも観察されている。ヒステリー性の強直性痙攣をともなう昏迷のエピソードも見られた。回復期には，自然な態度と的はずれ応答とが交替し，裁判を連想させる話題ほど的はずれ応答を誘発する傾向が明らかであった。自験例は，器質的な脆弱性が推定されるが，発症は拘禁状況に誘発されたものであり，ガンゼル症候群の古典的4症候の基準をほぼ満たしていると考えられる。

IV 治　療

　ガンゼル症候群は従来もっぱら診断学な興味から論じられ，治療の問題は筆者の知る限りでは簡単に言及されているに過ぎない。Tyndal[28]は，もっとも重要なのは医師や関与者の態度であると述べ，①的はずれ応答を呼び起こす質問を必要以上に繰り返さない，②誤答を見逃す，③権威的になることなく確固とした態度で接する，④患者の家族には詐病的な面を強調せずに説明し，過保護な態度を取らせないようにする，という指針を示した。同じくMayら[17]は，馬鹿げた反応をあえて無視すべきであるという。このように症状を誘導，強化する暗示的な刺激は避けるという指摘は重要と思われる。的はずれ応答が非常に興味深い現象であるため過剰な問診が行われやすいが，それが侵襲性を持つことに注意が必要であろう。Tsoi[27]は，ガンゼル症候群が疑われた21例の患者に対して詐病と偽痴呆のための半構造化面接を適用したところ，10例が基準を満たしたと報告しているが，こうした診断方法そのものの医原的作用が無視できない。

　身体療法としては電気痙攣療法が著効した症例[10]がある。薬物療法としては，Carney[2]の症例では，フルフェナジン・デカノエートが劇的な改善をもたらしたという。Provenceの症例2では，クロミプラミン・ヒドロクロライドの注射および経口による投与が奏効したという。筆者の自験例ではクロルプロマジンがかえって悪化を生じ，マプロチリンとブロマゼパムのどちらか，もしくは両者が著効を示した。鎮静作用の強い抗精神病薬よりも抗うつ薬，抗不安薬が有効であるとすると，興奮や華々しい脱抑制的行動が前景に見られるものの，基盤においては抑うつ的な要素があることを推測させる。臨床知見が限られているが，今後検討される価値はある。

おわりに
――ガンゼル症候群とガンゼル症状――

　症候群とは「たがいに分離した多様な兆候と症状を収集し，ひとまとめにしたもので，これらの徴候，症状は，ともに出現することが頻繁であるため，それらを説明し得る単一の病理的過程もしくは障害の存在を示唆する」[1]もので

ある。ガンゼル症候群についても，あえて「症候群」として定義する以上は，中核症状の的はずれ応答に加えて，複数の症候がある程度規則的に併発しなければならない。Ganserが記載した症候の出そろった症例が実際には稀であることはしばしば指摘されてきた[10,12,27,30]。検討したように，器質的要因あるいは基盤に何らかの精神病を有する症例では，的はずれ応答が出現しても，その他の古典的症候は明瞭でない場合が多い。これはむしろ「ガンゼル症状」というべきであるという意見[4,25]に筆者も同感である。ヒステリー性の症候群として明確に位置づけることが，本態の理解や治療法の検討に役立つと考えられる。

文　献

1) Campbell RJ: Psychiatric Dictionary. Sixth edition. Oxford University Press, New York, Oxford, 1989.
2) Carney MWP, Chary TKN, Robotis P, et al: Ganser syndrome and its management. Brit J Psychiatry 151 ; 697-700, 1987.
3) Cocores JA, Santa WG, Patel MM: The Ganser syndrome: evidence suggesting its classification as a dissociative disorder. Int J Psychiatry in Medicie 14 ; 47-56, 1984.
4) Dabholkar PD: Ganser syndrome. A case report and discussion. Brit J Psychiatry 151 ; 256-258, 1987.
5) Daumézon G, Koechlin P, Paumelle P: Syndrome de Ganser au cours d'un épisode depressif. Ann méd-psycholog 110 ; 427-430, 1952.
6) Enoch MD, Irvin G: The Ganser syndrome. A case report. Acta Psychiat Scand 38 ; 213-222, 1962.
7) Enoch MD, Trethowan WH: Uncommon Psychiatric Syndromes. John Wright and Sons, London, 1979.（文献2より引用）
8) Feinstein A, Hattersley A: Ganser symptoms, dissociation, and dysprosody. J Nerv Ment Dis 176 ; 692-693, 1988.
9) Ganser SJM: Ueber einen eigenartigen hysterischen Dämmerzustand. Arch Psychiat 30; 633-640, 1898.（翻訳と解説，中田修，精神医学 16：603-609, 1974）
10) Goldin S, MacDonald JE: The Ganser state. J Ment Science 101 ; 267-280, 1955.
11) Grieger TA, Clayton AH: A possible association of Ganser's syndrome and major depression (letter). J Clin Psychiatry 51 ; 437, 1990.
12) Haddad P: Ganser syndrome followed by major depressive episode. Brit J Psychiatry 162 ; 251-253, 1993.
13) Knobloch F: Ganser syndrome and DSM-III (letter). Am J Psychiatry 143 ; 393, 1986.
14) 小木貞孝：特異な妄想形成を示した拘禁反応の1例——拘禁反応と詐病との関連性について．死刑囚と無期囚の心理，金剛出版，pp.23-42, 1974.

15) Latcham R, White A, Sims A : Ganser syndrome: the aetiological argument. J Neurol Neurosurg Psychiatry 41 ; 851-854, 1978.
16) Mahadevappa H : Ganser syndrome: a case report. J Clin Psychiatry 51 ; 167, 1990.
17) May RH, Voegele GE, Paolino AF : The Ganser syndrome : a report of three cases. J Nerv Ment Dis 130 ; 331-339, 1960.
18) 中田修 : Vorbeireden の精神病理について. 精神医学 5 ; 789-794, 1963.
19) 中田修 : 的はずれ応答とスネル. 犯罪学雑誌 36 ; 156-161, 1973.
20) 中田修 : Ganser 症候群. 臨床精神医学 14 ; 561-564, 1985.
21) 小田晋, 森田展彰, 薩美由貴, 田中速, 佐藤親次 : Ganser 症候群および偽痴呆. 臨床精神医学 23 ; 191-198, 1994.
22) 大谷正敏 : 拘禁反応. 矯正医学 9 ; 1-8, 1960.
23) Peters UH : Wörterbuch der Psychiatrie und medizinische Psychologie. 4 Aufl, Urban & Schwarzenberg, München・Wien・Baltimore, 1990.
24) Provence M, Schlecht P : Syndrome de Ganser ou symptôme de Ganser? Deux cas cliniques. Ann méd-psycholog 149 ; 876-880, 1990.
25) Scott PD : The Ganser syncrome. Commentary. Brit J Criminol 5 ; 127-134, 1965.
26) Sizaret P : Le syndrome de Ganser et ses avatars. Ann méd-psychol 147 ; 167-179, 1989.
27) Tsoi WF : The Ganser syndrome in Singapore : A report on ten cases. Brit J Psychiatry 123 ; 567-72, 1973.
28) Tyndal M : Some aspects of the Ganser state. J Ment Sci 102 ; 324-329, 1956.
29) Weiner H, Braiman A : The Ganser syndrome. A review and addition of some unusual cases. Am J Psychiatry 111 ; 767-773, 1955.
30) Whitlock FA : The Ganser syndrome. Brit J Psychiatry 113 ; 19-29, 1967.

空想虚言の構造

はじめに

　虚偽や欺瞞は人間社会のみならず自然界に普遍的に見られる現象である。嘘をつくことは正常な発達や適応に必要な能力とも言える。そのためありふれた虚言と病的な虚言との境界はしばしばあいまいになる。詐病、ミュンヒハウゼン症候群、ガンゼル症候群などと並んで、虚偽性が主題をなす病態の1つが空想虚言である。実際には稀にしか観察されない現象であるが、虚偽性の病理について考える上で格好の素材を提供する。小論では、空想虚言の概念、症状の構造、パーソナリティーとの関連について、主な研究を紹介し、精神鑑定の自験例を提示しながら論じることにしたい。

I　概念と位置づけ

　空想虚言または空想虚言症（pseudologia phantastica）は1891年にDelbrück[2]が5例の詳細な観察をもとに初めて記載した。菅又[6]から引用すると、これは次のような病像を指した。すなわち、その内容が虚偽であることを知っており、欺こうという意識を持って述べる真の虚言と、自己暗示から虚構なものを真実の如く誤り信じ込んで（これは空想力の旺盛さに影響されているが）述べること——妄想ないし回想錯誤——との混合からなる症状である。すなわち、彼らはある場合は虚言のつもりで言い、ある場合は真実のつもりで話しているものである。この症状は正常心理と病的心理の中間で、その漸進的移行であると同時に、正常人と精神病者との中間の者にくる。
　Delbrück以降のドイツ語圏の研究について、同じく菅又の詳しい紹介がある。それらの中では、空想虚言の臨床的特徴として、意識の混濁ないし狭められた状態での虚言が多いこと、過労や頭部外傷が発生誘因となりやすいこと、精神薄弱や性的異常を伴うことなどが記述された。虚言の色彩は、一般には誇

大的，自己優越的であるが，哀れな不幸者と見せかけて同情を集め，関心の中心になろうとするものもある。経過については，早期から現れる場合と周期的に現れる場合があり，後者では循環病質との関連が推測された。予後は悲観的で，刑罰も教育も治療も無効とみなされた。

　空想虚言は１つの症状であり，躁病，てんかん，進行麻痺などさまざまな精神疾患に現れるとみなされてきた。有名な帝銀事件の被告人について，内村ら[7]は「脱髄性脳炎後に現れた空想性虚言症」と診断した。しかし空想虚言ともっとも重要な関連をもつのは精神病質，人格障害である。Schneider[5]によれば，自己顕示欲型の人（Geltungsbedürftige）がある程度以上の想像力，活動性を駆使するときに虚談人（Pseudologe）になる。

　犯罪学的観点からみた空想虚言については菅又の実証的研究が示唆に富む。空想虚言者は次のように空想人と欺瞞者の間の移行，中間に位置づけられる。

　　　　空想人 ････ 空想虚言者 ････ 欺瞞者 ････→ ？

　左端の純粋な空想人は，反社会性を伴わず，むしろ芸術家や詩人としての才能に恵まれることもあり，右に向かうに従って犯罪性を帯び，一般の犯罪者の群に没すると考えられている。

　菅又はこのようにスペクトラムとして理解する視点から，受刑者232人の調査をもとに，詐欺累犯者を以下のように分類した。空想虚言症型，空想虚言欺瞞混合型，欺瞞者型，欺瞞盗犯混合型，盗犯型，暴力犯型，である。

　このうちの「空想虚言症型」についての菅又の記述を参考にしたい。これは症状として空想虚言症が高度のものであるが，純粋な空想虚言者というものは存在せず，多少とも欺瞞的，窃盗的な傾向を伴う。なおかつ希少で，232人中の7例に過ぎなかった。犯罪方向は比較的いろいろの犯罪に分布しており，犯罪の初発年齢は最早発である。犯罪間隔は短い。全例が完全な精神病質者であり，大部分は顕揚欲性型で，発揚情性はあまり関係がない。遺伝負因についても，精神病質の負因がもっとも強い。不良団等との関連は少なく，学歴や父の職業はむしろ高い。この型よりも意識的な欺瞞性の強いものが「空想虚言欺瞞混合型」である。高等詐欺師は大部分がこの群に属する。顕揚欲性よりも発揚情性が顕著で，虚言の内容は，空想性よりも自己過信と自己暗示による誇大的，積極的な法螺話である。

菅又は結論として，詐欺累犯者の中でも空想虚言者は環境の関与が少なく，逆に素質的な偏倚(へんい)がもっとも高度なものであると述べている。また，顕揚欲性（自己顕示性）と自己暗示を示す「比較的純粋な空想虚言者」と，発揚情性，自己過信，自己宣伝の大言壮語を示す「欺瞞性の傾向（意識的な嘘）が混合するもの」とが区別され，後者は「空想虚言欺瞞混合型」へと移行する。

III　症状の構造

以上で概観したように，空想虚言は，症状学的には欺瞞の意図を持って発せられる嘘と発話者みずからが信じ込んだ空想の混合であり，疾病学的には自己顕示性を主とする精神病質・人格障害ともっとも関連が深いとみなされてきた。そこで，症状としての特有な構造について検討するには，一方では単純な嘘と，他方では活発な空想や白日夢と区別することが必要となる。

King[4]は1988年の総説の中で，Delbrück以降の26件の報告から集められた空想虚言72例についてまとめ，特徴を以下のようにまとめた。①語られるストーリーはまったくあり得ないというものではなく，真実の基盤の上に築かれている。②ストーリーは持続する。③ストーリーそれ自体は私益のためではないが，自己拡大（self-aggrandizing）の性質を持つ。④反論されると，それが偽りであることを認め，その点で妄想と異なる。

Deutsch[3]は1921年のウィーン精神分析学会で空想虚言の精神療法例を取り上げて論じた（1982年に英訳され紹介された）。彼女はとくに白日夢との対比から考察した。それによると，空想虚言とは実話として語られた白日夢（daydream communicated as reality）にほかならない。その中には，冒険や性愛にかかわる白日夢の素材がすべて持ち込まれている。空想虚言者は夢想家（daydreamer）と同じように願望充足の大伽藍を建立する。ただ決定的に違う点は，夢想家が恥じらいの気持ちから空想内容を自分だけにとどめるのに対して，空走虚言者はそれを飽くことなく他人に伝えようとすることにある。語り伝えること（communication）で満足すること以外には目的がなく，「いわば語ることで過剰な心的緊張から解放されるが，それでも無尽蔵に電池が強度を維持し，緊張を保っているかのようである」。Deutschは付け加えて，空想虚言者は他人の賞賛を求めていると考えられてきたが，この欲求はけっして一義的なものではないということも指摘する。彼らは内的衝動（inner urge）に駆

られて語るのであり，好意的に受け取られるかどうかは二義的な意味しか持たないというのである。

　Deutschは精神分析家の視点から，空想虚言者に見いだされる「語ることへの内的衝動」を，抑圧された幼児期の性体験の記憶が蘇ろうとする力に関連づけて説明した。幼児期に源泉を持つ空想が現実と折り合わされながら再生され，心的緊張を解除するというわけである。このような構造をDeutschは，思春期少女の治療例をもとに，古典的な精神分析的概念を使って詳述している。性的外傷体験を空想虚言の心因とみなす説明図式を一般化することは躊躇されるが，「語ることへの内的衝動」という側面を明確にしたことは有意義である。

　ここで要約して引用する菅又の「例2」は，空想虚言の構造を検討する上での格好の症例であろう。

　　［菅又の症例］[6)] 調査時26歳，男
　　工業学校在学中にさぼり出し，たびたび家出をして知人宅を渡り歩いた。本人の話では予科練に入ったというが，嘘らしい。無職で放浪の生活を送ったと思われるが，不詳である。詐欺の初犯は16歳（昭和20年）で，少年兵として応召された者になりすまし，出征軍人の留守宅などを訪ねて12回にわたり饗応を受けた。少年院を退院後，自分を「公爵武者小路幸徳」などの名の高貴な者とふれまわって金品を騙し取った。仮釈放後，某少佐の弟と称してある保育園に泊めてもらい，翌朝，「お礼にお土産を買ってくる」と言ってボストンバッグを借り，そのまま持ち逃げした。別の幼稚園にも病気を装って一泊し，次の日にいったん立ち去ってから戻り，「病院で注射をされたが，途中で金を落としてしまった」と言って現金を詐取した。ふたたび服役して出所すると，某大将の息子で東大の学生と称し，「下宿で金を盗まれそうになり，犯人を捕らえたが，金を証拠品として警察に置いてきた」という込み入ったまことしやかな話や，相手の虚栄心を利用した話をつくって金を詐欺したり饗応を受けた。犯罪として扱われなかったが，次の事実が知られている。「全日本学生柔道連盟委員長，東大新聞編集長」などの肩書きを入れた名刺を持って刑務所を訪れ，「山下奉文の映画をつくった」「自分は柔道六段だ」などと話した。折から柔道場で稽古が始まり，教えを請われて実演した。弱い相手に簡単に投げられたが，「だいぶ上手な人もいるが，投げられ方を知らない」と，うそぶいた。昼食をご馳走になり，電車賃を借りたいと言うので200円を渡されると，100円だけ

もらって立ち去った．本人の説明では，「初めに言い出すときは，将棋を指すときにあの手この手を考えてやっている気持ちでやるが，相手が信用すると，自分も本気になってきて，なりきってしまう」という．そうすると，そのときそのときに応じて嘘がうまく出てくる．人から聞いた話や読んだことをよく覚えていて，利用する（Delbrückにまったく同じ記載がある——菅又の注）．たとえば友人に東大に行っているものがおり，東大新聞を見せてもらったので，利用した．柔道に関しては，長岡十段が死ぬときに居合わせて実況中継にも出たので知っている（この点になると話が疑わしくなる——菅又の注）．「半分は打算，半分は知らずにやってしまうが，どちらが本当かわからなくなってしまうほどではない」と言う．

　菅又はこの症例について，打算的・欺瞞的目的がないわけでもないが，空想的欲望を満足したい動機が相当に強く，典型的な虚言者であり，現実の生活を芝居や遊びと心得ている印象があると述べている．こうした傾向はDeutschのいう「語ることへの内的衝動」と通じる特徴であり，「嘘のための嘘」という側面が重要であることを示している．詐欺といっても少額であり，好意あるもてなしを受けることが主目的のように見える．世人が関心を持つ話題を繰り広げ，自分と聞き手がともに興じること，座談の主役を演ずることに何よりも意味があり，聞き手の反応から醸し出される"乗り"が快楽をもたらす．Deutschの指摘の通り，語られる内容の真偽性には一義的な重要性はない．虚構か現実かという二者択一ではなく，両方の世界を——なかば意識し，なかば無意識に——行き来できるところに空想虚言者の特異な能力がある．

　虚実のないまぜ及び談話の快楽という構造を見事に示しているのが帝銀事件の被告人平沢の場合である．内村ら[7]によると，平沢の嘘は数限りなく多いが，それはすぐばれる嘘，見え透いた嘘で，その後の不利な影響を考慮しない，衝動的と思われるような虚言である．指圧療法や船底塗料の発明を誇大的に宣伝して歩いたりしたが，これらは高等詐欺師がやるような悪辣な詐欺ではなく，むしろ「他人を慶ばせることや自己満足を目的とする」ものが多かった．この種の虚偽は全生活に浸透しており，みずからが得意になって口にした「虚即実，実即虚」という言葉通りであったという．

　次に精神鑑定の自験例をあげて考察の一助としたい（本事例は加藤伸勝氏との共同鑑定である）．

Ⅳ 症　例

[症例]　A，鑑定時50歳，男

①数名と共謀して1万円券約10万枚を偽造した，②宝石商から宝石類を受領したうえ，乗用車内で殺害して死体を遺棄した，という2件の犯行について，とくにニトラゼパム連用との関係での精神状態および性格面での問題に関して鑑定が求められた。

家族歴：父は文筆家であったが，酒癖，放浪，詐欺の経歴があり，発揚性，虚言性，好争性の人格障害が推測される。母には神経症，心気症，情緒不安定の傾向がある。精神病の遺伝負因は見いだされない。

生活史：生い立ちは非常に複雑である。母はAをもうけたが両親に結婚を許されなかった。内縁の夫の放浪癖のために生計が成り立たないため，Aを実家に託して遠くに働きに出た。Aが7歳のときに別の男性と結婚した。そのためAは実父母と疎遠になり，溺愛する祖母に育てられた。10歳のときに祖母が亡くなると，伯父夫婦に預けられた。小学校，中学校では成績は優秀であったが，教師に対して反抗的であった。高校に最優秀の成績で入学し，とくに国語と音楽に優れた。教師からは「独立心が旺盛で，協調性を欠く」と評された。16歳のときに伯父夫婦との関係が悪くなり，転校して別の叔母の世話になった。しかしそこも退学し，バンドマン，演歌師，博徒をして各地を渡り歩いた。21歳で結婚して1児をもうけたが，家庭を顧みずに転々とした。「飽きっぽく，思いつきで行動し，淋しがりや」と人に言われた。10年後に離婚し，その後は温泉地でギター奏者や宝石売買をしたり，小説を書いたりした。

本人によれば，10代の初めから不安，動悸，胸部異常感に悩んだが，高校在学中にメプロバメートを服用したところ「不安が嘘のように薄らいだ」という。バンドマン時代にかなりの量を連用するようになり，44歳頃からはニトラゼパムに替えて常用した。

32歳，愛人をライフル銃で撃って傷害を負わせたが，「冗談で撃った」と供述し，重過失傷害として執行猶予付きの判決を受けた。36歳，宝石商仲間から指輪を騙し取る詐欺事件を起こし，同じく執行猶予付きの判決を受けた。40歳，強盗致傷・詐欺未遂事件を起こした。これは，共犯者1名とともに，外国人宝石商にダイヤモンドを持参させ，贋の札束を使って騙取しようとしたが失

敗し，水中銃で撃ったという犯行である。弁護人からニトラゼパムの常用を理由として精神鑑定が請求されたが却下された。懲役7年の判決が下された。

　46歳で出所すると，1日75mg程度のニトラゼパムを再び連用するようになった。芸能興行などを目的にした会社を設立した。2度目の結婚をしたが，短期間で離婚した。宗教的な慈善事業団体をつくって総裁と称し，白装束で断食したり，水晶玉にロウソクの火を映して占いをした。会員が集まらず，まもなく解散した。会社に雇用した女性2人と同時に愛人関係になり，うち1人と結婚して1児をもうけた。

　平素の言動として，次のようなことが身近の人々によって証言されている。気まぐれで，上機嫌で紳士的でいるかと思うと，激しく怒り出すことがあった。言葉が紡ぎ出されるように饒舌で，話が飛びやすく，翌日になるとまったく別のことを言うので，何が本心なのか分からなかった。指示がめまぐるしく変わったり，社員を突然集めて訓辞を始め，企画を説明するうちに脇道にそれて無関係の話になり，最後は箸を使って占いのようなことをして見せるので，社員が笑い出す有り様であった。「会社の地下室にスタジオをつくって，ギターの弾き語りをする」という，それなりに現実味のある話をするかと思うと，芸術談義の合間に「警視庁を壊滅させる」というような犯罪計画を持ち出した。ある社員によれば，「ギターやバイオリンを弾いている間に，人を襲うとかいう話になった。本気だろうか，それとも小説のネタだろうか，と思った。途中で違う話が出てきて，今度はそちらに花が咲く。嘘だとしても，自分の言葉でうまくしゃべっている感じだった」という。またある知人によれば，「雑談の中で，軽い感じで『おまえ，死体を運べないか。雪山に運んで谷底に落とせば簡単だよ』など，冗談の続きのように言った」という。さらに愛人の女性の証言でも，「昔話をしながら，犯罪の話がポッと出てくる。ミンクを盗むとか，山に人を置き去りにするとかいった話が，突然前触れなしに出てくる。それも深刻な言い方でなく，『まあ，こんなこともあるんだ』といった軽い調子だった」という。「車を盗みに行く」といって社員を従えて出たが，あちこち運転するうちに東京見物になってしまったというエピソードもある。

　本件犯行：社屋改築や外車購入など無計画な経営のため会社の赤字が増え，実母に多額の資金援助をあおいだ。殺人の犯行の2ヵ月前から通貨偽造を計画していた。その頃，刑務所時代に知り合った男2人が出所するに際して，「更生させる」という名目で会社に雇った。そのうち1人に対しては，わざわざ実

家を訪ね,「息子さんを立派に更生させます」と約束して親を感激させた。2人ともAの誠意を疑わず,感謝の気持ちでいっぱいであったという。ところがまもなく,彼らはAから宝石商を襲撃するように命じられたが,怖じ気づいて出来なかった。これについて2人は,「自分たちに度胸試しをしているようにも,本気のようにも思えた。指示する作戦がころころ変わった。やれなかったことを報告すると,ああそうか,という調子で,人ごとのようだった」という。A自身は鑑定人に対して,「2人が偉そうなことを言うので試してやろうと思った。もし実行したら,それでもよかった」と説明した。

　本件犯行は,社員数名を共犯者として,宝石ブローカーに7,600万円相当の宝石類を事務所に持参させて受領した後,誘い出して乗用車に同乗させ,車内でAみずからが拳銃6発を発射して殺害し,配下に命じて死体を山林に埋めさせたものである。犯行時は慌てたり興奮する様子はまったく見られず,処理やアリバイ工作を冷静に指示した。翌日,母に犯行を告白し,「自殺しなさい」と突き放され,経済的援助を打ち切られた。犯行の2ヵ月後に贋札を刷り上げたが,使用に耐えないため廃棄し,それが発見されたことから逮捕された。

　鑑定所見：身体所見および脳波その他の検査では異常は認められない。病院での鑑定留置の期間中,看護師から所持金の制限を説明されて突然怒り出し,すぐに機嫌を直したというエピソードがあった。しかしそのほかは常に穏やかで協調的であり,社交的で如才なく,知的な紳士という風貌で,病棟の患者たちの尊敬を集めるほどであった。鑑定人に対しても愛想よくていねいに接した。会話中に,「先生に会えて本当によかった」「こんなに話を聞いてもらえるなんて,有り難いですねえ」などと,相手のプライドをくすぐる言辞を,実にさりげない調子でさし挟んだ。「不安でたまらないです,地獄ですよ」と苦しさを強調したり,不幸な生い立ちや母への恨みを縷々語り,哀れさを強調し,同情を求める態度が目立った。不眠,動悸などの神経症症状を訴えて投薬を求めるため,少量のニトラゼパムを投与した。

　面接では能弁さと豊富な知識が印象的で,間髪を入れない当意即妙の受け答えで会話を運んだ。自信に満ちて余裕綽々で,説得力があり,興に乗ると身振りをまじえて熱弁を振るうが,そのようなときでも尊大さや押しつけがましさはない。内容は誇張的で修飾が多く,薬物服用時の体験などについて,作り話と思われることがしばしばあった。幻覚があったかと問うと,「そうなんですよ。もう1人の自分がけしかけるんです。嘘だと思われるのが嫌だから,こ

れまでしゃべらなかったのです」というふうに，巧みに辻褄を合わせながら答えた．5時間で75mgのニトラゼパムを服用させた試験では，多幸，脱抑制，気分高揚，思考の緩慢化などが観察されたが，軽度であった．

犯行動機に関しても，興にまかせて供述を繰り広げ，一貫性が乏しかった．「みんな薬のせいです．ドロンドロンで，10分の1も覚えていないです．突然1億円決済しろって言うから，この野郎，もうやっちゃえと．初めは地下室でやろうと思って，途中から，車の中ではじいちゃえっていう気になったのです」など，薬物の影響を強調したり，被害者に責任を転嫁し，刹那的な行動であったという意味の説明をする．ただし，種々の情報を総合すると，犯行時の行動に薬物が著しい影響を及ぼしたという証拠はない．罪責感や共犯として逮捕された人々への同情は見られず，共感の乏しさがうかがわれる．

心理検査の主な結果を示す．①WAIS知能検査では言語性IQ＝136，動作性IQ＝96，全検査IQ＝118で，普通上のレベルであり，観念的・言語的能力と実際的・行動的能力の開きが顕著である．②認知と思考は具体的，感覚的，主観的である．③反社会的な事柄への抵抗が弱く，自己中心的である．④急激にのめり込み，かつ冷めやすい．⑤ロールシャッハ・テストでは，「子犬のキス」と「銃弾の貫通した痕」のように，優美な内容と破壊的・攻撃的内容という両極端の反応が唐突に継起し，splittingの存在が示唆される．⑥脳器質的障害の徴候は認められない．

鑑定結果：薬物依存を伴う人格障害（主として自己愛性で，虚言，爆発性，神経症的傾向を示す）．犯行時はニトラゼパムの長期連用下にあり，軽度の身体症状とともに，人格特徴の増強による精神的徴候（思考の転導性，空想虚言，気分易変）が出現していた．鑑定時には中毒性精神病，脳器質性障害を認めない．

鑑定では責任能力には言及しなかったが，裁判で完全責任能力が認定され，無期懲役の判決が下された．

V 自験例の考察

自験例はニトラゼパムの乱用歴があるために精神鑑定に付された症例であるが，薬物依存よりも人格障害と空想虚言が主な問題であることが明らかになった．本件犯行以前にも詐欺の犯罪歴があり，人格特徴は自己顕示性と同じ程度

に発揚情性が目立つ。したがって，菅又の分類では，空想虚言欺瞞混合型に属する。ニトラゼパムの大量連用による脱抑制作用が人格特徴を尖鋭化させたと考えられる。Schneiderの類型では自己顕示欲型と発揚情性型の混合で，DSM-Ⅳの人格障害分類では自己愛性であり，心理検査所見に示されるように境界性の特徴も有している。

本症例で何よりも印象的であったのは，人当たりのよさと座談の巧みさである。内村ら[7]は帝銀事件の被告人平沢の人物像について「きわめて如才なくかつ丁寧に応対するので肌触りがよいとの印象をうける。質問に対しては能弁に答え，話題によっては他人が口を挟む余地がない位滔々と述べる。しかし，かかるときも節度を守り，感情的興奮に陥るようなことはない。質問に答えるのに遅疑するところがないので，その語るところは如何にも尤もらしい印象を与える」と述べているが，この描写は本症例にそのまま当てはまる。空想虚言者は聴き手を求め，座談においてもっとも威力を発揮すると言うべきだろう。ミュンヒハウゼン症候群は18世紀の実在の人物，「ほらふき男爵」ことHieronymus von Münchhausenに由来するが，彼が名高い座談の名手であった[1]ことを思い起こしたい。

本症例の犯行は，基本的には事業の行き詰まりを一攫千金で挽回するという打算的動機によるものであるが，数名の共犯者を巻き込む過程には空想虚言，即興的な能弁さがあずかっている。現実味のある話の合間に大それた犯罪計画をさりげなく差し挟むという「冗談とも本気ともつかない」語り方を多くの関係者が異口同音に指摘している。共犯者の多くは知らず知らずの間に重大犯罪に巻き込まれたと思われる。部下に犯行を命じながら，それが度胸試しのための虚言なのか，実現を期待した指示なのか，本人みずからが確たる認識を持っていない。この点はDelbrück以来注目されてきた欺瞞的意志と自己暗示の混合，虚実のないまぜという特質をよく表している。他人の利己的な利用は自己愛性人格障害の診断基準の1つであるが，空想虚言がそのような対人操作をいっそう容易にしたという点が本症例の独自性と言えるだろう。

おわりに

虚言は人格障害，とくにDSM-ⅣのB群に属するカテゴリーの重要な徴候の一つである。空想虚言は特殊な現象であるが，パーソナリティーの病態との関

連で虚言の病理を考える上で貴重な手がかりとなるであろう。

文 献

1) Burger GA : Wunderbare Reisen zu Wasser und zu Lande, Feldzüge und lustige Abenteuer des Freiherrn von Münchhausen. 1778.（新井晧士訳：ほらふき男爵の冒険．岩波書店，東京，1983.）
2) Delbrück A : Die pathologische Lüge und die psychisch abnormen Schwindler. Enke, Stuttgart, 1891.（文献6から引用）
3) Deutsch H : On the pathological lie (pseudologia phantastica). J Am Acad Psychoanal 10 ; 369-386, 1982.
4) King BH, Ford CV : Pseudologia phantastica. Acta Psychiatr Scand 77 ; 1-6, 1988.
5) Schneider K : Die psychopathischen Persönlichkeiten. 9 Aufl, Franz Deuticke, Wien, 1950.（懸田克躬，鰭崎轍訳：精神病質人格．みすず書房，東京，1954.）
6) 菅又淳：詐欺累犯者の精神医学的・犯罪生物学的研究——虚言性精神病質人格の類型とその社会的予後に対する一寄与．精神経誌 58 ; 458-509, 1956.
7) 内村祐之，吉益脩夫：帝銀事件．福島章，中田修，小木貞孝編：日本の精神鑑定．みすず書房，東京，pp.243-303, 1972.

病的放火とピロマニア

I　放火と病的放火

　症候論の視点から放火を考えるうえで確認しておかなければならないのは，動機が病的であったり基盤に精神障害が推定される行為，言い換えれば精神医学的な"行動障害"として理解できる放火は，放火全体の一部分であるという事実である。異常な心性にもとづかない犯罪行動としての放火は少なくないが，他方では明らかに病的な行為が見いだされることは経験的にも明白であり，行為の形態や結果は同じでも，行為者の人格や動機が多様であることは放火の1つの特徴といえる。精神障害と何らかの関連を持つ場合を病的放火（pathological firesetting）と呼ぶと，これには既存の障害から二次的に発生するものと，一次的つまり放火それ自体が疾患の基本徴候であるものとを区別することができる。後者がピロマニア（pyromania：放火症，放火癖，放火狂と訳されている）であり，のちに述べるように異論の多いカテゴリーである。以上の関係を図に示す（自殺の場合と同様に，正常と病的との境界は実際には明瞭ではない）。

　放火の動機が多岐にわたることは，多数例を調べた研究が示している。放火犯113例（狭義の精神病，高度の精神薄弱・意識障害を除く）を分析した中田の報告[6]では，44.2％と群を抜いて多い動機は復讐（怨恨・憤怒）であり，ついで，犯行の隠蔽（窃盗などの証拠の隠蔽），利得欲（おもに保険詐欺放火），犯行の容易化（火災に乗じた窃盗など）が続く。Lewisら[5]は1,145例の男性

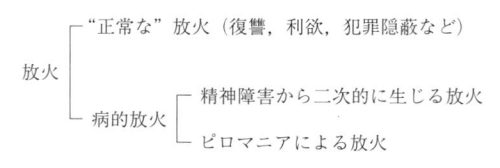

```
         ┌─ "正常な"放火（復讐，利欲，犯罪隠蔽など）
  放火 ─┤           ┌─ 精神障害から二次的に生じる放火
         └─ 病的放火 ┤
                     └─ ピロマニアによる放火
```

図　放火の分類

放火犯を調べた。放火の理由から分類すると，ピロマニアが52％と過半数を占め，ついで報復・嫉妬が23.1％，精神病が13.4％，などである。ピロマニアは消防狂（fireman-buff），英雄願望（would-be hero）などを含むとされている。精神病のなかでは統合失調症が約半数で，その他は順に，器質脳症候群，アルコール精神病，感情障害などである。このLewisらの報告は英語圏の放火研究ではたびたび引用される重要な業績であるが，火災保険の資料をもとにしており，直接面接した事例が1割弱であるという制約や，ピロマニアの概念を非常に広くとっていることについて，批判が少なくない。

II　ピロマニアは実在するか

行動障害としての放火の問題は，突き詰めればピロマニア概念に収斂するといってもよい。この概念は古くから論議の的になり，ほとんど消滅したかと思えばまた復活するという紆余曲折の歴史を経ている。そして今日でもDSM-IVの1軸診断に採用されていることを考えれば，放火を論じるうえで避けてとおることができない問題である。

ピロマニア概念の起源を調べた中田[6]によれば，これに相当する疾病をまとまったかたちで概念づけたのはHenke（1817）であり，その場合，思春期発達の障害という身体的原因で生じる火に対する快感（Feuerlust）と，それにもとづく放火への傾向があると考えた。こうしてドイツ語圏で生まれた概念に対して，フランスでEsquirolのモノマニー学説の信奉者であったMarcがピロマニー（pyromanie）の語を与え，この言葉がもっぱら用いられるようになったらしいという。

ピロマニア概念の変遷について詳述する余裕はないが，DSM-IVへの流れを知るうえでは，Gellerら[3]によるレビューが参考になる。過去150年間のアメリカ精神医学は，「ピロマニアとは何か」の問いに関して，3つの立場のあいだを揺れ動いてきたという。すなわち，明確な精神障害とみなす立場，独立した精神障害としては存在しないとする立場，判断を保留する立場，である。この問題に最初に注目した米国人は道徳療法に熱心であったRayであり，1838年の著書に精神異常の明確な1型として「放火癖（incendiarism）への病的傾向」を記載し，のちの版でピロマニアの語を使用した。こうしてEsquirol，Marcらのヨーロッパの諸説が米国に紹介され，放火犯の刑事責任能力を中心

として賛否両論がかわされた。1881年のGarfield大統領暗殺事件でインサニティ抗弁（insanity defense：精神病を理由とする被告人の防御）への反対論が強まったことなども影響して，19世紀末までには医学概念からピロマニアは排除された。関心をよみがえらせたのは，1924年のStekelによる「ピロマニアの性的源泉」への言及である。そして炎や消火行為を性的な象徴として理解し，放火を尿道愛を満足させる代理行為とみなすFreud Sの理論が大きな影響力をもった。この経緯をGellerらは，19世紀における放火に関する抵抗不能衝動理論（irresistible impulse theory）が，精神力動的な枠組みにおいて復活したものととらえている。こうした背景で，ピロマニアの診断は頻繁に使用されたという。1951年のLewisらによる包括的な放火研究でもこの診断名が非常に多いことはさきに述べたとおりである。しかし1960年代には特定の精神障害としてはピロマニアを否定する見解が主流となり，DSM-Ⅱ（1968）では採用されなかった。DSM-Ⅲ（1980）では衝動制御の障害に加えられた。Lewisらによれば，用語としては復活したものの，事例の報告はないという。DSM-Ⅲ-RさらにDSM-Ⅳでは診断基準に若干の修正が施されているが，本質的な変更ではない。

　そこでDSM-Ⅳ[1]）をみると，「他のどこにも分類されない衝動制御の障害」のなかに，間欠性爆発性障害，窃盗症，病的賭博，抜毛症とならんで，放火症つまりピロマニアがあげられている。この全体のカテゴリーは，「本人あるいは他人に有害な行為を遂行する衝動，欲動，誘惑に抵抗することに繰り返し失敗する」という本質特徴を持つと定義されている。ピロマニアの診断基準は表に示した。このDSM-Ⅳの記述は一見して矛盾した構造を持っている。つまり，一方では"抵抗不能の衝動"を意味する本質規定をもうけ，他方では"意図的

表1　DSM-Ⅳのピロマニアの診断基準（簡略化）

A. 2回以上の意図的で目的を持った放火
B. 行為直前の緊張または感情的興奮
C. 火災およびその状況（消火の設備，使用，結果）による魅了，興味，好奇心，引きつけられること
D. 放火時および火事の目撃や参加の際の快感，満足，解放感
E. 金銭的利益，社会政策的イデオロギーの表現，犯罪行為の隠蔽，怒りや報復の表現，生活状況の改善，幻覚・妄想への反応，判断の障害（痴呆，精神遅滞，物質中毒）の結果ではない
F. 行為障害，躁病エピソード，反社会性人格障害ではうまく説明されない

で目的をもった（deliberate and purposeful）行為"であることを基準にしている（deliberateは「熟慮された」と記すべきか）。この奇妙さは，窃盗症や病的賭博についても同様に指摘できる。

　DSM-Ⅲ以後，疾患カテゴリーとして復活したピロマニアに関しては，最近でも実証的な観点から批判する意見が出されている。州立病院での放火歴を持つ50例の入院患者を調べたGellerら[2]は，DSM-Ⅲ診断でのピロマニアを1例も見いださなかった。Rechlinら[8]は，40例の放火犯の鑑定例を検討した結果，診断上は異質のものからなること，非常に多彩な精神病理が見いだされることを明らかにし，ピロマニアという特定の概念によって示されるような症候群は存在せず，この用語は廃棄されるべきであると述べている。

　DSM-Ⅳと直接の関係はないが，Stekel，Freudに影響された放火の性的動機に関する説も，ピロマニア概念を支える柱であった。しかしこれについても，Stewart[10]によれば，経験的には何ら証明されていない。Stewartが対照群を用いて調べた28例の女性放火犯では，放火に関連する性的興奮は認められなかった。153例の成人放火犯を調べたRix[9]によれば，動機の3分の1は復讐であったが，性的要素は従来言われていたよりもはるかに少なかったという。中田[6]は，手淫によって性的興奮が亢進すると衝動的に自傷行為や放火に至るという1自験例を紹介しているが，放火が「性欲発散の代償行為」であることはまれで，「倒錯的性欲の発散行為」であることはさらにまれであると述べている。

　以上，ピロマニアが実体をともなうカテゴリーなのか，思弁の産物に過ぎないのか，という問題を検討してきたが，つぎに放火の精神鑑定例を提示したい。

Ⅲ　症　　例

[症例]　犯行時40歳，男

　軽度と中等度の境界程度の精神発達遅滞を持つ。小学生のころから火を弄ぶ習慣があり，学校のゴミ箱に点火して校舎を全焼させてしまったことがある。そのことがきっかけで教護院（児童自立支援施設）に入れられたが，図画の時間に好んで家が燃える情景を描いたという。ふだんは小心，楽天的で温和な性格であるが，誘惑的な状況に置かれると，たちまち欲求充足行為に突っ走る傾向がある。たとえば家族が目を離したすきに金を持ち出し，手元にあればあるだけ遊びに使ってしまう。欲求の統制力が乏しく，未熟で短絡的な性格といえ

る。

　成長してからも放火を繰り返し，今回で5回目の犯行である。対象は倉庫，店舗，車両シートなど，無関係で行き当たりばったりの場所である。放火の犯行状況は似たり寄ったりである。あるときは，雇主に小言をいわれて住み込み先を飛び出し，実家近くまで戻ったものの，親に叱られるので帰るに帰れず，空き腹で路上をさまよううちに人気のない倉庫に放火した。別の犯行では，もらった給料を1日で使い果たし，スナックで飲食したものの代金を払えず，店員に殴られて叩き出され，その直後，付近に駐車中の乗用車に放火した。今回の犯行は，妹の給料を持ち出して遊び歩き，水商売の女性とホテルに入ったところ所持金を持ち逃げされた。叱られるのが怖くて家に帰れず，公園で野宿しようとしたが，寒さと空腹に加えて，金を盗まれた悔しさが募り，付近の家の物置に点火した。離れた場所から消火活動を見物した。その後も早朝にかけて，3件続けて放火したが，逮捕されなかった。2ヵ月後，スナックで多額の飲食をして弟に叱責され，捨てゼリフを吐いて家を飛び出した。道すがら店舗の商品を引っ繰り返したりしたが，腹の虫が収まらなかった。タバコを吸おうとして，ライターの火を見て放火を思い立ち，近くの家屋の羽目板を燃やした。その夜に無銭飲食して逮捕され，一連の放火が判明した。

　放火の動機については，「火をつけるときは，誰か来ないかと緊張して，無我夢中になり，汗をグッショリかく」「火事を見ると面白い。顔が真っ赤になって，頭の中がカーッとして燃えるようだ。火が消えたあと，スッとして，さっぱりする」という。つまり放火行為にさいしてスリルを感じ，発汗など自律神経症状をともなう強烈な興奮を体験する。そして，欲求不満により鬱積していた不快な情動がいっきょに発散され，解放感が得られるのである。火災や消火の騒ぎを見ることが目的なので，死者が出ないように人気のない家を選んでいる。「消防車のランプを見ると，子どものころ毛虫を燃やして遊んだことが頭に浮ぶ」とも語っており，火災を連想させる刺激が小児期の快感記憶を呼び起すと思われる。

　ピロマニアの診断がもっとも問題になるとすれば，このような事例ではないかと思われる。DSM-Ⅳの基準に照らしても，行為に先立つ緊張と興奮，火およびその関連物への好奇心，行為後の満足と解放感などが明らかである。鑑定人であった筆者は結論として「放火に対する抑制困難な衝動が現れていた」と述べ，その根拠として行為時の緊張，興奮などの独特な主観的変化をあげた。

ところが法廷では裁判官から，こうした主観的変化は犯行の原因というよりも，放火の実行（もしくはその決意）の結果ではないか，という疑問が出された。つまり，放火の着手それ自体は異常な精神状態を前提としてはいないということである。これはある意味で正鵠を得た意見であり，〈抵抗不能の衝動にもとづく，熟慮され，目的をもった行為〉というピロマニアの定義に内在するアンチノミーを示している。

IV　臨床的視点から

ピロマニア概念は診断学的には興味のあるテーマではあるが，治療や再発予測という実際的観点からは，これに拘泥することはあまり有益ではないと思われる。もともとピロマニア問題は，臨床的側面よりも法廷での論議，つまり抵抗不能の衝動と可罰性の関係という次元で発展してきた。司法精神医学ではこれはもちろん重要性を失っていないが，Geller[4]の指摘するように，種々の精神医学的障害の1症候としての病的放火を広く問題にすることのほうが臨床的な意義を持っている。また性的動機を重視した古典的な精神分析理論も，治療的介入には参考にはならないという意見がある[10]。要するに，実体が定かでない"火に対する快感"や抵抗不能の放火衝動は，治療の標的とはなり得ないものである。むしろ，個々の事例について放火の促進要因を明らかにしたうえで，長期的，短期的な介入の方法を具体化することが重要であろう。そのさい，心理－社会－生物学的な多次元の問題を整理しなければならない。

こうした観点からみた放火犯の特性について，Gellerら[2,4]は，放火歴を持つ入院患者では非致死的な自傷行為および入院回数が有意に多く，この事実から放火が操作的な破壊的行動であること，言い換えれば社会的能力に劣る者のコミュニケーションの媒体という意味を持つと推測した。そこから，社会的技能欠陥に向けられた学習モデルが有効ではないかと述べている。Rechlinら[8]も，異なる疾患群の放火犯に共通する精神力動的パターンとして，自殺および自己に向けられた攻撃性の傾向を見いだした。Stewart[10]は女性放火犯について，治療の標的としての意味を持つ行動的，心理学的な経歴として，自尊心の低さ，抑うつ，コミュニケーション技能の制約，怒りの制御の欠陥，をあげた。Rix[9]は主として若い男性からなる放火犯の群の4分の1に，精神遅滞およびその他の学習困難の経歴を見いだした。以上，いくつかの最近の報告をみると，

表2　放火の多軸診断（Puri, et al.[7]）

素因（predisposing factors）
　　精神医学的（例：統合失調症）
　　心理学的（例：性的虐待体験）
　　心理社会的（例：社会的孤立）
引き金因子（precipitating factors）
　　精神医学的（例：問題飲酒）
　　心理学的（例：母との死別）
　　心理社会的（例：ケアワーカーが休暇をとる）

　診断学的な関心から放火を分析することよりも，社会的能力ないしコミュニケーション能力の障害，自己破壊性との関連など，治療的介入につながる側面に関心が向けられていると思われる。
　最後に紹介するPuriら[7]による多軸診断的アプローチ（表2）は，放火行動を取りまく諸条件のパターンに注目したものである。動機それ自体よりも動機を発生させる要因に注目し，それらを同定することによって，多職種の治療パッケージによる介入が可能になると考えている。これは方法の提案の域を出ないが，実践的モデルとして具体化させる意義はあるであろう。

文　献

1) American Psychiatric Assocation : Diagnostic and Statistical Manual of Mental Disorders, Fourth Edition. 1994.（高橋三郎・大野裕・染矢俊幸訳：DSM-Ⅳ精神疾患の診断・統計マニュアル．医学書院，東京，1996.）
2) Geller JL, Bertsch G : Fire-setting behavior in the histories of a state hospital population. Am J Psychiatry 142 ; 464-468, 1985.
3) Geller JL, Erlen J, Pinkus RL : A historical appraisal of America's experience with "pyromania" —A diagnosis in research of a disorder. Int J law Psychiat 9 ; 201-229, 1986.
4) Geller JL : Firesetting in the adult psychiatric population. Hosp Comm Psychiatry 38 ; 501-506, 1987.
5) Lewis NDC, Yarnell H : Pathological Fire-setting (Pyromania). Nervous and Mental Disease Monograph, No.82. Coolidge Foundation, New York, 1951.（文献3より引用）
6) 中田修：放火の犯罪心理．金剛出版，東京，1977.
7) Puri BK, Baxter R, Cordess CC : Characteristics of fire-setters. A study and multiaxial psychiatric classification. Brit J Psychiatry 166 ; 393-396, 1995.
8) Rechlin T, Weis M : Empirische Befunde bei Brandstiftern. Nervenarzt 63 : 683-690, 1992.
9) Rix KJB : A psychiatric study of adult arsonists. Med Sci Law 34 ; 21-34, 1994.

10) Stewart L : Profile of female firesetters. Implication for treatment. Brit J Psychiatry 163 ; 248-256, 1993.

第III部

精神鑑定

精神障害者の責任能力の診断学

はじめに

　刑事事件の精神鑑定は診断学の力が試される機会であるが，通常の臨床診断とは異なる要素を持っている。それは症状学的，疾病分類的な診断に加えて，犯行時の責任能力についても述べなければならないという点である。限られた資料から遡って結論を導きだすことの技術的なむずかしさもさることながら，本来は法的概念である責任能力を精神医学的に説明するということ自体に原理的な難点が含まれている。民事上の意思能力の診断についても同様のことがいえる。責任能力も意思能力も，法と精神医学という異質な領域が重なりあう場にある。このような視角から，責任能力をめぐる二，三の争点について検討することにしたい。

I　責任能力と「診断」

　日本の刑法39条は「心神喪失者の行為は，罰しない」「心神耗弱者の行為はその刑を減軽する」と精神障害者の責任能力を定めている。この場合の心神喪失者・心神耗弱者の意味は，判例や通説にもとづいて，「精神の障害により，行為の是非を弁別し（弁別能力）またはその弁別に従って行動する能力（制御能力または統御能力，抑止能力）がないか，著しく低い者」と解釈されている。「精神の障害」を生物学的要件，「弁別能力，制御能力の欠如もしくは著しい低下」を心理学的要件と呼ぶ。心理学的要件については，当該行為のさいに違法性の洞察やそれに従って行動する能力が存したか否かは何人にも知りえないとする不可知論と，それに対立する可知論とがある。精神の障害のみにもとづいて責任能力を判断する立場を生物学的方法と呼び，心理学的要件を加える立場を混合的方法と呼ぶ。日本の刑法はドイツ刑法にならって混合的方法を採用している。ただし，ドイツ刑法が生物学的要件として「病的な精神障害」「根深

い意識障害」「精神薄弱もしくは重大なその他の精神的偏倚」を明示しているのと異なり，日本の刑法にはそのような具体的基準はない。

そこで責任能力を判定するのは誰か——裁判官か鑑定人か——ということが問題になる。法律上のいわゆる通説によれば，経験的・記述的な生物学的要件——精神障害の有無，種類，行為への影響——は鑑定人にまかされるのに対して，規範的・評価的な心理学的要件については裁判官に優先権があり，特殊領域の専門家である鑑定人は補助者にすぎず，最終的な法的判断は裁判官が下すのであるという[3,9]。

むろん裁判である以上は決定権が裁判官に属するのは当然であるが，問題は法規範的評価と医学的診断という異なる判断基準をとる裁判官と鑑定人の関係が，日本の現状ではあまり明瞭ではないように思われることである。

その背景として，責任能力判断のかなりの部分が裁判官よりも検察官によって担われている事実があげられる。近年の傾向として，刑法犯のなかの心神喪失者・耗弱者の大部分が公判前に検察官の裁量によって不起訴処分とされている[1]。つまり，検察官が起訴前鑑定を専門家に嘱託し，公判で無罪が予想される被疑者をあらかじめ選別している。この選別が裁判官の判断の先取りであるという意味では，検察官と（起訴前の）鑑定人の関係は，裁判官と（公判の）鑑定人の関係に準じているといえる。しかし，ふるいにかけることを目的とする起訴前鑑定では，規範的評価と医学的診断という厳密な区別は重要ではなくなる。

実際，起訴前鑑定では責任能力についての直截な意見を求められる場合がむしろ通例である。筆者が過去約10年間に経験した鑑定例を例にあげてみたい（表1）。裁判所の命令による鑑定が12件，地方検察庁の嘱託による鑑定が14件である。書面で記された「鑑定事項」をみると，後者では14例中8例で

表1　鑑定事項の内訳

	裁判所から	検察庁から
(a) 精神状態（または精神障害の有無）	8	6
(b) 弁別能力＋制御能力	1	3
(c) 精神状態＋弁別能力＋制御能力	1	
(d) 精神状態＋弁別能力		3
(e) 精神状態＋"責任能力"		2
(f) 特定せず	2	

「犯行時（または犯行時および現在）における是非善悪を弁別（弁識）する能力およびこれに従って行動する能力」もしくは簡潔に「責任能力」が指定されている。犯行時（または犯行時および現在）の精神状態」あるいは「精神障害の有無」とだけ記載されたものも 6 例あるが，うち 2 例は心神喪失が当然予想される事例で，「今後の処置に関する意見」が併記されていた。このように，起訴か不起訴（および〔旧〕精神保健法にもとづく入院措置）かという処遇に直結する資料として責任能力についての意見が鑑定人に要求される傾向がある。

一方，裁判所の鑑定では鑑定事項を「精神状態」あるいは「精神障害の有無」とだけ記載したり，書面上は明記していない例が多く，その点では責任能力を裁判官の専決事項とみなす意識がうかがわれる。しかし弁別・制御能力を指定した鑑定命令も 2 件あった。また仮に書面で指定されていなくても，事後の証人尋問ではほとんどの場合に責任能力について相当踏み込んだ意見を求められる。精神障害の有無や程度について述べれば事足れりとされるのはむしろ例外である。

こうした慣行のもとでは，精神科医である鑑定人が責任能力に関しても具体的見解を示すことが現実的な要請にかなっている。ただしその場合，隘路が生じることにも注意が必要である。すなわち，心理学的要件の評価が鑑定をめぐる主要な争点となり，もっぱら犯行の瞬間における弁別・制御能力の有無が微視的に検討されやすいことである。精神病理学的な法則性よりも，個々の事例ごとの（ときに常識的，非専門的な）解釈が優先される。"過剰な可知論"ともいえる傾向である。心理学的要件を認定あるいは否認した判例がしばしば学問的でない（「一度は攻撃を思いとどまったが結局忿懣やるかたなく犯行に至った」ことが行動抑止能力が存在した証拠とされるなど）という指摘[7]もある。「ないこと」の証明よりも「あること」の証明が容易で説得力を持つため，動機の了解可能性や計画性など可視的な部分が強調されやすく，結果的に責任無能力の幅は狭められる。疾病学や精神病理学の力が弱いほど，個別的判断と心理学化が優勢になる[6]。

さて，是非善悪の弁別（行為の違法性の認識）の「診断」とは何を意味するであろうか。そもそも是非善悪とは規範そのものであるが，規範的能力それ自体が精神障害によって侵されることは，高度の痴呆や精神遅滞，重い意識障害などを除けば多くはないであろう。被害妄想に促されて他人に危害を与える人

でも、その種の行為が法により罰せられることはしばしば予期している。あるいは罪責妄想にもとづいて「自分は罰せられるべきである」という確信から故意に犯罪をおかす人の場合，行為の違法性の認識は健常人に劣らない。要するに，弁別能力の診断を要求されると，鑑定人はしばしば精神医学的には一義的に確定しえないものまで確定しなければならなくなる。後述する制御能力についても同様である。

II 統合失調症の鑑定を例に

わが国ではもともと統合失調症（精神分裂病）患者を広く責任無能力者とみなす立場が弱く[6]，そのうえ近年ことに責任無能力よりも限定責任能力とみなす傾向が強まっている[4,5]。その現れは昭和59年の最高裁決定（最高裁第3小法廷決定，1984.7.3）である（決定要旨：「被告人が犯行当時精神分裂病に罹患していたからといって，そのことだけで直ちに被告人が心神喪失の状態にあったとされるものではなく，その責任能力の有無・程度は，被告人の犯行当時の病状，犯行前の生活状態，犯行の動機・態様等を総合して判定すべきである」）[8]。この要旨を読む限りでは合理的とも思えるのであるが，それが実際にどう適用されるかが問題である。次の自験例（昭和62年の鑑定）はその点で示唆に富む。

[事例1] 犯行時32歳，男
父方に精神病の遺伝負因が見いだされる。病前性格は非社交的，消極的。高校まで成績中位で非行はなく，目立たない生徒であった。卒業後，ある宗派の伝導師を志したが，厳格な規律に耐えられずに脱落し，そのため葛藤を持ち続けた。20歳，「悪いことをすれば良心の呵責から解放される」という飛躍した動機で強盗未遂事件を起こした。3年間の服役後，飯場を転々とする生活に転落した。窃盗事件の服役から出所した29歳，「周りの雰囲気が変わって，他人によそよそしくされる」という漠然とした妄想体験が現れた。同年暮，飲酒して検察庁のガラスを石で割り，建造物損壊で逮捕された。「歳末救援の列に並んだところ故意に自分の手前で打ち切られた。いじめられて行動が圧迫されている感じがした。圧迫感を跳ね返したかった」という了解困難な動機であった。しかし「酔余の偶発的犯行」とみなされ実刑判決を受けた。出所後ふたたび飯場を渡り歩く生活を続けるうち，本件犯行に至った。公判で鑑定が命じられた

（鑑定事項は弁別・制御能力）。

　犯行：繁華街の交差点で男性の通行人にバッグと手拳で殴打するなどの暴行を加え，2週間の傷害を負わせた。前日まで現場で働き，当日は仕事がないのでビールを飲んだ。動機について「交差点で信号待ちをしていると，後からガーンと，カッとなるくらいの衝撃で肩に当てられた。瞬間的にわざとやられた感じがした。喧嘩を売ってきた感じだった。そこで条件反射で殴った。居直られたので，また殴った。ただ，体に当たったのは別人だったかも知れない」と語った。被害者らの供述では，いきなりバッグを振りかざして被害者の頭部を殴ると同時に「ぶつかっただろう」と怒鳴った。否定すると，さらに興奮して顔と腹を殴った。直前に被害者が体に触れた事実はない。

　鑑定結果：①遅くとも20代後半から統合失調症に罹患しており，「"公安職"が至る所で監視している」という被害妄想（鑑定人も公安職とみなされた），考想伝播，幻聴，独語，自閉，感情鈍麻，病識欠如を示す。②犯行時は，通行人の誰かが偶然身体に触れたさい，そばにいた被害者の故意の嫌がらせと確信し（妄想知覚），衝動的な反撃の行為に及んだもので，被害妄想に支配された行為である。酩酊そのものは単純酩酊である。③統合失調症者は責任無能力であるが，〈発病初期または著しい寛解状態で症状や欠陥が軽微な例〉，〈欠陥が比較的軽度な患者による目的意識的な犯罪〉に関してはある程度の責任を認めるという原則を提示したうえで，本例では病状や犯行の性質からこれらいずれにも該当せず，心神喪失の意見を添えた。

　判決：統合失調症に罹患し，犯行時は格別の寛解状態にはなかったが，犯行は少しく粗暴性のある短気な通常人であればままありがちな反応・行動の態様と思われ，心神耗弱である。理由は，①現場の状況から，衝突したのが被害者その人であると勘違いしたのはとりたてて不自然ではなく，この思い込みをただ粗暴性向の人格の持ち主の酒の勢いをかりた反応とみて差し支えなく，まったく不合理な行動とまではいえない。③少なくとも日常的な社会生活であれば，それなりに適応する能力を有していた。

　この事例は犯行が瞬時の出来事で，直接の詳しい資料は得られなかったが，鑑定人（筆者）は病歴，病的動機をうかがわせる犯歴，状態像などを総合して，犯行が妄想に起因し，心神喪失であるという結論に至った。それに対して判決は，精神障害の診断は大筋で認めながら，犯行の動機や行動が病的で不自然な

ものとは考えられないという理由で心神喪失を否定した。これは生物的要件よりも心理学的要件に依拠した判断である。犯行の瞬間だけを取り出せばさまざまな可能性が考えられるのであり，もっぱらその側面から検討していけば，かなり明白な精神病であっても責任能力を認める何らかの根拠を得ることはむずかしくなくなる。個別的判断と心理学的要件の重視が概して責任無能力の範囲を狭める効果を持つことがわかる。

III 覚せい剤乱用者の責任能力

周知のように覚せい剤乱用の流行は終息へ向かう兆しをみせていない。覚せい剤の急性中毒や精神病状態ではしばしば重い暴力犯罪がおかされ，その場合の刑事責任能力は，覚せい剤の複雑な薬理作用を反映して，判断が容易ではない。責任能力については福島[2]，中田[4]が論じているが，重要な対立点が見いだされる。そこで双方の主張を要約し，若干の私見をつけ加えることにしたい。

福島は覚せい剤乱用の症状類型を踏まえて，非定型精神病型・幻覚妄想状態回帰型・挿間性幻覚型（夢幻状態）は心神喪失，複雑酩酊型・不安状況反応型は心神耗弱，一般的反応は完全責任能力という基準を提示した。このなかで注目されるのは，"不安状況反応型"の概念および心神耗弱とする論拠であろう。非定型精神病型が内因性精神病とよく似た病像を示すのに対して，不安状況反応型は「体験の『形式』はたしかに病的であるけれど，その『内容』は当時の本人のおかれている不安で危機的状況から容易に理解できる」とされている。そして以下のような（心神喪失ではなく）心神耗弱とする根拠をあげている。①幻覚・妄想が，統合失調症と異なり，人格・状況に密接に対応し，了解が容易である。つまり，正常な邪推や誤解とのあいだに移行を持つ。②病的体験を受けとめる人格が統合失調症患者のように根源的に変化していない。幻覚・妄想に動機づけられていても行動が支配されているとはいえず，むしろ病前からのパーソナリティが決定的役割を演ずる場合がほとんどである。③精神症状が一過性で，医療を必要としないし，今日の治療になじまない。④みずからの意志で招いた薬物乱用であり，免責の事由にはならない。

個々の問題点については後述するとして，中田の見解を引用しておきたい。これは福島の論述に直接向けられたものではないが，内容的には興味ある対応を示している。

中田[4]は近年の判例を子細に検討して、心神耗弱と認定される例が多く、つぎの3要件を取り上げる点で、一定のパターンがみられるという。①統合失調症と比較して人格崩壊が少ない。②犯行時、病的体験が全人格を支配していない。③犯行に本来の異常性格が重要な役割を演じている。中田はこのなかの②をとくに重視したうえで、つぎのように批判する。

　「人格が病的体験に完全に支配されるということは一体どういう状態なのだろう。著者は長年、精神病者とつきあってきているけれども、そういう状態をすぐには思い浮べられない。また、精神分裂病との対比であるが、覚醒剤中毒者の幻覚症時のものすごい興奮状態の事例を数多くみると、そういう事例では幻覚や妄想が人格を圧倒しているようであり、とてもこのような比較はできないと思われる。本来の性格の関与も、そういう関与のない犯行など考えられるであろうか」。[4]

　中田が指摘する最近の判決のパターンは福島の主張と一致する部分が多く、言い換えれば福島に代表される立場が裁判の実務では優勢なのであろう。次項で制御能力に関連して引用する1984年の判例（表2の事例192）もほぼこの方向にそっている。

　さて、論点を整理するにあたって、異なる次元の観点が重層していることに注目しておきたい。すなわち、①症状学的観点、②病因論的観点、③刑事政策的観点、である。

　このうち中核をなすのは症状学的問題つまり覚せい剤精神病の症状特性であろう。この点で、中田と福島は若干異なる前提のもとに論じている。すなわち、中田は覚せい剤による幻覚妄想状態一般を扱っているのに対して、福島は内因性精神病に類似の病型とは別に「不安状況反応」という1類型をあげ、前者は心神喪失、後者は心神耗弱という区別を立てている。

　福島説についての疑問は、彼のいう不安状況反応が明確な類型として取り出せるのか、という点である。筆者の臨床経験では、不安状況反応の症状特性とされる幻覚・妄想内容の状況関連性などは、むしろ広く覚せい剤の幻覚妄想状態に多少とも共有される特徴であるように思われる。もしそうであるとすれば、不安状況反応について心神耗弱の根拠とされている諸特性が、1類型よりも幻覚妄想状態一般に広く適用され、その結果、覚せい剤精神病で心神喪失が認定される可能性が非常に狭められるということになるであろう。実際、中田が紹介しているいくつかの判例や表2の事例192にはそうした傾向がうかがわれ

表2　おもに制御能力が論点になった判例

事例番号	判断	事件名・概要	判決での責任能力
12	軽度の統合失調症（鑑定では陳旧性統合失調症）	脅迫（法務省宛てに処遇改善，爆破の脅迫状），常習累犯窃盗	耗弱（犯行は妄想幻覚に起因しない。弁識能力は異常なく，社会的不関性・道徳感情の鈍麻により制止力が著しく減退）
39	統合失調症（再発を繰り返し不完全寛解）	強盗未遂（放浪中，一生を台無しにしなければならないとの観念からタクシー強盗）	喪失（行動は一見合理的だが，弁別能力は有しても感情・意志の障害から制御能力は限定的にすら有していない疑い）
55	躁うつ病（周期的，犯行時は躁期）	強姦致傷等（仲間と共謀し，通行中の女子高生などに4件の強姦および飲料水の窃取など）	耗弱（犯行時は躁期であったが重くなく，犯行を中止しようとするなど制御力は不完全ながらあり）
62	内因性うつ病	殺人（重症心身障害の実子を将来世話する者がいないと悲観，周到な準備のうえ絞殺）	喪失（弁別能力をある程度有していた疑いはあるが，自殺念慮の病的衝動から他の行為の選択を期待できない状態
123	ヒステリー性精神病質，短絡反応	殺人（かねてから弟の態度に反感。夜半に覚醒し，鉈で殺害——鑑定ではもうろう状態）	耗弱（もうろう状態は否定。人格特性にもとづく激烈な不快感情の爆発的短絡反応により抑制統御の力が著しく減弱）
127	分裂病質（過敏，対人接触の回避）	殺人未遂（同室を強いられた同僚から粗暴な言動を向けられ，刺す。犯行は冷静）	耗弱（対人関係の心労から高まっていた精神的緊張が被害者の言動で一挙に爆発した激情的犯行で，制御能力が著しく減退）
147	酩酊（記載はないが複雑酩酊か）	殺人未遂（飲酒中に隣人から口喧しく非難され，詰問したところ知らぬといわれて刺す）	耗弱（犯行の時間経過や言動を具体的に供述しており，弁識能力は相当程度存していたが，制御能力が著しく減弱）
192	覚せい剤中毒（慢性妄想と急性中毒）	殺人，同未遂（周囲の嫌がらせに妻が加担していると疑い，妻と隣人計4人を連続的に殺害）	耗弱（幻覚妄想に支配された受動的行動ではなく異常性格が大きな役割。弁別能力に大きな障害はなく制御能力が著しく障害）
235	重症の神経性食思不振症（過食，嘔吐）	窃盗（短期間に多量の食料品を万引き。同種の犯行の反復）	喪失（弁識能力は一応あるが，窃盗は食行動の異常と同様の衝動的行為で，その点に限り制御能力は完全に喪失）

「責任能力に関する刑事裁判例集」（最高裁判所事務総局）[8] より

る。

　福島は，不安状況反応では，妄想により危機的状況を体験していても，それを合理的に回避する能力が維持されており，幻覚・妄想には支配されていないと述べる。その理由は，統合失調症患者と異なって，人格の変化がはるかに軽微であるからである。そしてなぜ犯行がなされたかの説明として，元来の人格の決定的役割を指摘する。一方，中田は，急性期では幻覚・妄想が人格を圧倒しているようにみえ，また性格の関与は覚せい剤での犯行に限らないという。

　両者の見解は，やや異なる病像を念頭に置いたものと思われ，単純には対比できない。福島説は「異常な体験に対する正常な（つまり性格に規定された）反応」と言い換えることができるが，この図式が心神喪失を否定する根拠とされることには問題があると思われる。なぜなら，この解釈を拡大していけば，粗暴な病前性格を持つ統合失調症患者による暴力犯罪などでも心神喪失を容易に否定できるからである。どのような疾患でも，行動には本来の人格がいくばくかは関与している。病的体験への反応に対する人格要因の関与の程度について，覚せい剤精神病と統合失調症とのあいだに一線を画することはむずかしいと思われる。

　つぎに病因論的観点からは，いわゆる「原因において自由な行為」が問題になる。言うまでもなく，他の精神疾患と異なって，アルコール・薬物乱用に起因する精神病は「みずから招いた」という特異性を持っている。覚せい剤乱用者の犯罪で，仮に犯行時は心神喪失であっても，その原因となった薬物使用は自由な意思決定が可能な状態で行われたと考えることができる。中田は，覚せい剤による幻覚妄想状態での殺人事件で，犯行時については心神喪失が認められ，「原因において自由な行為」の理論が適用されて有罪となった判例（京都地裁，1976.12.8）を引用している。

　これについては，依存性薬物の使用行為では責任能力にまったく問題が存在しないのか，という点を指摘しておきたい。中田は「原因において自由な行為」の適用に近い覚せい剤取締法違反の判例（大阪高裁，1981.9.30）を紹介している。この事件では，当該の覚せい剤使用は少なくとも心神耗弱と思われる幻覚妄想状態で行われたが，最初の譲り受けと使用のときは完全責任能力の状態であったとして，刑法39条が適用されなかったというものである。これと反対に，薬物依存ではないが，後述する異常な過食に随伴する窃盗について心神喪失が認められた判例（表2の事例235）もある。

近年の精神科臨床では，アルコール・薬物依存を単なる悪癖としてよりも病理的な行動様式ととらえ，それ自体を治療対象とみなす傾向が優勢となっている。そのような観点に立てば，薬物への病的欲求，渇望（craving）にもとづく入手や摂取は自由な意思決定による行為とはいえないことになる。その場合，好奇心による機会的使用者と重症の依存者とを分けて考えることも必要となる。治療的な理論をそのまま法的判断に持ちこむことは許されず，また薬物乱用者に対する免責の可能性は社会的に好ましくない事態を引き起こす。しかし，今後1つの理論的課題として検討されてもよいであろう。

刑事政策の観点が入りこみやすいことも，覚せい剤乱用者の責任能力の大きな問題である。違法性薬物であること，反社会的集団との結びつき，重大事件を惹起することなど，多くの刑事政策的な要素がある。ここでは鑑定人の役割が問われる。福島は，責任能力判断はすぐれて刑事政策的な機能を持つと述べている。これは一般論としては成り立っても，はたして鑑定人が立ち入るべき領域であろうか。覚せい剤乱用者の鑑定では，社会防衛（および医療の防衛）を無視することは実際上むずかしい。その場合，往々にして，症状特性が責任能力を認めて刑罰を課することの理由づけとされ，医学的診断と刑事政策とが整合性をもたされる。しかし，薬物乱用への刑事的な対策は別個に確立されるべきであるし，責任能力判断において考慮するにしても，これこそ裁判官の判断にゆだねられるべきである。

覚せい剤精神病は一般の中毒性精神病とは異なる色彩を持ち，症状学的な特異性や疾病としての位置づけが不明確である。そのため，生物学的要件，心理学的要件のいずれについても判断基準が混乱しているといえよう。

Ⅳ　制御能力をめぐって

心理学的要件のなかでも，弁別能力に比較して，制御能力つまり「弁別に従って行動する能力」が話題になる機会は少ない。その理由は，弁別つまり知的な認識能力と制御つまり情緒的・意志的な能力とは相即の関係にあり，後者は単に前者に付随すると考えられやすいためであろう。また弁別の有無とは異なって，犯行時に他の行為を選択できたかという「他行為可能性」が，本質的に論証がむずかしいということもある。しかし歴史的には，制御能力を責任能力基準に含めるかどうかはマクノートン・ルール（McNaghton rule）以来の重

要問題である。

　言うまでもなく，弁別能力が欠如していれば制御能力の存否はもはや問題にならない。問題が生じるのは，弁別能力に大きな障害はないが，なおかつ精神障害の影響が疑われる場合であろう。つまり行為の違法性を一応は認識していても，何らかの原因で行動が不可避となったと考えられる例である。墨谷[9]によれば，わが国の判例では，弁別能力に比して制御能力の適用は躊躇されているという。しかし筆者が調べたところ，制御能力の程度が責任能力判断のおもな論拠とされたと思われる判例がかなり見いだされた（表2）。

　これらの判例を検討すると，制御能力の取り上げ方には2通りある。事例39, 62, 127, 235では心神喪失・耗弱の根拠として積極的に持ち出されている。それに対して事例12, 123, 147, 192ではより消極的である。つまり後者では，意識障害や幻覚・妄想による行動の直接支配が認められないという理由で弁別能力の保持が強調され，障害があるとしてもせいぜい制御能力の問題であるという論法がとられている。とくに覚せい剤中毒による大量殺人の事例192は疑問の多い判例である。明らかに妄想状態での犯行であるが，弁別能力に大きな障害はなく，制御能力が著しく減弱しているとして心神耗弱と判断された。しかし制御能力の減弱についての具体的説明はなく，単に責任能力の障害が耗弱程度であることの理由にあげられているにすぎない。

　表2の判例で制御能力に関連する精神病理現象を分類すると以下のようになる。

　a．統合失調症の感情・意志障害（事例12, 39）
　b．躁病の脱制御（事例55）
　c．うつ病の自殺念慮（事例62）
　d．情動行為（事例123, 127, 147）
　e．摂食障害の随伴現象（事例235）

　このように制御能力の喪失や減弱はさまざまな精神病理現象に対応している。弁別能力と同様，精神医学的には多義的であるといえる。このうち事例235は，当否は別として，画期的な判例であろう。被告人は過食と嘔吐を呈する神経性食思不振であり，ほとんど連日のように多量の食品の万引きと隠れ食いを行っていた。判決は鑑定結果にもとづいて窃盗を「異常な食行動の一環と

しての食物入手行為」とみなし，心神喪失と判断した。この例では，過食とそのための食物入手を同等の行為とみなしてよいかという点が問題となろう。こうした解釈を拡張すれば，薬物依存者が薬物入手のために窃盗を行う場合にも責任能力の有無が問われることになる。さらに摂食障害や薬物依存に近縁の現象として，DSM-Ⅲ-Rの衝動制御の障害（impulse-control disorders）に含まれる窃盗癖（kleptomania），病的賭博（pathological gambling），放火癖（pyromania）などの嗜癖的な行動異常にも問題が波及する（事例235の万引き行為にも窃盗癖の色彩がうかがわれる）。つぎは放火癖の自験例である。

［事例2］犯行時40歳，男（詳細は113頁に記載）
　知的発育が遅れ，特殊学級に在籍した。10歳頃に火遊びを始め，小学校の校舎を全焼させ，教護院（児童自立支援施設）に収容された。17歳から36歳まで4件の放火事件を起こした。いずれも雇主から叱責されて住み込み先を飛び出したり，無銭飲食をした店で殴られるなど，心理的な誘因が見いだされる。その他にも単純な盗みや無銭飲食の犯歴が多数あり，頻繁に服役している。家族の金を持ち出して遊び歩く習慣があった。
　犯行1：妹の給料を盗んで遊びに行き，飲食店の女性を誘ってホテルに入ったところ所持金を持ち逃げされ，無賃乗車でもどった。家族に叱られるのが怖くて帰るに帰られず，野宿しようとするうち，金を取られた悔しさが高じ，付近の住宅と倉庫計4件に放火した。
　犯行2：約2ヵ月後，無銭飲食で弟に叱責され，家を飛び出してあてなく歩き回ったが，鬱憤がおさまらず，付近の住宅に放火した。いずれの犯行でも，点火する瞬間や火災を眺めるあいだ「頭の中が真っ赤に燃えるようだ」という強い緊張と興奮を体験し，鎮火後の現場を見ることによって解放感を味わったという。
　鑑定結果：精神遅滞（WAISで推定IQ＝50）。情緒的に未熟でとくに欲求統御が不良であり，不適応が著しい。犯行時はもうろう状態などの意識障害はなかったが，不快な体験が重なって強い情動が生じ，放火に対する制御困難な衝動が現れ，制御能力が著しく低下していた。
　判決：精神遅滞と情緒的未熟さという人格的基盤の上に不快な感情の鬱積によって生じた情動によって影響され，是非弁別に従って行動する能力が著しく減退していたもので，心神耗弱の状態にあった。

事例2は精神遅滞者で,放火行為や火災を目撃すると不快な感情状態から解放されるため,習慣化されたと推測される放火累犯者である。いわゆる「火に対する喜び」が見いだされるが,放火癖の基盤に知的・情緒的未熟および強い情動が認められ,その点が責任能力についても考慮されている。

放火癖や窃盗癖の鑑定の難点は,病的な衝動(欲動)そのものの証明がむずかしいことである。衝動と行動は不可分であるため,犯行の説明として衝動が,衝動の説明として犯行が利用され,循環論法をきたすことになる。情動の蓄積や衝動性亢進が焦燥感,圧迫感などの主観的徴候として認知される例もあるが,事例2のように精神遅滞のため内省力や言語表現力が乏しい者にみられる場合,論証は容易ではない。

墨谷[9]は,責任能力基準として制御能力が適用されると,精神病質者が刑罰を免れるという危険な事態が生じると述べている。しかし日本の裁判の現状をみる限りでは,これは杞憂ではないかと思われる。むしろ制御能力を除外することが統合失調症や躁うつ病での責任無能力の範囲を不当に狭めることにつながるおそれを指摘しておきたい。いずれにせよ,制御能力については精緻な精神病理学的検討が必要とされる。

おわりに

以上,責任能力判断における規範的評価と医学的診断との関係をめぐって,弁別・制御能力という精神医学的には一義的に確定しえない事柄の評価が鑑定人にゆだねられる現状を指摘し,そこから生じる診断上の問題や,鑑定人の役割を論じた。とりわけ疾病分類や診断基準が変わりつつある現在,経験の蓄積と討論によって新たな責任能力の判断基準を作製していく努力が要請されているであろう。

文 献

1) 青木紀博:責任能力の諸問題——手続き的観点から.刑法雑誌 31;538-564,1991.
2) 福島章:覚醒剤乱用——その精神病理と責任能力.犯罪心理学研究Ⅰ.pp.9-27,金剛出版,東京,1977.
3) 村松常雄,植村秀三:精神鑑定と裁判判断——諸鑑定例について法律家との協力検討.金原出版,東京,1975.
4) 中田修:責任能力をめぐる最近の問題(覚醒剤中毒と精神分裂病).現代精神医学大

系年刊版87-B．pp.309-332，中山書店，東京，1987.
5）中谷陽二：責任能力と治療観．精神医学 31；1089-1096, 1989.
6）西山詮：寛解期分裂病者の刑事責任能力について．精神経誌 94；189-200, 1992.
7）小野田矩夫：刑事責任能力論の現状と運用——我国における精神鑑定事件の分析．精神経誌 82；193-199, 1980.
8）最高裁判所事務総局編：責任能力に関する刑事裁判例集．法曹会，東京，1990.
9）墨谷葵：責任能力基準の研究．慶応通信，東京，1980.

訴訟能力をめぐる諸問題

はじめに

　「訴訟能力」は臨床家には耳慣れない言葉であり，実際これについての鑑定は刑事責任能力の場合に比べてはるかに稀にしか実施されていない。とはいえ，公正な裁判に精神医学がどうかかわるかという視点からは軽視できない問題であり，責任能力の判断と並んで司法精神医学の重要な課題といえる。精神医学の立場からは中田[15, 16]，西山[20, 21]，福島[6]の解説や報告がある。筆者[17]は最近，訴訟能力の一鑑定例を報告し，現行の方式の問題点をいくつか指摘した。本論ではこれまでの判例と論点を検討し，あわせて海外での動向を紹介して，訴訟能力の鑑定のあり方について若干の提言をくわえることにしたい。

I　日本のおもな判例

　日本の法律での訴訟能力に関する規定はつぎの刑事訴訟法第314条［公判手続の停止］の1項である。

　　「被告人が心神喪失の状態に在るときは，検察官及び弁護人の意見を聴き，決定
　　で，その状態の続いている間公判を停止しなければならない」

　田宮[25]の解説を添えると，訴訟能力のもっとも基本的な要件は意思能力であり，また意思能力があっても耳が聞こえないなどで理解，伝達が困難なために訴訟能力を欠く場合もある。訴訟能力を欠く者を起訴しても，公訴は不適法ではないが，訴訟行為は無効になる。
　ところで，周知のように刑法第39条は「心神喪失者の行為は，罰しない」と定めており，ここで言う「心神喪失」は是非善悪の弁別能力，行動の制御能力と解釈されている。これは言うまでもなく犯行時の責任能力をさす。上記の刑訴法の「心神喪失」はこれと混同されやすいが，別の概念として理解すべき

であろう。つまり訴訟能力の中核は意思能力、すなわち「法律関係を発生させる意思を形成し、それを行為の形で外部に発表して結果を判断、予測できる能力」[14]である。あくまで「法律行為」に関する能力であり、訴訟行為はもちろんその一部である。したがって民事訴訟法で言う「訴訟無能力者」と基本的には変わらない。責任能力をさす「心神喪失」と訴訟能力をさす「心神喪失」を区別しておかないと、実際の鑑定場面で混乱をきたすので注意が必要である。

そこで訴訟能力の具体的な定義であるが、最高裁昭和29年決定では「一定の訴訟行為をなすに当り、その行為の意義を理解し、自己の権利を守る能力」、最高裁平成7年決定では「被告人としての重要な利害を弁別し、それに従って相当な防御をすることのできる能力」とされた。以下、筆者が詳しく知ることのできたおもな判例を紹介する。

[判例1] 汽車顛覆未遂事件での昭和29年の最高裁決定

「刑の執行に対する異議申立棄却についての抗告棄却決定に対し異議申立を棄却した決定に対する特別抗告事件」を棄却した昭和29年7月30日最高裁第2小法廷決定[12]である。責任能力と訴訟能力との関係が争点にされた。一審の徳島地裁の懲役2年の判決に対して弁護人が高松高裁へ控訴したが、被告人みずからが控訴を取下げ、判決が確定し、刑が執行された。その後、地裁への刑執行異議申立→棄却→高裁への抗告→棄却→高裁への異議申立→棄却→最高裁への特別抗告→棄却という紆余曲折があった。

弁護人は次の理由で特別抗告を申立てた。「事件発生当時より裁判中も精神喪失者であり、控訴取下げ当時も精神に異状があり、正常な判断能力なく法律上の意思無能力者であった。控訴取下げの書面は無効である。地裁へ異議申立をしたが、地裁は鑑定を行わず、看守と本人を取調べたのみで棄却を決定した。鑑定人A医師は意思無能力者として鑑定している。高裁では刑務所の看守の尋問調書をもって心神状態を判断した。専門医の鑑定を求めずに棄却の決定をなしたのは違法であり、故なく拘束を受けているので憲法の基本的人権尊重の規定に違反する」という根拠をあげた。ここでいうA鑑定は一審で施行されたものである。

これに対して最高裁の棄却決定の決定は「第一審において汽車顛覆未遂被告事件において精神分裂病と鑑定され、心神耗弱と認定されたからといって、その控訴取下を訴訟能力のない者の無効な行為であるということはできない」と

いうものである。その理由として，前述のように，訴訟能力を「一定の訴訟行為をなすに当り，その行為の意義を理解し，自己の権利を守る能力」と解釈したうえで，「責任無能力者であった旨の鑑定が存する。それだからといって訴訟無能力者といえないばかりではなく，本件執行異議申立事件の記録に徴しても訴訟能力あるとした原原審及び原審の判断を誤りとする理由を発見できない」と述べる。

要するに，本人による控訴取下げに関して，弁護人は第一審での鑑定の結果を根拠として控訴取下げの無効を主張した。A鑑定の内容については詳しく知り得ないが，おそらく犯行時の状態を心神喪失と判断し，判決では心神耗弱と認定されたものと思われる。最高裁は，責任無能力とみなす鑑定は控訴取下げの無効の理由にはならないと判断した。弁護人は「精神喪失者」と言ったり「意思無能力者」と言うなど，概念のうえで混乱している。従って，責任能力と訴訟能力を明確に区別したという点で，最高裁決定は正当と思われる。ただし，地裁も高裁も訴訟能力に関してあらためて鑑定を行うことなく申立を棄却したことには弁護人が主張する通り大きな問題が残る。

[判例2] ピアノ殺人事件での昭和52年の東京高裁決定
「殺人，窃盗被告事件についての決定に対する異議申立事件」での東京高裁の昭和52年4月11日の棄却の決定[23]である。隣家のピアノの騒音から妄想を発展させたパラノイアの被告人みずからによる控訴取下げが有効と判断された。横浜地裁小田原支部での死刑の一審判決に続いて，弁護人の控訴→本人による取下げ→弁護人の疑義→東京高裁による訴訟終了宣言→異議申立→東京高裁による決定の是認，という展開があった。

昭和50年10月に死刑の判決が下されたが，弁護人の主張によれば，本人は言渡の前から強度の厭世観を抱き，死刑判決を望んでいた。弁護人が控訴し，昭和51年5月に東京高裁は弁護人の請求によりB医師の鑑定を行った。本人は死刑に処せられたいという念慮から鑑定への協力を拒否した。鑑定人や拘置所職員の説得に従わずに同年10月に取下書を拘置所長へ提出した。同年11月に提出された鑑定書では，犯行時は事理弁識能力を欠如しており，控訴取下げの申立の時点においても依然としてパラノイアの状態で，妄想は犯行時よりも一層体系化している，とされた。

この事件では極刑判決であることから明瞭を期して訴訟終了宣言がなされた

のであるが，裁判所は大略以下のような理由をあげた。

単一不可分の人格のある面に関してのみ責任能力や訴訟能力を肯定することも可能である。控訴取下げの申立てはパラノイアと一応切り離して考えることも可能である。取下申立によって確定し，動かす手段がまったくなくなることを熟知した上で申立に及んだのであり，この決意はパラノイアとは直接関係がない。死への願望の点で不自然であるが，申立それ自体は訴訟能力に欠けるところのない精神状態すなわち「自己の防御上の利害を理解し，これに従って行動する能力を備えている状態」で真意を表明したものと認めざるを得ない。

しかしこれに対して弁護人はつぎの理由から異議申立を行った。

控訴取下げをするに至った真の動機等が妄想にもとづくものであって訴訟能力を欠いていた。すなわち記録や当審での被告人の審問から「たとえ死刑を免れ無期懲役に処せられても，騒音過敏症や不眠症のため刑務所でやって行く自信がない。死刑によって自殺を遂げたい」と望み，恐怖と迷いからいったん申立てを中止したが，日蓮や親鸞を読んで決意した，という。

これに対して裁判所は，パラノイアについては具体的行為ごとに責任能力を検討すべきであることを踏まえ，裁判所での本人の供述態度を具体的に引用しつつ，それが「真摯で，感情にかられた状況もなく，たんたんとして率直」であり，正しい裁判を受ける権利についての説得も理解したと指摘した。そして「自殺目的を達成するために死刑判決を確定させるのは異例」であるが，慎重に合議した結果，以下のような判断に達したとする。

1．申立の法的意義，効果を十分認識して行った。
2．申立に至る動機，目的，達成手段の選択は，目的的意思活動として欠落するところはない。
3．取下げの行為はすべて了解可能である。
4．訴訟能力に欠けるところのない精神状態で真意を表明したものである。
5．従って事実誤認は存しない。

このように控訴取下げが異例の行為であることは認めながら，行為がもたらす効果などは熟知しており，訴訟能力を有する状態での真意の表明であるとする。このような論拠はつぎの事例との対比で興味がもたれる。

[判例3] 殺人，窃盗被告事件（以下，C事件）での平成7年の最高裁決定

3つの事件で計5人を殺害した被告人Cに対する最高裁第2小法廷での平成7年6月28日の決定[24]である。この事件では筆者は裁判所に意見書を提出したという経緯があり，また鑑定人の1人の福島[6]によって詳しく報告されている。ここでは裁判所の判断を中心として述べ，鑑定結果の検討には踏み込まないことにする。

裁判は，横浜地裁での死刑の宣告→控訴→東京高裁での控訴審→本人による控訴取下げ→高裁での訴訟終了宣言決定（原原決定）→弁護人の異議申立→棄却（原決定）→最高裁への特別抗告，という経過をとった。そして最高裁は裁判官全員一致で，原決定および原原決定を取り消し，高裁に差し戻すと決定した。

控訴審で弁護人請求の精神鑑定が採用されたが，本人はこれを拒否し，説得に応じずに取下書を提出した。「世界で一番偉い人に苦しめられ，控訴をやめる気になった」などの妄想的な発言を繰り返すようになった。取下げ時の精神状態に関してD医師の鑑定が行われた。そのうち本人は取下げを撤回する意思表示をした。高裁では取下げは有効とみなされて控訴審の終了宣言の決定がなされた。その理由は「被告人はやや知能が低く，真意をとらえにくいが，弁護人との十分な接見を経ており，取下げの法的効果を理解していなかったとは到底考えられない」というものである。

ついで弁護人の異議申立を受けて2回の鑑定が行われた。E医師の鑑定は，取下げについては訴訟能力がないとした。福島医師の鑑定は，取下げの意義の理解，自己を守る能力は著しく低下しまたは喪失する精神状態ではなかった，とした。高裁は「妄想状態は影響が部分的，表層的で，その人格を支配するようなものではなく，その訴訟能力に著しい影響を与えたものとはいえない」ことなどを理由として申立を棄却した。

それに対して最高裁は以下のような判断を示した。

1．死刑判決に対する上訴取下げは重大な法律効果を伴う。
2．判決に不服があるのに，精神的苦痛によって拘禁反応等の精神障害を生じ，その影響下において，その苦痛から逃れることを目的に取下げた場合には，無効とするのが相当である。
3．最高裁29年決定（訴訟行為が有効であるには，上訴取下げの意義を理

解し，自己の権利を守る能力を有することが必要）に照らすと，被告人の能力は著しく制限されていた。
4．拘禁反応としての妄想様観念を生じ，「その影響下において，いわば八方ふさがりの状態で，助かる見込みがないと思い詰め，その精神的苦痛から逃れることを目的として」取下げに至った。
5．原原決定，原決定には刑訴法の解釈を誤った違法がある。

さて，前述のピアノ殺人事件の被告人はパラノイア，C事件の被告人は拘禁反応と診断されており，疾病学的には背景が異なっている。しかし控訴取下げという客観的には自己に不利な行為に関連して訴訟能力の有無が争点になった点は共通している。同様に最高裁昭和29年決定に準拠しながら結論が逆であることが注目される。あえて単純化すれば，前者では「行為の法的効果の認識」が訴訟能力を有することの根拠とみなされ，後者では「取下げ動機の異常性」に力点が置かれたわけである。

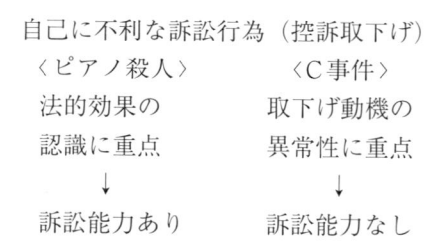

```
          自己に不利な訴訟行為（控訴取下げ）
         〈ピアノ殺人〉          〈C事件〉
          法的効果の            取下げ動機の
          認識に重点            異常性に重点
             ↓                    ↓
          訴訟能力あり          訴訟能力なし
```

これは責任能力の場合と同様に論じられる問題でもある。妄想に動機づけられて殺人に及んだ人が，他人を殺せば法によって罰せられることを認識しているという場合はあり得るが，その場合にどちらの面を強調するかによって責任能力の判断は大きく分かれる。死刑を望んで控訴を取下げるという事例は実際は稀であるとしても，訴訟能力の判断規準について重要な示唆を与える。

[判例4] 重度聴覚障害を有する窃盗罪の被告人についての最高裁判決
平成10年3月12日，最高裁第1小法廷での上告審判決である（以下は新聞報道[1]による）。被告人は常習累犯窃盗罪に問われた61歳男性の重度聴覚障害者で，一審での懲役2年の判決に対して，二審は「検察官の立証内容や訴訟手

続きを理解する能力がない。訴訟能力はなく，公判手続きを停止すべきであった」として判決を破棄し，検察側が上告した。最高裁は「訴訟能力は著しく制限されているが，欠いているとはいえない」と認定し，二審判決を破棄し，高裁に差し戻した。その理由としてまず「先天性の重度の聴覚障害のため学校教育を満足に受けておらず，精神的能力，意思疎通能力に重い障害を負っている」ことを認めた。その一方，経験的，直感的な理解力は非常に鋭いこと，身振りや動作で意思疎通を図っていること，土木作業員として自活し，社会的適応能力は一応備えていること，何回も裁判を体験して裁判官が処罰を決めることなどは理解していることを指摘した。そして，手話通訳により被告人としての立場をある程度理解でき，黙秘権などの趣旨も相当程度伝わっており，弁護人や通訳人から適切な援助を受け，裁判所が後見的役割を果たすことで，裁判を受けることはできると判断した。

II 現状と問題点

日本の現状でもっとも問題と思われる点は，刑事訴訟の中での訴訟能力の位置づけが不明確なことである。西山[22]も指摘するように，訴訟無能力の判定が多数にのぼるアメリカに対して，日本はその反対の極にある。件数がきわめて少ないことの原因の1つは，訴訟能力の意義に関する共通の理解が司法関係者の間でとぼしいことが考えられる。もちろん精神医学の側の認識も非常に不十分である。従って，訴訟能力鑑定の具体的な方法論や判断規準よりも手前のところで問題点を明確にしなければならない。

前述の判例の1～3はいずれも被告人みずからによる控訴（または上訴）取下げという異例の行為に関して，その有効性をめぐって訴訟能力が問われたものである。また4は，訴訟無能力のため公判手続きを停止すべきであったという理由で一審判決が破棄されたものである。いずれにしても過去の特定の行為に関する事後的な判断であり，「心神喪失の続く限り公判手続きを停止する」という今後の裁判の進め方にかかわる判断のモデル・ケースとして論じるには無理がある。田宮[25]は，「一般的に訴訟を適法に進行させるための要件」である訴訟能力と，「個々の行為の有効要件」である訴訟行為能力を分け，両者は多くの場合は一致するが，一致しない場合もあると述べている。この点は専門的な法律論にわたるので筆者の理解を越えるが，代表的な判例の性質を見る限

り，日本の裁判では訴訟能力がまだ正面切って論じられていないというべきであろう。

後述するように現行の方式では精神障害が明白な被疑者は不起訴処分を受けやすく，そうした事情が公判で訴訟能力を問題視されにくくしていることは間違いない。しかし裁判所があえて取り上げないこともおそらく事実である。刑訴法に照らして訴訟無能力と思われる事例でもほとんどの場合は裁判所は能力を認めているかのようにして裁判を進めているという中田[16]の指摘は，30年後の現在でも通用するであろう。

そこで訴訟能力が争点として持ち出される可能性として理論的にはつぎの場合が考えられる。

1．高度の拘禁反応のため公判審理が事実上不可能である場合。
2．犯行時に心神喪失の状態であったことが十分推定できるほど重度であるにもかかわらず，たまたま見落とされて起訴された場合。
3．犯行時には心神喪失の状態ではなかったが，公判中に精神病が発病ないし悪化した場合。

1の拘禁反応における訴訟能力の評価については中田[15,16]，福島[6]が詳しく論じている。拘禁反応では裁判それ自体が病因的作用を持つために，仮に公判を中断して精神状態の改善を図っても，公判を再開すれば容易に症状の再燃をみることになる。他の精神疾患には見られない厄介な事情であるが，この問題については別の機会に検討することにしたい。

3は実際はかなり稀と思われるが，筆者[18]が最近経験した事例はこれに近い。鑑定時55歳の男性で，通り魔的犯行で2名を殺害した。犯行時は統合失調症の再発初期と考えられ，起訴前鑑定が施行されている間に幻覚，妄想が明瞭に認められるようになった。心神耗弱と判定され起訴された。接見での態度が非常に不自然であるために弁護人が訴訟能力の鑑定を申立，その結果，訴訟無能力と判定されて公判手続が停止された。半年間の拘置所での投薬の後，筆者に対して訴訟能力の再鑑定が命じられた。統合失調症の慢性状態にあり，とくに言語的コミュニケーションの障害が著しく，訴訟行為の意義の理解や被告人としての利害の弁別はある程度可能であるが，適切な防御を実行することはほとんど不可能で，訴訟能力を欠くと判定し，能力回復のための治療の必要性

について付言した。裁判では4ヵ月間の勾留執行停止およびその間の入院の決定が下された。この事例は動機について「刑務所に入りたかった」と述べることもあったが、犯行はかなり唐突で、病的な殺人衝動に支配された疑いが否定できない。従って、不起訴処分とされる可能性もあった。いずれにせよ、犯行から公判までの間に急激な病勢の進行をみたために訴訟能力の有無が問われる結果になったわけである。

　もっとも問題が多いのは上記2の場合である。起訴前鑑定、とくに簡易鑑定を不慣れな医師が行い、安直に「責任能力あり」という判定を下し、検察官も疑問を抱かずにそのまま起訴する例はそれほど珍しくない。このような場合は公判で責任能力と訴訟能力の両方が問題にされ得る。刑訴法第314条にもとづいて訴訟能力の鑑定を優先し、無能力であれば回復するまで公判を停止するという方法がまず考えられる。しかしこの第314条には「但し、無罪、免訴、刑の免除又は公訴棄却の裁判をなすことが明らかな場合には、被告人の出頭を待たないで、直ちにその裁判をすることができる」とされている。このくだりは、犯行時に責任無能力であったことが明らかな者については、訴訟無能力つまり心神喪失の状態が続いていても公判を進行できる、という意味に解釈できる。そうすると、責任能力と訴訟能力をあわせて鑑定し、責任無能力と判定し得る場合は、訴訟能力の有無にかかわらず審理を行えばよいということになる。これは後述するドイツの方式に近いと思われる。訴訟能力を不問に付しても、それが結果的に本人の利益につながり、裁判の能率化にも資するというわけである。

　ところが日本の刑事司法の現状ではこの考えは通用しにくい。周知のように、検察側はいったん起訴した事件は面子にかけても有罪に持ち込もうとする傾向がある。その結果、訴訟能力の問題を回避することはむしろ有罪判決を早期に得るための方策とされる。訴訟能力を不問にするといってもドイツ的方式とは意味内容が逆になってしまう。

　この問題の前提にはさらに次のような事情がある。刑法上の心神喪失者、心神耗弱者とされた者の9割余は公判前の検察の段階で不起訴処分とされたものである。加藤[10]は、こうした精神障害被疑者に対する不起訴（起訴猶予を含む）の決定が心神喪失、心神耗弱を規準としていることについて、現行法にはその根拠条文はないという。そして、これらの判断の実質は検察官の面前における被疑者の「訴訟能力」存否の判断と理解せざるを得ないので、「訴訟無能

力」とか「限定訴訟能力」と表現する方が適切ではないかと述べている。

　筆者の経験でも，起訴前鑑定で嘱託される事項は「犯行時における精神障害の有無と責任能力」「現在における精神障害の有無」という場合が通例で，訴訟能力について問われたことは一度もない。ここでいう「現在における精神障害の有無」が間接的に訴訟能力を指しているのであろうか。検察官の立場からの倉田[11]の説明によれば，捜査段階での鑑定で「犯行時の状態」とともに「現在の状態」についても診断を求める主な理由は2点ある。すなわち，①犯行時に責任能力があっても刑訴法第314条（心神喪失の状態での公判手続の停止）に該当するか，②現在の状態が措置入院に相当すると判断できるか。

　上記のうち①は訴訟能力に関する問いにほかならない。つまり公判で訴訟無能力を理由に手続きが停止される事態を見越して，起訴前鑑定であらかじめその点の評価を得ておこうというわけである。それならば，加藤が主張するように，訴訟能力を鑑定嘱託事項として明記すればよさそうである。実際にそうされない理由はおそらく，刑訴法の条項は，すでに開始されている公判の手続きの中止を定めたもので，起訴前鑑定にはそぐわないからであろう。しかしこうした起訴前鑑定の利用は公正な法手続きとは思われない。法律家の意見を聞きたいところである。

　つぎに検討しなければならないのは訴訟無能力と認定された人の処遇のあり方である。刑訴法は公判手続きの停止を定めただけで，後述する英米などで見るような訴訟無能力の人に対する治療には一言も触れていない。中止してからどうするのか，という手立てが指示されなければ法の規定は実効性をもたないのではないか。もちろんアメリカで言われているような訴訟無能力の申立の裁判戦術的濫用や，イギリスでの無期限入院のリスクはあるとしても，訴訟能力回復のための方策が制度化されていない日本の現状はきわめて不備である。検察官が訴訟無能力を見越して不起訴処分とすると，その人は措置入院とされ，公判での事実審理の機会を永久に失う。裁判を受ける権利と疾患の治療をともに保証するという合理的な配慮がなされていないのである。

III　海外での動向

　ここで諸外国の状況について見ることにしよう。もちろん，陪審制の有無などの刑事訴訟制度の違いや触法精神障害者の治療システムの違いのために単純

な比較は出来ないが，参考になる点は少なくない。ここではイギリス，アメリカ，ドイツを取り上げて紹介する。

1．イギリス

歴史と制度に関してはChiswik[4]，Briscoeら[3]の解説を参照したい。

イギリスの法でいうfitness to pleadは文字通り訳せば「弁論（訴答）に対する適性」で，unfitness to pleadは「弁論不適性，訴答不適性」ということになるが，訴訟能力に相当する概念と考えられるので，ここでは訴訟能力，訴訟無能力と訳しておく。

精神障害のため公判に適さない（unfit to trial）とみなされる人に対しては種々の処遇方式があり，陪審裁判で正式に訴訟無能力の評決を受けるのはそのごく一部というのが実情のようである。イングランド・ウェールズでは年間30件以下に過ぎないという。

歴史を見ると，聾唖者や弁論を拒む人をどう扱うかはノルマン時代から問題にされていた。質問に答えない被告人は中世のチューダー王朝の裁判官を悩ませ，黙秘に対しては重石を負わせるといった手段もとられた。18世紀半ばには精神障害の被告人が訴訟無能力と認定されるようになった。その最初は1756年に殺人で訴追されたRobert Dyleの事件で，「精神と記憶が健全ではない（not of sound mind and memory）」とみなされた。今日の訴訟能力のテストは1836年のPrichard事件にさかのぼる。獣姦により告発された聾唖者の裁判で，Edward Alderson卿が陪審に「被告人は，裁判における手続きの経過を理解して適切な防御をする十分な知性を有するか」と尋ねた。こうした裁判上の発展と並行して行政的な権限の導入もなされ，1840年から内務省が裁判待機中の人も含む精神障害の被拘禁者を病院に移送できるようになった。この制度は現在も存続している。

訴訟能力は「裁判の手続を理解できる能力」であり，訴訟無能力は1964年の刑事訴訟〔インサニティ〕法（Criminal Procedure〔Insanity〕Act 1964）において公判に対する無能力（disability in bar of trial）として成文化された。訴訟能力の問題を提起するのは，弁護人，検察官，裁判官の誰でもよく，通常は公判前（pretrial）において決定される。事実審理とは別の特別な陪審が組織され，精神科医の証言が必要となる。

訴訟能力の規準は精神疾患の個々のカテゴリーには対応せず，重度の障害が

存在しても裁判を理解したり指示を与える能力が認められることもある。通常，訴訟能力の鑑定では以下の能力評価を行う。

1．弁護士に指示を与え得るか。
2．告発に対して弁論できるか。
3．陪審員に異議を申立てられるか。
4．証拠を理解できるか。

実務上でしばしば問題になるのは，無言，無反応，理解とコミュニケーションの著しい障害である。この点についての評価には次の質問が有用で，これらに適切に答えられないことは訴訟無能力を示唆する。なお北米で補助的評価として用いられる構造化面接や質問票はイギリスでは一般的ではないようである。

1．警察はあなたが何をしたと言っているか知っていますか。
2．法廷でそれをしたのかと聞かれたとき，罪を認めるか認めないか（saying 'guilty' and 'not guilty'）の区別が分かりますか。
3．何が自分に起きたと思うか，弁護士に話せますか。
4．あなたがそうだと思わないことを証人が法廷で述べたとき，それを誰に話しますか。
5．あなたの事件で陪審に選ばれた人々の誰かについて異議を申立てることが出来ると言われたとき，その意味が分かりますか。

いったん訴訟無能力と認定されると，刑事訴訟〔インサニティ〕法にもとづいて，国務大臣により指定された病院への入院がなされる。この場合の入院の条件は精神保健法の第37条および第41条（無期限の退院制限付き入院命令）と同等である。訴訟能力が回復して裁判に戻るかどうかは国務大臣の裁量に委ねられる。回復しない場合，退院は臨床的，保安的な見地から内務省か精神保健審査会により決定される。

以上は刑訴法による訴訟無能力の評決の手続であるが，精神保健法では精神疾患および重い精神的欠陥（impairment）のため訴訟に適さないとみなされる人に対してつぎの処置が定められている。

1. 治療のための病院収容（精神保健法第36条）：2通の医学的勧告を必要とし，12週を越えると公判が再開される。
2. 内務省の令状による病院移送（同48条）：緊急な治療を要することが要件で，前者と異なり，退院制限が自動的に付され，無期限である。
3. 有罪宣告を伴わない入院命令（同37条）：下級裁判所または治安判事裁判所で，犯行をおかしたという証拠があり，なおかつ精神鑑定で入院が勧告される場合に，入院命令と同時に，有罪を宣告しない旨の決定を下す。微罪をおかした人に対して有罪の烙印なしに治療を与える効果を持つが，頻繁には適用されない。

さて，訴訟無能力の制度は裁判の公正さを高め，かつ被拘禁者に対する治療を保証するという点で有益と考えられている。しかし他方で，いったん訴訟無能力と認定された人が裁判を受ける権利を奪われ，実際はおかしていない犯罪を理由に入院させられたり，犯行の重さと不釣り合いなほど長い入院を強いられる危険性がある。Glenn Person事件[4]では，5ポンドを窃取した32歳の知能障害の聾唖者が，手話の補助でも裁判を理解できないと評価され，陪審が訴訟無能力の認定を下した。制限付き入院命令の条件を臨床的に満たしていないにもかかわらず入院とされ，3ヵ月後に精神保健審査会に申請が出され，ようやく退院となった。これが暴力犯罪であれば退院はもっと遅れたであろうと言われている。

実態についてはGrubin[8]が1976年から1988年までに訴訟無能力とされた295人について内務省の記録をもとに調べた。大多数は男性の統合失調症もしくは精神遅滞の患者で，年齢の中央値は32歳であった。窃盗，暴力が主で，重大な犯罪は少なかった。3割弱が特殊病院へ送られた。46％ではある程度の期間（中央値は4ヵ月）を経て訴訟能力の回復が認められ，26％は公判に復帰した。しかし23％は調査時点でまだ入院中で，うち39人は5年以上も入院していた。訴訟能力の有無の判定について，15％では精神科医の判断に明らかな不一致が見いだされ，訴訟能力の解釈が一定しなかった。

退院制限付きの入院の本来の目的は公判再開を可能にすることでありながら，裁判が開かれず，退院制限も解除されない状況で入院が長引いていることにGrubinは注意を促す。そして彼は，弱者を保護するための訴訟無能力の制度が本人に利益をもたらしていない現状を踏まえ，「訴訟無能力とは精神医学

的状態を意味するのではなく法的概念である」という前提に立って，適正に運用するための改善策を提案している．陪審制度に関して事情は異なるが，日本の方式を検討する上で参考になる．

1. 能力判定は陪審でなく裁判官が行い，提起するのは検察側でなく弁護側である．
2. 無能力の認定は有罪宣告が精神状態に害を及ぼす場合にのみ裁判官が下す．
3. 弁護側が裁判を争っており，精神状態の改善がそれを有利に導く場合のみ訴訟無能力とする．
4. 基準の中の「法的代理人に指示を与える能力が精神疾患か精神遅滞により著しく損なわれていること」のみを残す．
5. 精神科医は訴訟能力ではなく状態と予後に関してのみ意見を求められる．
6. 裁判官は訴訟無能力の認定の期間を犯行の重さに応じて定める．
7. 裁判をなし得るかを定期的に検討する．

改革の動きとして，内務省の1975年の「精神障害犯罪者に関する委員会」（Butler委員会と略称される）においては以下の提案がなされた[4]．

1. 裁判を受ける前の被告人に迅速な医学的治療を施す．
2. 訴訟無能力の認定を最小限に減らす．
3. 事実に関する公けの調査（public enquiry）を確実に行う．
4. 無能力と認められた人に対して柔軟な処分を行う．

Butler委員会の勧告はunfitness to pleadに替えて，裁判にかかわる能力障害（disability in relation to the trial）の用語を提案した．そして，能力障害を認定された被告人でも，その精神状態が許す範囲内でできるだけ広い事実審理を行うべきであるとした．これは制限付き入院命令の弊害に対する批判に立ったものである．すなわち処分はより柔軟であるべきで，一律の入院命令に限らず，後見人を付けたり，単に資格を制限するだけでも，臨床的な改善は得られるという．もっともこの委員会の勧告は政府によって十分には採用されていない[4]．

一方，刑事訴訟〔インサニティ〕法も批判され，1991年に刑事訴訟〔インサニティと訴訟無能力〕法（Criminal Procedure〔Insanity and Unfitness to Plead〕Act 1991）として改正された[2]。改革点は以下の2点で，これによって裁判所の処分の選択肢は広くなる。

1. 訴訟無能力とみなされた人に対して，犯行をおかした可能性があるかを決定するために事実の審理がなされること。そして証拠が薄弱であれば，訴追は取り下げられ，釈放がなされる。
2. 訴訟無能力の認定および精神異常を理由とする無罪の評決を柔軟に行い，無期限の退院制限付き入院を避ける。

以上のように，イギリスでは裁判の公正さを保証するために訴訟能力を有することが尊重されてきた。ところが，訴訟無能力とされた人が犯罪に関する事実を明らかにされないまま長期入院を強いられるなど，本来ならその人に益をもたらすべき制度がかえって災いになっているという現実が批判を呼び，より柔軟な方法が模索されている。

2．アメリカ合衆国

ここではBrooks[3]，Gutheil[9]の著書，アメリカ法曹協会の『刑事司法精神保健基準』[5]を参照する。

アメリカの法ではCompetency to stand trialが訴訟能力にあたる。訴訟能力は責任能力とは別の概念で，訴訟手続の公正さにかかわるものとされる。1974年のBrooksの報告[3]によれば，インサニティの抗弁（insanity defense）にもとづく責任無能力の事例よりも訴訟無能力の事例ははるかに多数あり，制度の戦術的な濫用（弁護人による判決引き延ばし，検察官による予防拘禁の代替的使用など）が指摘されている。精神障害犯罪者で施設に送られる者のうち，インサニティの抗弁の適用の1件に対して訴訟無能力の適用は100件に達する。

こうした事情を反映してアメリカでは訴訟能力の精神医学的，心理学的な評価法に関する議論が盛んである。

1960年の連邦最高裁の決定（Dusky v US）は基本的なテストを提示した。すなわち「被告人は妥当な程度の理性的理解をもって弁護人に相談できる十分な能力を現に有しているか。また自分に対してなされている審理を合理的かつ

実際的に理解できるか」である。さらにその後の判例も踏まえてアメリカ法曹協会（1986）は以下の基準を掲げた。

1. 精神的な訴訟無能力のあいだは如何なる被告人も審理を受けてはならない。
2. 精神的な訴訟能力を認定するテストは「被告人が，妥当な程度の理性的理解をもって弁護人に相談できるか。またそれ以外のかたちで防御に加わることができるか。訴訟手続に関する合理的かつ実際的な理解を有しているか」である。

そして鑑定人は，訴訟無能力と評価した場合には，下記の事項について報告書を提出しなければならない。

1. 訴訟無能力の原因
2. 必要な治療もしくはリハビリテーション
3. その地域において利用し得る治療・リハビリテーションの方式及び施設
4. 訴訟能力の回復の見込み及びそれに要する期間

訴訟無能力であるか，治療もしくはリハビリテーションが継続されなければ能力が維持できないと裁判所が認定した場合，方法（釈放したうえでの通院治療も含む）について具体的に検討しなければならない。その後は裁判所が訴訟能力を定期的に再判定する。恒常的な訴訟無能力者すなわち予見可能な未来においては回復が見込めない者については，重罪の場合には事実審理がなされ，その結果によって特別な強制収容が命じられる。重罪以外の場合は釈放されるか強制収容が命じられる。

訴訟能力の具体的評価法について，Gutheil[9]は，訴訟の過程，裁判の構成員と彼らの役割，自分がどのような被告人であるか，などに関する平均的な認識があればよく，弁論や判決のニュアンスまで理解できる必要はないと述べている。そして彼は訴訟能力判定の有益な指針としてMacGarryら[13]の評価法を推奨している。以下これについて紹介したい。

MacGarryらの評価法は，訴訟能力を標準化，客観化することを目的に，審理で適切に自分を守るために13の機能領域を以下のように設定する。

1. 利用可能な法的防御の評価
2. 統御不能の行動（審理を妨げる不適切な行動の有無）
3. 代理人（弁護人）との関係の質（弁護人との対人関係の能力）
4. 適切であれば，より軽い起訴内容について有罪答弁をするなどの法的戦術の計画（状況に合致した法廷戦術の理解と実行）
5. 以下の役割の評価：弁護人，検察官，裁判官，陪審，被告人，証人（検察官・検察側証人を敵方，弁護人を味方，裁判官を中立者，陪審を決定者とみなす）
6. 裁判手続の理解（主尋問，反対尋問などの理解）
7. 告発（起訴内容）の認識（基本的には字義通りの理解で足りる）
8. 考え得る刑罰の範囲と性質の認識
9. 見込まれる成り行きの評価
10. 犯行に関する利用可能で適切な事実を弁護人に開示する能力（自分の行動，時期，精神状態，動機などに関する一貫し，合理的で，意味のある説明）
11. 検察側証人に現実的に異議を申立てる能力（歪められた証言の指摘）
12. 適切に証言する能力（言語的コミュニケーション能力）
13. 動機が自己敗北的（病的な動機で罰を求めたり，法的保護を意図的に回避する）か自己奉仕的か

つぎにこれらの各項目について1点から5点までの点数づけをする（得点から総合的評価をどう決定するかは引用した文献では述べられていないので不明である）。

1点：機能が完全あるいはほとんど完全に欠落している(無言，滅裂，重度遅滞)
2点：機能に重度の障害があり，訴訟に関する特定の機能に重大な不適切さがある。
3点：機能に中等度の障害があり，訴訟に関する特定の機能に不適切さがある。
4点：機能に軽度の障害があり，訴訟に関する特定の機能にわずかな不適切さがある。（精神病理を伴うか伴わない）社会文化的剥奪にもとづく

司法手続きの無経験によって軽度に障害されている。
5点：障害も問題もなく，訴訟に関する特定の機能に関しては適切に行動し得る。
6点：得られたデータでは相当な臨床的確実さの範囲内での評価ができない。

このMacGarryらの評価法は1972年に国立精神保健研究所から発表された試案であるが，筆者が文献を調べた限りでは，これは必ずしもアメリカで標準的方法として広く使用されてきたわけではないようである。

3．ドイツ

ドイツでの訴訟能力についてはすでに中田[17]が詳しく紹介しているので，ここではWitter[26]，Nedpil[19]の著書を参照して簡単に述べることにしたい。

刑事上の訴訟能力はVerhandlungsfähigkeltであり，これは日本語では「弁論能力」とも訳されている。しかし日本の法で言う弁論能力は，刑訴法第388条で「控訴審では，被告人のためにする弁論は，弁護人でなければ，これをすることができない」と定められたもので，実体的な「能力」よりも「法的な資格」を意味する。従って，ここで問題にしている訴訟能力とは似て非なる概念である。

ドイツでは訴訟能力は判例をもとに「審理の内部あるいは外部において自らの利益を理性的に認知し，防御を賢明かつ分かりやすい仕方で遂行し，裁判での供述を行い，またそれを受け取ることができる能力」と理解されている。これに対応する法律の条文は刑訴法第205条の「被告人の長期の欠席などが公判を妨げるとき，裁判所は決定をもって一時的な手続をとり得る」である。訴訟無能力は，重度の身体的もしくは精神的な欠陥，疾患があり，なおかつ被告人がこれらの状態によって自己の利益を認識し得ないか，審理への参加が健康に対する著しい危険性をもたらす場合である。

英米と異なり，訴訟能力は限られた場合にしか問題にならないようである。すなわち，犯行後から審理までの間に精神病が発症した場合である。犯行時にすでに精神病の状態にあったと考えられる事例では責任能力を定めた刑法第20条にもとづく決定がなされる。また被告人が出廷できないか，出廷が秩序を乱すとみなされる場合には，公判は被告人の出廷を必須とせず，被告人の利

益は弁護人によって代理される。異常な言動のために訴訟能力が問題になると，同時に犯行時の責任能力についての判断も必要となる。

犯行時には責任能力が完全であった人で，犯行から審理までの期間に真性の精神病が発症した場合には訴訟無能力と判断される可能性がある。そのさいには精神疾患の存在が直ちに訴訟無能力を意味するわけではない。訴訟無能力は責任無能力よりも重い障害を要件とする。Witterはつぎの指針を示しているが，これは疾病学に重点を置いたもので，責任能力の場合に準じた基準である。

1．急性の内因性精神病および「身体に基礎づけられた精神病」では訴訟無能力。
2．慢性精神病および精神病後の人格変化では，時と場合に応じて合理的理解は可能であるが，訴訟無能力のこともある。
3．妄想患者では訴訟能力は部分的に限定される。
4．精神病質および異常体験反応では限定されない。

一方，Nedpilによれば，訴訟無能力の一般的な基準は存在せず，個々の事例で，実際の審理に必要な注意力，集中力，知的作業力などが検討されるべきであるという。こうした異なる見解の対立点はあいにく文献からは明らかではない。ドイツでは訴訟能力が明文化されているものの，実際に関心をもたれる機会は英米に比べてはるかに少ないようである。そのため制度の運用実態についても知る手がかりが乏しい。責任能力が欠如もしくは限定された犯罪者に対する精神病院収容処分の制度との関連で責任能力判断にウェイトが置かれ，訴訟能力には二義的な意味しかないようである。

以上で通覧したように3ヵ国での制度と実態は大きく相違している。ドイツでは責任能力の判断が優先され，訴訟能力が独立して論議されることは稀である。一方，英米とくにアメリカ合衆国では訴訟能力の評価が重視されている。この違いは刑事訴訟における職権主義と当事者主義の相違にもとづくようである。注目される点は，英米いずれでも訴訟能力を回復させるための治療が制度化され，「訴訟無能力」という認定は「能力を回復させるための治療」と抱き合わせにされていることである。

ま と め

　責任能力が犯行という過去の事実に関してretrospectiveに評価されるのに対して，訴訟能力は今後の裁判が可能かどうかのprospectiveな予測にかかわっている。紹介したように日本の訴訟能力に関する主な判例は控訴取下げの有効性を事後的に問うという特殊な事例であり，そのこともあって訴訟能力の問題の本質が十分認識されてこなかった。訴訟能力の程度は，1人の個人でも，時間の経過によって，また裁判の進め方によって，可変的である。従って，鑑定人の役割は，能力の有無を二者択一的に判定することではなく，その人の精神的能力（理解や表現の能力）を具体的に示して裁判官の判断に資することであろう。そのためには諸外国で利用されている種々の基準を参考にして日本の制度に適合した評価法を開発することが求められる。問題はまさに，被疑者あるいは被告人の立場に置かれた人の精神保健にかかわっている。何よりも望まれることは，司法界が日本の刑事訴訟における訴訟能力の位置づけを明確にすることであろう。

文　献

1) 朝日新聞：1998年3月13日朝刊.
2) Briscoe O, Carson D, d'Orban P, et al.: The law, adult mental disorder, and the psychiatrist in England and Wales. In, Gunn J, Taylor PJ (ed.) Forensic Psychiatry. pp. 41-117, Butterworth Heimann, Oxford, 1993.
3) Brooks AD: Law, Psychiatry and the Mental Health System. Little Brown and Company, Boston・Tronto, 1974.
4) Chiswick D: Fitness to stand trial and plead, mutism and deafness. Bluglass R, Bowden P (eds.) Principles and Practice of Forensic Psychiatry. pp.171-177. Churchill Livingstone, Edinburgh・London, 1990.
5) Erickson WH, Overton BF, Bennett GT: Competence to stand trial. In : ABA Criminal Justice Mental Health Standards. pp.157-258, American Bar Association, 1986.
6) 福島章：訴訟能力の精神鑑定．石川義博編：精神科臨床における倫理. pp.44-69, 金剛出版，東京，1996.
7) Grounds A: Psychiatirc reports for legal purposes in United Kingdom. Gunn J, Taylor PJ (ed.) Forensic Psychiatry. Clinical, Legal and Ethical Issues, pp.826-856, Butterworth-Heinemann, Oxford, 1993.
8) Grubin DH: Unfit to plead in England and Wales, 1976-88. A survey. Brit J Psychiatry

158 ; 540-548, 1991.
9) Gutheil TG : Legal issues in psychiatry. In, Kaplan HI, Sadock BJ (ed) Comprehensive Textbook of Psychiatry, Volume 2, Sixth Edition. pp.2724-2767, Williams & Wilkins, Baltimore, 1995.
10) 加藤久雄：「精神障害被疑者」に対する起訴猶予処分の再検討．法と精神医療 6：24-44, 1993.
11) 倉田靖司：検察官による事件処理の概要．法と精神医療 6；77-83, 1993.
12) 刑の執行に対する異議申立棄却についての抗告棄却決定に対し異議申立を棄却した決定に対する特別抗告事件（昭和29年（し）第41号，同29年7月30日第2小法廷決定）
13) McGarry AL, et al : Handbook. Competency to Stand Trial and Mental Illness: Assessment Instrument. Nat.Inst. Mental Health,1973.（文献3より引用）
14) 内閣法制局法令用語研究会（編）：法律用語辞典．有斐閣，東京，1993.
15) 中田修：拘禁反応と訴訟能力．精神医学 8；115-118, 1966.
16) 中田修：訴訟能力に関する精神医学的見解．精神医学 8；625-633, 1966.
17) 中田修：訴訟能力，弁論能力．懸田克躬ほか（編），現代精神医学大系第24巻，司法精神医学，pp.97-105, 中山書店，東京，1976.
18) 中谷陽二：訴訟能力の鑑定について．第35回日本犯罪学会総会，東京女子医科大学，1998.11.14.
19) Nedopil N : Forensische Psychiatrie. Klinik, Begutachtung und Behanlung zwischen Psychiatrie und Recht. Thieme, Stuttgart, 1996.
20) 西山詮：精神遅滞者の訴訟能力──訴訟空間における知能の関連分析．精神経誌 90；111-124, 1988.
21) 西山詮：日本の刑事訴訟における当事者主義と訴訟能力．精神経誌 9；268-278, 1992.
22) 西山詮：精神障害者の訴訟をする権利と能力．刑事訴訟の場合．精神医学 35；875-882, 1993.
23) パラノイア患者である被告人の控訴取下を有効とした事例──ピアノ殺人事件控訴審決定．判例時報857号，pp.117-120.
24) 最高裁第二小法廷，平成7年6月28日決定．
25) 田宮裕：刑事訴訟法〔新版〕．有斐閣，東京，1996.
26) Witter H : Beurteilung Erwachsener im Strafrecht. In. Göppinger H, Witter H (eds.) Handbuch der forensischen Psychiatrie, Volume 2, pp.966-1094, Springer, Berlin-Heidelberg-New York, 1972.

成年後見制度と精神医学
―― 歴史と背景 ――

はじめに

　新しい成年後見制度が2000年4月に施行されて5年目を迎えた。本制度は精神医学の関与なしには動かないものであるが、法律や福祉の分野に比べて精神医学の取り組みが後れを取っていることは否定できない。それでも医療現場で経験が蓄積されるに従い、身近な課題として実感され始めているように思われる。

　よく指摘されるように新制度の背景には日本社会の急激な高齢化という環境変化があり、その中で旧来の禁治産・準禁治産制度に内在していた問題点が明るみに出された。ここで改めて制度の歴史を精神医学とのかかわりの面から概観し、今後の展望の一助としたい。

I　禁治産制度と精神医学：戦前

　成年後見制度は判断能力の不十分な成年者を保護するための制度であり、従来は民法上で禁治産、準禁治産として定められていた。まず旧制度およびそのもとでの精神鑑定について振り返ってみたい（片仮名は平仮名に変え、濁点を付す）。

　わが国最初の民法典である旧民法（1890年に公布されたが施行されずに終わる）では「心神喪失の常況に在る者は時々本心に復すること有るも其治産を禁ずることを得」「心神耗弱者、聾唖者、盲者及び浪費者は準禁治産者と為して之を保佐に付することを得」と定められ、禁治産の言い渡しにより「無能力者」とされた[24]。また「疾病の性質と資産の状況とに従いて禁治産者を自宅に療養せしめ又は之を病院に入らしむるは親族会の決議に拠る」「瘋癲病院に入

り又は自宅に監置せられたるものは入院中又は監置中其の財産を管理し及び処分することを得ず」という条項がある。つまり財産管理と本人の処遇とが一体化されたかたちになっている。このうち処遇に関する部分は，入院及び私宅監置を定めた精神病者監護法（1900年施行）などの法整備に伴って民法から切り離されたと考えられる。

　この規定で注目される点は「時々本心に復すること有るも」という語句であり，疾患が回復する可能性が考慮されている。旧民法の解説書によれば「時々本心に復する者」では禁治産の必要性がもっとも高いとみなされ，その理由として，狡猾に利益を得ようとする者が本人の心神喪失に乗じて合意を取り，その合意は本心に復した状態で成立したのだと主張する場合が想定されたからであるという[12]。この点から推測すると，当時は障害が持続的か否かが重視されたと考えられ，後で述べる三宅の著書でも症状改善に伴う取消申請に関する鑑定例がある。現在とは異なり，痴呆よりも内因性精神病が主な対象疾患であったことがおそらく関係する。

　1896・98年施行の現行民法は，禁治産の宣告について「心神喪失の常況に在る者に付ては家庭裁判所は本人，配偶者，四親等内の親族，後見人，保佐人又は検察官の請求に因り禁治産の宣告を為すことを得」と定め，禁治産者は後見に付し，その行為は取り消すことができ，禁治産の原因が止んだときは請求によって宣告を取り消すことができるとした。また「心神耗弱者及び浪費者は準禁治産者として之に保佐人を附することを得」として，保佐人の同意を得なければならない準禁治産者の行為として「元本を領収し又は之を利用すること」など9種の行為を規定した。旧民法の「時々本心に復すること有るも」は「常況に在る」の繰り返しであることなどが理由で削除された[12]。

　つぎに精神医学の対応について見てみたい。1898年に片山が国家医学会雑誌に「禁治産に関する精神病鑑定二件」[9] を発表した。片山は東京大学医科大学で法医学を担任したが，呉秀三の留学中は精神病学の担任を代行しており，この鑑定例はその時期にあたる。民法施行と同じ年に行われた鑑定で，「之を吾国に於ける此種鑑定の嚆矢とす」という注釈が施されている。当時は「禁治産に関する精神状態の法医学上鑑定を要するもの尠しとせず」という状況で，民法施行に伴って早くから関心が高まったことが推測される。

　片山論文の第1例を紹介すると，「禁治産に関する鬱狂後続発妄想狂の鑑定」である。今日の診断では妄想型の統合失調症と推定される事例である。区裁判

所判事から「心神喪失の常況にあるや否や」の鑑定を命じられたもので，後述の三宅の鑑定例と同じく「心神喪失の常況」の判定が鑑定人に委ねられている。鑑定時31歳の男性で，20歳代の終わり頃に発病した。「鬱狂の時期」「被害及び誇大の二妄想の併存の時期」「鬱狂後続発妄想狂（偏執狂）」という3段階を経過している。これらの病名は，主にKrafft-Ebingに拠ったとされる呉の『精神病学集要』[11]の中に見いだされる。この事例で禁治産宣告が申請された理由は触れられていないが，「而して本人は其第三期にありて自から治産の能力なきものなり」として「民法第七條に所謂心神喪失の常況にあるものとす」と診断していることや，「金六百万円渋沢栄一より請取るべき約束成れり」などと言って電報や手紙を乱発したり，料理店に100人前の料理を注文するなどしているので，荒唐無稽な誇大妄想に基づく乱費行動が財産管理を必要としたと推測される。

　戦前の精神医学では刑事精神鑑定と並んで民事精神鑑定も重視されたと思われる。たとえば呉は『精神病学集要』[11]の序文で，精神病学が接する緊要な社会問題として精神病の予防問題の次に精神病の刑法，民法との関係をあげ，鑑定を通じて「精神病者の幸禍は一に精神病の臨床的知識によって左右されるのである」と強調している。「症状に時々の間歇のなきもの」を「心神喪失の常況」とみなし，「白痴者，早発性痴呆者，偏執病者，慢性の経過を取れる躁鬱病，麻痺性痴呆，老人性痴呆者など」を含める。病状の持続性が必要条件とみなされている。また準禁治産に属するのは「精神病的性格，精神病的体質者，異常気質者等所謂変質者，魯鈍者等」であり，「聾者・唖者・盲者等で治産能力の乏しい者」も場合によって鑑定が必要となるという。鑑定の結論は「病状を法律的規定に照らして被申立人が心神喪失の常況にあるか心神耗弱にあるか心神耗弱なるかを説明する」もので，あげられた例文を見ても「心神喪失の常況」「心神耗弱」を鑑定人が判断して記載するかたちになっている。前田[11]によると，初期は心神喪失が「精神病」「精神障害」等の語で説明されていたが，その後は意思無能力の意味で理解されるようになったという。つまり，当初は心神喪失がより精神医学に近い概念ととらえられ，鑑定人が直接その有無に言及するかたちであったようである。

　三宅の『精神鑑定例』(1937年)[14]は戦前の鑑定実態の貴重な資料である（表）。禁治産または準禁治産の申請に基づく鑑定が5例，準禁治産宣告を受けたことに対する不服訴訟での鑑定が1例，禁治産または準禁治産の解除申請で

表　三宅による禁治産・準禁治産鑑定例（文献14より作成）

事例番号	主な鑑定事項	主な鑑定結果
1	心神喪失の常況にあるか	麻痺性痴呆。心神喪失の常況
2	心神喪失の常況にあるか	精神薄弱（軽症白痴か重症痴愚）。心神喪失の常況
3	心神喪失の常況にあるか	老耄性痴呆。心神喪失の常況
4	心神耗弱の常況にあるか	躁鬱病性基礎状態または同病の軽快状態。心神耗弱の常況
5	心神耗弱の常況にあるか	著明な精神病とするに十分な症状なし。心神耗弱を否定
6	準禁治産宣告を受けた当時の精神状態（原告代理人が不服申立）	痴愚の甚だ軽いものまたは魯鈍。民法上の能力を制限すべきかは多少の異議を免れない
7	心神耗弱か（準禁治産の解除の申立。4と同一人）	鬱病全快。心神耗弱者とするには及ばない
8	早発性痴呆は全快しているか（本人による禁治産解除の申立）	未治の状態として禁治産解除を否定（病覚なきために解除を申し出た）
9	心神耗弱の常況にあるか（本人による準禁治産解除の申立）	痴愚。心神耗弱の常況。解除申請を否定
10	心神喪失状態から平常に復帰したか	早発性痴呆。ほとんど全快し心神耗弱の程度

の鑑定が4例である。不服訴訟の事例では三宅のものを含めて鑑定が4回繰り返されている。病名別では痴呆性疾患は1例（老耄性痴呆）で，その他は精神薄弱，早発性痴呆などである。これ以外に，禁治産あるいは準禁治産を宣告されていなかった人が行った特定の行為に関して民法上の能力があったか否かの鑑定が7例収載されている。緻密な問診や知能検査などに加えて国内外の学説も検討され，質の高い鑑定と言える。大学で行われた鑑定という特殊性を考えれば，ここから当時の一般的水準を推し量るわけには行かない。しかし少なくともアカデミズムの内部で禁治産鑑定の重要性が認識されていたことは十分注目に値する。

II　戦後の禁治産制度と精神医学

まず統計を見ると，1955年には「後見開始の審判及びその取消し」の294件

よりも「保佐開始の審判・取消しなど」の738件が多く，1965年になるとそれぞれ508件，445件と逆転し，その後は後見開始は一貫して漸増している[21]。それでも，文献から知る限り，精神医学者は関心を向けなかった。実証的研究のほとんど唯一のものとしてしばしば引用される金子らの論文[8]は社会が高齢化する以前の実情をうかがわせる情報である。1951年から1961年までの大阪家庭裁判所での禁治産宣告83例について分析したもので，主な結果は以下のようである。

　男女ほぼ同数，30歳から50歳が半数で，66歳以上はわずか3例である。申立動機は財産管理32例，離婚10例，年金受給9例，遺産相続と身上監護が各6例などである。疾患別では統合失調症（精神分裂病）47例，精神薄弱14例，進行麻痺4例，脳動脈硬化症・脳卒中後精神障害4例，てんかん性精神障害3例，アルコール中毒2例，その他及び不詳9例，である。この数値からうかがわれるのは，中年の統合失調症及び精神遅滞の患者について財産管理や離婚の問題が発生した場合に申立がなされるのが一般的であったようであり，高齢化以後とはかなり事情を異にしている。

　金子らが指摘する問題点の中で，純然たる法律問題でありながら判定は鑑定結果にほとんど依存していると推測されること，再鑑定例は皆無で，また本人または申立人からの抗告はほとんど起きていないという点が興味を引く。前述の三宅の鑑定例には，宣告への不服申立，解除の申立，再鑑定の事例が含まれている。これだけから言えば，戦前の方が法がより公正に運用されていたのではないかと想像したくなる。

　金子の共著者である坂本は後に1969年から1978年の1家庭裁判所での禁治産宣告及び取消事件について調査した[23]。年次推移を見るとこの間の件数は横這いである。また1975年から1979年までの福岡・熊本家庭裁判所本庁での申立を調べた寺嶋[26]によると，心神喪失の原因疾患は精神薄弱20例，統合失調症（精神分裂病）18例，植物人間・交通事故9例などであり，老人性痴呆は56例中2例にとどまる。禁治産者の年齢は40歳代が36％でもっとも多く，60歳以上は18％である。寺嶋は近年の傾向として精神薄弱，慢性の統合失調症に次いで持続的植物状態が目立つことを指摘している。1970年代は高齢化がすでに進行していたが，禁治産制度にはまだ反映されず，関係者の意識にも上らなかったようである。

　さて坂本は上記の論文で臨床的視点から示唆に富む指摘をいくつか加えてい

る。第1に，禁治産の申立にはそれを必要とする特定の事情や動機があるが，いったん宣告されると，事情や動機が消滅した後でも「心神喪失の常況」がなくならない限りは取り消されず，法律上の制限を受けることである。この不合理さは，たとえば申立動機の13.3％を占める離婚訴訟の場合である。離婚に絡んで本人の訴訟能力，慰謝料，財産分与の問題が起きる場合，禁治産宣告によって離婚それ自体は適法に行われる。しかし，離婚後，保護すべき財産等がないにもかかわらず禁治産者という事実だけが残るわけである。第2に，審判は非公開で対審構造がなく，本人には申立がなされたことの通知もなく，また再鑑定の請求はほとんどないという閉鎖的構造である。坂本は総括して，禁治産という無能力者制度の本来の主旨は精神的能力の劣る者の保護であるが，実際には健康な親族を中心にして，また彼らのために制度が機能している側面が大きいことをあげている。

戦後，禁治産制度の問題への関心がなぜ薄れたのであろうか。中田[15]は，わが国では禁治産・準禁治産の宣告での精神鑑定はかなり多いと思われるが，それから学問上の論争が起こることもほとんどないし，それに関する報告もほとんどないと述べ，その理由を2点あげる。第1に，たいていは著しい精神障害がみられ，入院中などで判定に困難な問題がないこと。第2に，当事者間の対立が刑事事件の場合ほど深刻でなく，和解という妥協的な手段がしばしば用いられ，厳密な論争の意味がなくなること。また坂本[23]は，この問題が精神医学的研究の対象として取り上げにくく，あまり関心が払われてこなかった理由を3点あげる。まず件数が少ないこと。また私的な親族内の問題であり，刑事事件と異なり社会的関心を呼ばないこと。そして刑事事件と異なり，精神障害ははっきりしており，しかも意思能力を欠く程度であることが親族により推定されているため，鑑定はすでに予想されていることの確認という意味合いを持つことである。

1979年から1981年にかけて日本精神神経学会総会のシンポジウムが精神鑑定を取り上げた。冤罪事件などに絡んで刑事精神鑑定あるいは司法精神医学者を俎上に乗せることが狙いで，民事鑑定については上述の坂本の他に寺嶋の報告[26]および石川の報告[5]のみである。石川は制度悪用の例として「N氏の事例」を紹介し，次のような制度的欠陥をあげている。①当事者への直接の告知が義務づけられていない。弁護人のいない欠席裁判のようなものである。家事審判規則に「即時抗告」の条文はあるが，知らされていないので抗告のしよう

がない。②本人がわきに置かれるのは，心神喪失の常況にある人に何を告げてもわからないはずだという認識があるのではないか。③「N氏の事例」では鑑定書がきわめて粗雑であった。鑑定者の選定については「医師その他適当な者」という曖昧な条文のみで，資格についての細かい規定はない。④後見人の財産管理を監督することについての義務規定がない。

「N氏の事例」はやや極端な例と思われ，事情に不詳のところがあるが，関心の外に置かれた制度が水面下で濫用，悪用される危険性を示す実例として意義がある。司法と医療の関係者相互のなれ合い，いわば阿吽の呼吸で手抜きの処理がされたように思われる。

Ⅲ　改革への道筋

これらの散発的な問題提起はあったが，精神医学側の関心は制度改正が動きだすまで高まることはなかった。高齢化に伴って法律家が問題意識を持ち，法と精神医療学会は1993年に「被保護成年者制度の現状と課題」をテーマとするシンポジウムを組んだ。須永[25]はその中で，高齢化社会の到来とともに高齢者，とりわけ痴呆性老人の財産管理と身上監護が緊急課題となっていると報告した。

精神医学の側では金澤[6]が増加傾向に着目し，1979年から1997年までの禁治産・準禁治産宣告のための鑑定自験例146例を分析した。1985年頃から件数の急増が見られる。年齢別では70歳代以上が37％で，1950年代の金子らの調査[8]とは相当な差がある。疾患別の割合でも統合失調症（精神分裂病）の20％に対して老年期痴呆が30％で，逆転が見られる。地価高騰や痴呆患者など対象者の増加が背景にあること，鑑定人が得にくいこと，紛争性の強い事例のあることなどが指摘されている。

制度改正への気運は旧制度の欠陥の認識に裏づけられている。法律の立場から新井[1]は，禁治産制度の機能がよくない理由として以下の事項をあげた。①要件が「心神喪失の常況」だけで専門医でも判定困難なこと，②戸籍への記載，③本人保護よりも家族間の財産争いの道具であること，④鑑定費用の負担が大きいこと，⑤"禁治産"の名称が抑圧的であること，⑥多くの欠格事由に該当すること，⑦人権の制限つまりあらゆる能力を奪うこと。

他方，鑑定人の視点から西山[16]は，禁治産制度の乱用・悪用に弱い構造の

原因として次の事項をあげた。①非公開であること，②当事者対抗主義 (adversary system) を持たないこと，③宣告を本人に告知することは条文にも習慣にもないこと，④ほとんどそのまま裁判官に採用されること，⑤鑑定人尋問の召喚はきわめて稀で，再鑑定はまずないこと。

改正の検討作業は次のように進められた[3]。1997年10月，法制審議会の民法部会に成年後見小委員会が設置され，福祉関係者など一般有識者も参加し，審議が始められた。1998年4月，要綱試案が公表され，各界への意見照会がなされた。同年9月以降，法制審議会は上記小委員会で改正要綱の策定を審議した。1999年2月，法制審総会で「民法の一部を改正する法律案等要綱」が決定されて法務大臣に答申され，法務省はこれに沿って立案作業を行い，関連4法案を国会に提出，同年11月に修正なく成立した。ここでいう関連4法案は「民法の一部を改正する法律」「任意後見契約に関する法律」「民法の一部を改正する法律の施行に伴う関係法律の整備等に関する法律」「後見登記等に関する法律」である。

改正の理念は担当者によって以下のように説明されている[3]。①成年後見制度は判断能力の不十分な成年者（痴呆性高齢者・知的障害者・精神障害者等）を保護するための制度である。②改正は高齢社会への対応及び知的障害者・精神障害者等の福祉の充実の観点に立つ。③自己決定の尊重，残存能力の活用，ノーマライゼーション等の新しい理念と従来からの本人の保護の理念との調和を旨とする。④柔軟かつ弾力的な利用しやすい制度の構築を目指す。

Ⅳ　精神医学の課題

新制度のもとでさまざまな課題が精神医学に与えられている。本論では2つに絞って論じたい。第1に法律行為を行うための能力をどうとらえるかという問題，第2に社会精神医学的な視点の必要性である。

1.『手引』の構造と能力論

新制度では法定後見が3類型に段階づけられ，旧制度に比べて能力の線引きがより微妙な課題となる。これについては最高裁判所事務総局が作成，公表した『新しい成年後見制度における鑑定書作成の手引（以下，手引）』[19]と，同じく診断書作成の手引[20]が指針を示している。実際に鑑定書の大半は『手引』

に基づいて作成されているとされ[2]，これを抜きにして成年後見鑑定は語れない。それだけに精神医学の観点から『手引』の構造は十分に吟味される必要がある。

各類型に該当する能力水準は，「精神上の障害により事理を弁識する能力」について，後見では「欠く常況にある者」，保佐では「著しく不十分な者」，補助では「不十分な者」とされ，それぞれに同意権・取消権・代理権の及ぶ範囲が設定されている。言うまでもなく保護と自律性のバランスが重視され，とくに新制度の目玉とも言える補助の場合，開始手続や同意権等の対象となる法律行為の選定について本人の自己決定が大幅に尊重され，また鑑定は必須でなく診断書で足りるとされている。しかし「重要な財産行為について，自分でできるかもしれないが，できるかどうか危惧がある」という補助については，容易に想像されるように，能力判定はしばしば困難となり，診断書で足りるとすることには疑義も出されている[22]。臨床的評価の難易と法律上の軽重が相反するわけである。

鑑定結論は裁判所から命じられた鑑定事項に対応しなければならない。『手引』には鑑定事項の例として，①精神上の障害の有無，内容及び障害の程度，②自己の財産を管理・処分する能力，③回復の可能性，があげられている。①についても種々問題は起きるが，成年後見鑑定の核心にあるのは②の能力評価の部分であろう。『手引』には例として4段階が示されている。すなわち，「自己の財産を管理・処分することができない」（後見に相当），「自己の財産を管理・処分するには，常に援助が必要である」（保佐に相当），「自己の財産を管理・処分するには，援助が必要な場合がある」（補助に相当），「自己の財産を単独で管理・処分することができる」である。診断書の場合も上記4段階のいずれかをチェックするかたちをとっている。

『手引』では「鑑定主文で示される意見は，裁判所が本人の判断能力の有無・程度について判断をするための参考となるもの」とされている。しかし鑑定人が上記の指針に従って4段階の1つを特定した結論を書くと，必然的にそれに相当する類型も指示することになる。

それでは，鑑定人には実質的にどこまでの判断が求められているのであろうか。財産管理能力（鑑定事項②）の位置づけは成年後見鑑定の大きな論点であり，法的能力の本質論に繋がる。これについて西山，前田の論述を簡単に紹介したい。

西山[16-18]は早くから民事精神鑑定での能力判定の構造について論じた。能力判定が刑事責任能力の場合と同様に生物学的要素と心理学的要素という構造を持つとみて，後者には事実的側面と評価的・規範的側面があるとする。『手引』はいわゆる可知論的見解を採っており，鑑定人は医学的所見のみならず「自己の財産を管理・処分する能力」についても意見を出すべきであるが，ただしそれは最終判断の責任を取ることとは別であるという。

他方，法律の立場から前田[12, 13]は次のように論じる。禁治産，準禁治産を宣告する要件は2つある。要件①は「一定程度以上の精神障害が存在すること」，要件②は「法的必要性とでも言うべき要件を満たすこと」である。①については，障害の程度は宣告の法的効果から導き出されるべきで，法的効果を基礎として医学上の判定をする。②については，状況に照らして本人を保護する必要性を基準とする。法的評価は必要性と危険性を総合判断するが，これは裁判官（審判官）の仕事で，医師が肩代わりすべきではないという。

能力判断の構造に関する西山と前田の理解は，前者ではより精神医学，後者ではより法律に力点が置かれ，いわば軸足の置き方が対極にある。しかしいずれも医学的診断と法律判断がオーバーラップする領域に焦点を当てる。こうした指摘を踏まえて，『手引』で示された鑑定事項②について，本質論にわたる議論がさらに必要であろう。

補足すると，裁判官が最終的で総合的な法律判断を下すという場合，鑑定結論がどのように「参考」にされるのか，具体的なプロセスが明らかにされることが双方の協力関係に有用ではないかと考えられる。

2．"事例性"としての成年後見

制度改革は人口の高齢化に加え地価高騰や家族構造の変化などの社会経済的要因により促されたもので，すぐれて社会精神医学的な問題と言える。そして"事例性"というキーワードを持ち込むことによってこの側面はより鮮明になる。

加藤[10]は精神障害に関して，医学的概念としての疾病性（illness）の次元と，本人の主観と周囲の人の判断や社会文化的規範によって決定される事例性（caseness）を区別した。後者は「なぜ，誰によって，いつ，どこで」という諸要因から成り立っている。言うまでもなく疾病の存在だけで成年後見が必要とされるわけではなく，必ず特定の事情と申立てる人が存在する。「なぜ，誰

によって，いつ，どこで」という要因が加わることにより事案が発生するわけで，成年後見は事例性の次元に位置づけられる。

　旧制度の欠陥の1つに坂本[23]があげたように，禁治産，準禁治産は特定の事情や動機に基づいて申立てられるが，いったん宣告されると，事情や動機の消滅後も（取消しの手続が取られない限り）法律上の制限を受ける。とくに禁治産の場合は無能力者として法律行為が全般的に無効とされる。いわば動機と効果のアンバランスであるが，新制度は各類型について同意権などをこまめに設定し，事例性をある程度尊重しているという見方ができる。

　能力論を疾病性と事例性の関係からとらえ直すこともできる。すなわち鑑定人が疾病性を超えて事例性にどこまで踏み込み，鑑定結論に反映させるべきかという問題である。鑑定人は申立ての契機となった個別的な事情には深入りせず，裁判官による調査官のデータをもとにした判断に委ねればよいのであろうか。『手引』に示された結論の書き方の例文では事案の個別的事情，つまり申立ての事情ないし動機，将来に予想される法律行為（土地取引，悪質セールス被害など）は考慮に含まれない。『手引』の鑑定書記載例でも，保佐，補助の事例では金銭管理の状況などがいくらか詳しく記載されているが，問題となっている特定の行為に絞って検討されているわけではない。裁判官の立場からの意見でも，大門[2]は，鑑定で求められるのは法律行為全般を行うにあたっての能力についてであり，問題とされている行為に結びついたものではないが，その点が鑑定人に理解されにくいと述べている。

　要するに『手引』の構成や裁判官の見解から推察する限り，能力評価にさいして事案の個別性については鑑定人は立ち入らない。言い換えれば，疾病性の次元をあまり超えないことが暗黙のうちに求められているように思われる。しかし，"事例"として析出したからこそ成年後見が必要とされるわけで，鑑定書に記載するかどうかは別として，鑑定人はつねに事例性の観点を持つべきではないであろうか。金澤[7]は自身の経験から，被鑑定人を生活の場（居宅，施設，病院）に出向いて観察することの有益さを指摘しているが，これはいわば鑑定人が持つべき社会精神医学マインドであろう。

おわりに
――司法精神医学発展のために――

　これまでわが国では精神鑑定というと刑事精神鑑定が意味され，西山[18]が「民事精神鑑定学の貧困」という言葉で語っているように，司法精神医学の中で民事事件に関する問題意識は薄かった．戦前には必ずしもそうでなかったことは先に述べたとおりであり，関心の衰退は戦後の精神医学の特殊事情であるかも知れない．

　成年後見鑑定は社会的に耳目を集めることの多い刑事精神鑑定に比べるとはるかに地味であるが，精神障害者のwell-beingに直接かかわるという点では司法精神医学の本来の任務と言える．「心神喪失等の状態で他害行為を行った者の医療及び観察等に関する法律（心神喪失者等医療観察法）」の施行が2005年に予定され，司法精神医学の復興の気運が高まっているが，成年後見鑑定が車の両輪の一方であることを忘れてはならないであろう．

文　献

1) 新井誠：成年後見法の理念と課題．法と精神医療 11；1-21, 1997.
2) 大門匡：新成年後見制度における鑑定および診断の円滑な実施に向けて．新井誠，西山詮編：成年後見と意思能力．pp.7-22, 日本評論社，2002.
3) 法務省民事局：民法の一部を改正する法律等の概要．司法精神医学ワークショップ事務局編：成年後見制度のもとでの精神鑑定と診断のあり方．pp.51-58, 2001.
4) 五十嵐禎人：能力判定の手法．実践成年後見 6；19-32, 2003.
5) 石川信義：N氏の事例――禁治産制度について．精神経誌 82；713-717, 1980.
6) 金澤彰：禁治産鑑定の現状と問題点．臨床精神医学 26；1371-1377, 1997.
7) 金澤彰：精神鑑定の総括的報告　第3報　禁治産・準禁治産の鑑定．愛媛医学 20；46-51, 2001.
8) 金子仁郎，坂本昭三，大野周子ほか：いわゆる意思能力の精神医学的研究――禁治産宣告者の場合を中心に．精神医学 6；499-502, 1964.
9) 片山国嘉：禁治産ニ関スル精神病鑑定二件．国家医学会雑誌140号：499-508, 1898.
10) 加藤正明：事例性．加藤正明ほか編：新版精神医学事典．弘文堂，pp.378-379, 1997.
11) 呉秀三：精神病学集要，第2版，吐鳳堂．1916.（復刻版，創造出版，東京，1977）
12) 前田泰：民事精神鑑定と成年後見法．日本評論社，東京，2000.
13) 前田泰：民事精神鑑定の再検討――民法学の立場から．法と精神医療 14；83-95, 2000.
14) 三宅鑛一：精神鑑定例．南江堂，東京，1937.

15) 中田修：民事法（民法・民事訴訟法）．懸田克躬ほか編：現代精神医学大系24，司法精神医学．中山書店，東京，pp127-137, 1976.
16) 西山詮：民事精神鑑定の実際．新興医学出版社，東京，第1版1995，追補改訂版1998.
17) 西山詮：成年後見制度—能力判定の方法と具体例．実践成年後見 1 ; 111-124, 2000.
18) 西山詮：能力判定をめぐる理論・実務上の諸問題．実践成年後見 6 ; 4-18, 2003.
19) 最高裁判所事務総局：新しい成年後見制度における鑑定書作成の手引．2000.
20) 最高裁判所事務総局：新しい成年後見制度における診断書作成の手引．2000.
21) 最高裁判所事務総局：司法統計年報平成15年版．
22) 斎藤正彦：鑑定事例からみた能力判定の判断基準．実践成年後見 pp.33-47, 2003.
23) 坂本昭三：民事上の精神鑑定．禁治産・準禁治産宣告の場合について．精神経誌 82 : 718-722, 1980.
24) 杉江薫：従前の法律と精神病．神経学雑誌 11 ; 321-326, 365-378, 495-501, 1912.
25) 須永醇：被保護成年者制度の現状と課題．法と精神医療 7・8 ; 56-60, 1994.
26) 寺嶋正吾：禁治産・準禁治産宣告申立事件の実態と精神鑑定の問題点．精神経誌 82 ; 708-712, 1980.

第Ⅳ部

薬物乱用と犯罪

覚せい剤精神病のせん妄と錯乱
——症候学的検討——

はじめに

　近年，世界的な薬物乱用の広がりを背景に，依存性薬物により生じる薬物精神病の知見が豊富になっている。周知のとおり日本では，覚せい剤（主にメタンフェタミン）乱用が他に例をみない規模で流行してきた。精神病理学の立場から覚せい剤精神病に興味がもたれるのは，その臨床症状がきわめて多彩であるからである。よく知られた第一次流行期の立津らの研究[32]でも，「これほど複雑多様な精神症状を呈する精神病を，いまだかつてわれわれは知らない」と，症状の腹雑さ，変化しやすさが注目された。この特徴は，その後の多数の報告によっていっそう確かなものになっているが，それによって逆に，症候学が混乱をきたしているようにもみえる。その一端はとりわけ，意識障害をどうとらえるかにかかわっている。

　そこで，覚せい剤精神病の症候学的特徴について，自験例を基に検討してみたい。

I　症　　例

[症例1]　初診時55歳，男

　22歳から25歳ごろまでヒロポン売買の元締めとして自分でも連用した。当時は注察妄想が現れたことはあるが，幻覚はなかったという。服役を機会に暴力団から離れ，旅館の管理人として働いてきた。病前性格はわがまま，見栄っ張りであるが几帳面，きれい好きでもあり，仕事はきちんとする方であった。本人の陳述による限り，服役して以来，覚せい剤は中断していた。

　今回のエピソードの半年前から，旅館組合の世話役として心労が続き，不眠

のため睡眠薬を服用し，ストレス性胃潰瘍で加療した。入院の5日前，両腋に2～3の湿疹を発見し，「女遊び」で毛ジラミを移されたと思い，密かに陰毛と腋毛を剃り落として軟膏を塗った。翌日，皮膚科を受診した帰りに昔の暴力団仲間に会い，疲労回復のつもりで覚せい剤を注射したところ，その晩から不眠となった。その翌日も注射し，夕刻から「体中を虫がはうチクチクする感じ」が現れ，夜間にひどくなり，毛ジラミが見えた（覚せい剤を注射するまでは見えることはなかったという）。さらに次の日も注射した。天井に虫がいっぱいたかっているのが見え，「家中に毛ジラミがいる」と言って妻にまで体毛を剃り落として軟膏を塗るように強制した。自分の脛毛を見て「虫の足だ，毛穴に虫が頭を突っ込んでいる，虫が死んだら取れなくなってしまう」と毛抜きでほじったり，ビールで頭髪を洗い，小さなゴミや飯粒を「虫がいる」と言って四つんばいになって拾い集め，部屋中に殺虫剤をまくなど，一日中落ち着かずに虫取りの行為に熱中した。しかし，特別ぼうっとしているわけではなく，仕事や車の運転もできていた。毛ジラミを旅館の客に知られるのではないかと心配し，夕方になると部屋に引きこもった。翌日の深夜，「虫を家族に移さないように温泉で療養する」と言って車を運転して出かけたが，「腕にまで虫が見えた」と言って引き返した。「体中に虫がいる」と言い，浴室で体を石鹸で洗い流しては水銀軟膏を塗るなどしたため，家族に連れられて受診した。

　入院の翌日はやや茫乎とした表情で自発語が乏しく，注意が一定せず，質問への応答が遅かった。診察中も手足や床をしきりになで回す，布団をはがすなど，虫を探したりつぶしたりする動作を示した。米粒くらいか，もう少し大きい虫が壁や天井からもポタポタ落ちてくると述べた。時間や場所の見当識障害は軽度であった。入院4日目から意識は清明となり，幻覚，寄生虫妄想は消失した。

［症例2］初診時36歳，男

　中学を卒業して職を転々とした後，暴力団組員となった。32歳より覚せい剤売買にかかわり，自分でもたびたび使用したが，特別な精神的変化は現れなかったという。1年後に覚せい剤取締法違反で逮捕され，2年半服役した。出所の翌日から2日続けて深夜まで飲酒した。覚せい剤は使用しなかったという。3日目は飲酒しなかった。

　4日目の夜は熟睡できず，明け方になり，アパートの隣室側から3～4人の

話し声が聞こえるので，気になって隣室に接した応接間に様子を見に行ったが，何もないのでまた床に入った。しばらくして，隣室との境から鋸のような音がするので，行ってみるとドアの蝶番が柱からずれ，3cmくらい上がったり下がったりして見え，床に壁土が落ちていた。応接間の壁には5cmくらい鋸で切り込まれた白い線があった。壁の隙間から糸鋸のようなものが出たり入ったりしており，それに合わせて絨毯が浮き沈みしていた。隣から柱と敷居の間に編棒くらいの細い尖った棒を差し込み，隙間を開けようとしているのが見えた。同時に，壁の向こうから男女数人の低い話し声が聞こえ，壁を壊してこちらに入ろうとしていると思われた。証拠を残すために急いで柱と敷居の隙間に模造刀を力一杯押し込んだ。相手は隙間を元に戻そうとしているようなので，模造刀を外されないようにしっかり押さえ，大声で怒鳴りつけた。同居人を起こして見張りを頼み，自分はすぐに出て隣室のドアを叩くと，中で人があわててバタバタと動き出す物音と気配，2〜3人の話し声がした。そのうちドアの反対側の外からドスンという音がしたので，部屋に戻って窓から見ると，アパートの下で男が誰かに合図をしているのが見えた。逃げられたと思い，木刀を手に飛び出した。曲がり角で男性（通行人）と出会ったので詰問したところ，言い逃れをするので，胸倉をつかむなどして乱暴した。

　脅迫・暴行事件として逮捕され，2週間後に検察官嘱託の簡易鑑定が施行された。すでに精神症状は消失し，事件当時の記憶もほぼ保たれており，体験を詳しく語ることができたが，まだ半信半疑という態度であった。

［症例3］初診時44歳，男

　少年時代に睡眠薬遊びの経験がある。中学を卒業して暴力団に加わった。元来，神経質なところがあった。38歳，ポーカーゲームに凝り，覚せい剤をほとんど連日，約1年間使用した。睡眠剤もたびたび服用した。39歳，精神病状態となって割腹を図り，精神科で治療を受けた。41歳，ふたたび同様の状態で同じような腹部自傷を行い，入院した。退院とともに刑務所に1年あまり服役し，出所後は覚せい剤は使用しなかった。飲酒は水割り5〜6杯であった。

　今回のエピソードの1ヵ月前から妻の仕事の都合で子どもの世話をしなければならず，不眠がちとなり，妻と口論が絶えなかった。酒量が増加した。たまたま歯痛があり，市販の鎮痛剤を4〜5錠，連日服用した。頭が冴えた感じがして，4日目ごろから不眠となりその翌朝から急に不穏となった。目が血走り，

「悪いが覚悟してくれ」と言い出し、言動は時々刻々と異様になった。2～3時間後、台所に水を飲みに行き、包丁が目に入るといきなり取り上げ、妻に向かって振り回した。妻が知人に助けを求めて戻ると、ナイフやモリを手にしていた。キョロキョロし、しきりにベランダや玄関の方をうかがい、唾を吐き散らした。知人がピストルを持っていると言って、ボディチェックをした。「変なにおいがする」「皆で俺を捕まえにきた」「窓を見ろ、人がいる」「てめえら、帰らねえのか」などと怒鳴った。食事を与えると「弁当に毒が入っている、風呂の水にも入っている」と疑った。

患者の陳述によれば、以前に割腹したときと似たような体験があったという。すなわち、「下の階のお婆さんが線香をたいて、煙が部屋に入ってきた。何で俺の部屋に煙が来るのかと思い、それから一つひとつ狂ってきた」「近所の窓から銃で狙われた」「タバコのにおいがガスのにおいに変わった」「タバコの煙を吐くと、その中で入れ墨の男が動いて見えた。こんな野郎に負けるか、と向かって行くと誰もいなかった」「ドアミラーから外をのぞくと、必ず左右に2人見えたが、バーンと開けるといなかった」「隣のビルからのぞかれた」「眠ろうとすると下の階からコンコンコン……と音がする。カーンカーンカーンと鐘でわざと3つ合図して攻めてくる」「人の声が聞こえ、こちらの考えがみな向こうに伝わって、早く切らなきゃ、と言っている」などの体験があった。敵の襲撃に備えてナイフを準備し、ベッドの下に誰かいると感じてナイフを突き刺した。その夜、妻らが目を離した隙に飛び出し、直後に路上で割腹して保護され、頸部切創、腹部刺創のため緊急手術を受けた。

翌日の午後に妻が面会すると、すでに冷静に戻っていたが「おかしいなあ、幻覚かな」「お前が操作させて腹を痛くさせているんじゃないか」「声で、子どもはお前の子じゃないと言っている」と病的体験が残存していたという。抗精神病薬を投与されて約1週間で幻覚は消失し、9日目に治療継続のため精神科に転院した。妄想様観念がみられたが、意識は清明であった。3日目から徐々にせん妄となり、約1ヵ月間持続した（退院時の診断では、転院後のせん妄はアルコールもしくは鎮痛剤による離脱症候群の可能性が高いと考えられた）。

［症例4］初診時37歳，男

父が酒乱で、両親は離婚し、妹2人と一緒に父方祖父に預けられた。非行のため、教護院（児童自立支援施設）で義務教育を終えた。職を転々とし、暴力

団に加わり，窃盗で少年院と刑務所に入所した．小学校時代から飲酒を，16歳ころからは有機溶剤吸引を始めた．覚せい剤も短期間使用したが，少年時代は有機溶剤が主であった．

34歳，眠気覚ましで覚せい剤を半年間連用した．当時「道で会う人が知人のように見える」「車でつけられる」「ティッシュペーパーの箱が灰皿に見え，吸い殻を投げて燃やしてしまった」という錯視や追跡妄想，声や機械音の幻聴があった．35歳，覚せい剤使用で逮捕され，服役中も幻聴が続いたが，「気違いと思われたくなかった」という理由で，人には話さなかった．出所後も覚せい剤を使用し，電柱や木が刑事に見え，ビルの陰に隠れて歩いたりした．幻聴や焦燥が強まると飲酒したり有機溶剤を吸引し，それによって幻聴は消えなかったが，気分は楽になったという．再び覚せい剤使用で服役し，36歳で出所し，暴力団の電話番などをした．

その9ヵ月後，飲酒して覚せい剤を使用し，朝6時ごろに他人のマンションの換気扇を外して侵入した．寝ていた2人の女性に「静かにしろ」と包丁を突きつけ，タオルで目隠しをした．体に触れようとしてやめたり，「お前たちを信じる」といって目隠しを外したり，「腹が減った，飯を買って来い」と命令するなど，言動が一貫しなかった．座ってビデオを見始めたが，急に泣き出した．「9時半に起こしてくれ」と言って寝てしまい，その時刻に起こすと，「風呂に入る」と言って風呂場に行き，浴槽に水を入れたが，入らずに戻った．「ナイフを貸してくれ」「掃除をする」と言うかと思うと，「自殺」と口走って突然ネクタイを破り捨てた．持っていた覚せい剤を注射しようとしたがうまくいかず，飲み込んだ．しばらくして小指を包丁で切断した．通報で逮捕されたが，直後は発汗，全身の震え，独語が顕著であった．妹が呼ぶ声や「指，落とせ」という声が聞こえ，侵入中の記憶は断片的で，気がついたら取調室におり，指がなかったと供述した．

不起訴処分とされたが，2ヵ月後，飲酒と有機溶剤吸引後に強姦と自動車窃盗を起こして逮捕され，起訴前精神鑑定が行われた．疎通性はよく，行動は自然であるが，「トイレに行こうと思っただろう」「何で野菜を食べないんだ」など，考えを言い当てたり，行為を批評する幻聴が持続し，クーラーや金槌の音，心理的緊張で誘発される傾向があった．覚せい剤精神病の遷延状態と考えられた．

［症例5］初診時20歳，男

引きずられやすく，恥ずかしがり屋の性格。中学から高校にかけて，約5年間，有機溶剤を乱用した。高卒後，昼は各種学校に通い，夕方からウエイターのアルバイトをした。

今回のエピソードの1週間ほど前から，勤務中に頭を振る，こめかみを手で押さえる，目つきが鋭くなる，などの変わった様子が同僚に気づかれた。そうするうちに，出勤して間もなく顔面蒼白で落ち着きがなくなり，理由を問われて「店のレジスターから2～3度お金を失敬して申し訳ない」と告白した。やがて服や靴を脱ぎ始め，空中の虫か何かを払うような仕草で手を振り，下着1枚のまま店を出てしまった。街路を走り回っているところを警察官が6人がかりでようやく取り押さえ，精神科の夜間救急に搬送した。初診時，興奮して抵抗したため全身に擦過傷があり，不安，緊張，困惑が強く，目を大きくむき，おびえた表情で周囲を見回し，叫び声をあげた。「もうしません」「すみません」「焼場に連れて行かれて殺される」など，自罰的な言葉を断片的に発し，「虫みたいなものが見える」とも言った。病院であることを伝えても認識できない様子で，見当識は不正確であった。しかし入院の翌朝にはすっかり平穏となった。

患者の陳述によると，覚せい剤は月1回くらいの割で使用し，入院の前夜および当日の朝，2回注射した。1回目はよく効き，すかっと冴えて気分がよくなった。2回目の注射ではすかっとした気分にならず，そのあと風呂に入ると，地震が起きたような感じがした。鏡から自分に話しかけられ，おかしいと思った。入浴中，外で警察官が見張っているような気がしたが，「そんなことはない，夢じゃないか」とも思った。専門学校に行く途中，橋の上で「母が死んだ」という友人の声が聞こえ，母に迷惑をかけたので橋から飛び降りなければいけない，自首しなければいけない，という気になった。授業中は，覚せい剤を使っていることが周囲に知られている気がして，きょろきょろして落ち着かない気持ちであった。虫か蜘蛛が体をはい回っている感じがした。

II 考　察

1．覚せい剤精神病の諸相

覚せい剤精神病の臨床像の記述や分類については，これまで多数の報告があ

る。英米圏の研究の多くが依拠するConnell[5]の記載によれば,覚せい剤(アンフェタミン)精神病の臨床像は,主として,清明な意識のもとでの妄想性精神病(paranoid psychosis)とされた。Connell自身は統合失調症との関連性については慎重であったが,その後の多くの研究者は,覚せい剤精神病が急性妄想型統合失調症を模倣(mimic)すると述べたSnyder[28]をはじめとして,Connellの説の一面を強調してきたように見える。そして,この症状類似性が統合失調症の薬理学的モデルの有力な根拠の1つとされ,統合失調症の病因究明のための実験的研究を支えてきたということができる。

日本では,立津ら[32]が,覚せい剤精神病では意識障害(意識混濁)が例外的であると考えた。ただ英米圏と異なるのは,統合失調症ばかりでなく躁うつ病との近縁性も重視した点である。乱用の第二次流行期に入ってからは,意識障害を伴う状態が臨床類型のなかに位置づけられるようになった(国内の報告例は佐藤ら[25]が総括している)。すなわち,せん妄型(竹山[31]),中毒性精神病型(福島[9]),中毒性精神病反応(小山[20]),急性の錯乱状態(小沼[18]),急性症候群(専門家会議[19])などである。

最近のDSM-Ⅲの分類[1]でも,アンフェタミン誘導性器質精神障害の1つに「せん妄」が明記されている。もともとConnellの意識障害否定説には批判もあり,Slater[27]は,覚せい剤精神病は体験の夢に似た性質などの点で妄想型統合失調症と異なっていると述べ,Connellが意識混濁の徴候を見落とした可能性さえ示唆した(ちなみにConnellの症例記載は非常に簡略である)。実際,英米圏やドイツ語圏での古くからの症例報告を個々に検討すると,錯乱[16,22,23,37],せん妄[2,10],昏蒙[29],もうろう状態[13]など,何らかの意識障害の記載がまれではない。また,初期のドイツ語圏の研究では,統合失調症よりもコカイン精神病との類似が注目された[14]。こうしてみると,覚せい剤精神病の臨床像をもっぱら「意識清明な妄想性精神病」ととらえ,統合失調症との近縁性を重視することが妥当であるか,疑問がもたれる。

覚せい剤精神病の症候学を複雑にしているもう1点は,症状の持続に関してである。Connellは,覚せい剤精神病は1週間以内に消退し,症状が持続する唯一のメカニズムはヒステリー性遷延(hysterical prolongation)であると述べた。また,覚せい剤依存者にみられる慢性精神病は,潜在していた統合失調症過程の顕在化にすぎないとする見方も少なくない[7,8,12]。一方,日本では,第一次流行期の患者の追跡調査[24,33]をはじめとして,種々の慢性化の現象が

経験的に確かめられており，最近の分類案[19]でも「遷延・持続型」が設けられている。

このように横断面でも縦断面でも多様な臨床像をどう整理するかが問題となり，いくつかの分類が提案されてきた。筆者[21]は，覚せい剤の精神病状態を以下のように分類した（神経症症状や性格変化のみを呈する，いわゆる残遺状態は除く）。

1．不安‐過敏状態（anxious-hyperesthetic-state）
2．錯乱（confusion）
3．せん妄（delirium）
4．急性拡張状態（acute expansive state）
5．急性幻覚妄想状態（acute hallucinatory paranoid state）
6．慢性幻覚妄想状態（chronic hallucinatory paranoid state）

さて，覚醒剤精神病は言うまでもなく特定の物質摂取によって起こる外因性，中毒性の精神病であるが，臨床像は，意識混濁と痴呆を中核とする古典的な外因反応型の枠に収まりにくく，かといって，もっぱら内因性精神病との類似で把握することもできない。これら両面の色彩を兼ね備えるという併有性を持つことが，症候学の統一的な理解を困難にしている。そしてこの点がもっとも問題となるのは，意識障害とその周辺の現象であろう。近年は覚せい剤精神病による意識障害の報告が増えているが，一方で状態像名がさまざまであることは，その分類，性格づけの難しさを物語っている。

2．せん妄

症例1は，第一次流行期に覚せい剤を連用し，長期の中断を挟んで，少量の再使用に心因も関与して急性に発症した症例である。毛穴など微小対象の知覚に誘発された錯視，幻視，体中を虫がはう異常体感を基盤に「毛ジラミ」を主題とする皮膚寄生虫妄想が形成された。日中は害虫を探索，駆除する行動を強迫的に繰り返し，夜間は虫の幻視が拡散し，鮮明化した。極期では，行動はより機械的，常同的な，いわゆる虫取り動作の形をとり，意識混濁も観察され，せん妄と考えられた。しかし混濁の程度は比較的軽く，短期間で完全に消失した。

文献例では，Beamishら[2]の2症例では「せん妄的特徴を持つ意識混濁」がみられたとされ，1例では落ち着きのなさ，攻撃的態度，滅裂な会話が，他の1例では多動や幻視，幻聴が特徴的で，いずれも2～3日で回復した。Greving[10]の症例1では強迫思考，強迫衝動が著明で，夕方から夜にかけては「せん妄性精神病状態像」となった。とりわけ強迫現象は特徴的で，知覚対象への不安を伴わない奇妙な固執，観察がみられた。断薬後，深い睡眠を経て急激に回復した。Walther[35]の症例もせん妄とみなしてよいと思われるが，視覚・身体感覚領域での錯覚性誤認が夕方から夜に強まり，「ヒキガエルのような動物が夜になると動き出した」という。この場合，夜間に意識混濁が強まるにつれて幻覚内容が鮮明化しており，筆者らの症例1と共通している。

小物体への注意の固着，微小幻覚，強迫的な探索や器物の分解行為，微生物妄想の発展などは，覚せい剤に特有な症状として，せん妄とは別個にたびたび報告されてきた[8,14,15,30,34]。とくにドイツ語圏では，微小物体への異常な注意や強迫現象を，意識の過覚醒に伴う恍惚性（ekstatisch）の知覚亢進に関連づける意見が多い。しかし，症例1やGrevingの症例では，日中の知覚亢進と強迫現象が夜間のせん妄状態へと流動的に移行したことがうかがわれ，過覚醒とせん妄が，対極的というよりも，むしろ連続性を持つ可能性が示唆されている。

せん妄は言うまでもなく古典的な外因反応型に属するが，覚せい剤によって出現する場合は定型的ではなく，意識混濁が軽度かつ一過性であること，その反面で知覚亢進，錯覚，幻覚など知覚体験の異常が活発であることが特徴的であるように思われる。

3．錯乱

症例2，3は，過去に乱用歴があり，覚せい剤以外の誘因で急性発症を示した例である。前者では，多彩な錯覚・幻覚体験を媒体としていわゆる包囲攻撃状況に陥り，その末に通行人を敵と誤認して暴行を加えた。後者でも被害的な幻覚妄想体験が活発で，猜疑的な態度や，きょろきょろと周囲をうかがう，唾を巻き散らす，包丁が目に入った瞬間に手に取って振り回す，などの不穏で唐突な行動が見られ，最後は衝動的な自傷行為を行った。症例4は，飲酒と覚せい剤使用に引き続いて，他人のマンションに侵入し，住人に目隠しするかと思うと外す，急に泣き出す，突然ネクタイを破り捨てる，指を切断するなど，目的性も一貫性もない言動を示した。症例5では，覚せい剤使用後に「地震が起

きたような感じ」という外界変容感，被注察感，幻聴，罪責感が現れ，ついで急速に興奮状態に移行した。下着姿で街中を走り回り，不安，恐怖が著しく，おびえた様子で周囲を見回し，断片的な叫び声を発したが，短時間で回復した。虫に関する幻視，幻触も伴っていた。記憶に関しては，症例4，5では部分的な健忘を残したが，症例2，3では体験や行動についてかなり詳しく想起することができた。

類似の文献例としては，小沼[18]の症例2は「包囲襲来状況」に陥って2階から飛び降り，はいずりながら訳のわからないことをわめき，恐怖状できょろきょろあたりを見回したというもので，急激な不安恐怖，緊迫性，場面にそぐわない衝動行為を特徴とする「急性の錯乱状態」とされた。若松[34]の症例3は，幻覚妄想体験と恐怖感のもとで「ものすごい勢いで飛び出し……大声でわめきちらし，暴れまくった」という。同じく症例6は，殺される恐怖から逃走したが，行く先々で追跡，脅迫されるように感じ，途中で通行人を人質にとって立てこもる，車を奪って猛スピードで逃げるなど，短時間に連続的な事件を起こした。同じく症例7も，暴力団の襲撃を恐れて戸外に逃走し，屋根上をあちこち移動した末に瓦を投げるなどした。

これらの症例では何よりも，混乱し，断片的で，慌ただしい行動が顕著である。その結果，疾走や車での暴走，出合い頭の暴行や人質，突発的な自傷など，行き当たりばったりの反射的，刹那的な行為を起こしている。このような特異な行動パターンの基盤には，独特な知覚体験の変容があると推定され，山田ら[36]が覚せい剤精神病の幻覚特性としてあげた3つの標識（多感覚領域性，変幻流動性，場面即応性）が見いだされる。すなわち，症例2では，聴覚体験（鋸の音や話し声）と視覚体験（蝶番や糸鋸の動き，絨毯の浮き沈み）とが組み合わされながら移り変わり（多感覚領域性，変幻流動性），隣室のドアを叩くと中でバタバタと人の動き出す気配が起こり，外にドスンと飛び降りる物音が聞こえ，外を見ると合図する人の姿が見えた（場面即応性）。症例3では，ガスのにおい，人の姿などの幻視，声の幻聴が共存し（多感覚領域性），タバコのにおいがガスのにおいに変わり，タバコの煙の中に入れ墨の男が動いて見え（変幻流動性），ドアミラーからのぞくたびに左右に2人の人が見えた（場面即応性）。

文献例では，若松の症例3では，自分の体から異臭が発散するとともに「臭い，臭い」という声が聞こえ（多感覚領域性），鏡で顔を見ると男女の姿が映

って見え，同時に「しまった！　隠れろ！」などの声が聞こえた（場面即応性）。同じく症例6では，逃走すると樹木が追跡者の顔に見え，「逃げても無駄だ」と聞こえ，立てこもると「逃げられんぞ」と聞こえた（場面即応性）。さらに症例7では，振り向くと追跡者がさっと物陰に隠れ，鏡に隣家から監視する姿が見えた（場面即応性）。このような状態では，患者の行動に応じて，外界の刺激に触発されて錯覚や幻覚が刻々と変わり，状況の誤認によって不安が高まり，その不安がさらに感動錯覚（Affektillusionen）を生んで体験をいっそう迫真的にするという，いわば知覚変容と情動変化との相乗作用が起きていると推測される。

以上の症例でみられた急性状態は，以下の4点を重要な症候としている。

1．強度の不安
2．錯覚性の状況誤認
3．多彩で変化に富む幻覚
4．行動解体

またこれらの顕著な症状に覆われて認めにくいが，きょろきょろとした落ち着きのなさ，断片的な発話などから，困惑，思考散乱，注意転導性も見いだされる。この状態像は，失見当など意識混濁の徴候が軽度である点でせん妄と異なり，また幻覚が上述のような特異性を持つことから，統合失調症の幻覚妄想状態ともかなり異質のように思われる。若松は，引用した症例について「軽度意識混濁状態」と記載しているが，これのみでは性格づけは不十分であり，むしろ錯乱（confusion, Verwirrtheit）と呼ぶべきではないかと考えられる。

錯乱という概念について説明しておくと，一般にこの症候名は，外因性であれ内因性であれ，急性の精神病状態に対して漠然と使用される傾向がある。覚せい剤精神病に関してはConnell[5]が，錯乱（confusion）の定義が不明確なことを指摘し，術語として用いるべきではないと述べている。他方，Zeh[38]のように錯乱（Verwirrtheit）を積極的に取り上げ，精神病理学的に詳しく論じたものもある。それによると，錯乱の本質は，思考，行動の関連喪失，心的生活の崩壊という意味での無秩序（Unordnung）そのものであり，その基盤に器質性障害が証明される場合も，証明されない場合も含まれるという。このような精神活動の広汎な解体，無秩序という側面から理解すると，錯乱という症候名

は，上述した覚せい剤精神病にみられる特異な状態像を指すのに適当であるように思われる。古典的な用語で言えば，幻覚性錯乱（halluzinatorische Verwerrheit）[17]によく合致する。薬物精神病との関連では，Bron[4]が主に幻覚剤について記載した急性錯乱精神病が，覚せい剤の場合と症候学的な共通点が多い。

意識の混濁徴候が軽微であるという点で，錯乱を意識障害のカテゴリーに含めるべきかという疑問がもたれる。この問題は意識障害の定義にもかかわっている。Heimann[11]は，意識障害のなかに「覚性（Vigilanz）の減少」「心的内容の関連性の解体」「意識野の狭まり」を包括したが，このような広い定義に従えば，錯乱も「心的内容の関連性の解体」の1つとして意識障害に加えてよいであろう。言い換えれば，意識障害の辺縁に属する現象と理解することができる。

類似の症候との関係で，アメンチアについて補足しておきたい。竹山[31]は覚せい剤によるアメンチア例を報告しているが，これは茫然として能動性低下を前景に示す状態である「遅鈍型」の1つとされている。アメンチアの定義はドイツ語圏と英語圏とで異なり，またドイツ語圏に限っても，歴史的に大きく変遷してきた。今日では，Conrad[6]の「せん妄－アメンチア症候群」や，Heimann[11]の言うアメンチアを含めた「せん妄症候群」のように，せん妄の隣接現象もしくは「軽度のせん妄」としてアメンチアを定義する場合が多く，竹山が報告した症例も同様の意味に解釈される。このように定義されたアメンチアと，ここで言う活発な産出的症状や行動解体を中核とする錯乱とは，病像に相違点が多く，したがって両者は症候学的に区別しておくのが適当と思われる。

おわりに

近年，外因反応型や「身体に基礎づけうる精神病」の急性群で意識混濁が必発するという定説が修正され，外因性，器質性の症候の幅を広くとらえる見解が有力となっている[3]。とくにさまざまな依存性薬物に関連して，古典的な外因反応型の枠に収まらない複雑な状態像や病型，とくに内因性精神病に類似の現象が経験され，報告されている[4,26]。そのような動向を考えると，覚せい剤精神病にみられる症候学的な多様性は，例外というよりむしろ，多くの薬物精神病に共通する傾向を典型的に表しているということができる。この観点から，

今後いっそうの検討がなされるべきである。

文 献

1) American Psychiatric Association : Diagnostic and Statistical Manual of Mental Disorders, 3ed. APA, WashingtonDC, 1980.
2) Beamish P, Kiloh LD : Psychoses due to amphetamine consumption. J Ment Sci 106; 337-343, 1960.
3) Bron B : Drogenabhängigkeit und Psychose. Psychotische Zustandbilder bei jugendlichen Drogenkonsumenten. Springer, Berlin, 1982.
4) Bron B : Drogenpsychosen. In: Psychiatrie der Gegenwart 3 (ed. by Kisker KP, Lauter H, Meyer J-E et al), Springer, Berlin, pp.345-348, 1987.
5) Connell PH : Amphetamine Psychosis. Chapman & Hall, London, 1958.
6) Conrad K : Die symptomatischen Psychosen. In : Psychiatrie der Gegenwart. Forschung und Praxis (ed, by Kisker KP, Meyer J-E, Müller M et al), Bd II, Teil 2 Springer, Berlin, pp.1-70, 1972.
7) Delay J, Pichot P, Lempérière Th et al : Psychoses amphétaminiques et pseudo-psychoses amphétaminiques. Ann méd-psycholog 112 ; 51-57, 1954.
8) Ellinwood EH : Amphetamine psychosis; I Description of the individuals and process. J Nerv Ment Dis 144 ; 273-283, 1967.
9) 福島章：覚醒剤乱用――その精神病理と責任能力．犯罪心理学研究 I．金剛出版，東京，pp.9-27，1977.
10) Greving H : Psychopathologische und körperliche Vorgänge bei jahrelangem Pervitinmißbrauch. Nervenarzt 14 ; 395-405, 1941.
11) Heimann H : Bewußtseinsstörungen. In : Lexikon der Psyckiatrie (ed. by Müller C), 2 Aufl, Springer, Berlin, pp.103-109, 1986.
12) Hekimian LJ, Gershon S : Characteristics of drug abusers admitted to a psychiatric hospital. JAMA 205 ; 125-130, 1968.
13) Kalus F, Kucher I, Zutt J : Über Psychosen bei chronischem Pervitinmßbrauch. Nervenarzt 15 ; 313-324, 1942.
14) Kalus F : Über die psychotischen Bilder bei chronischen Pervitinmißbrauch. Psychiat Neurol med Psychol 2 ; 109-116, 138-144, 1950.
15) Kielholz P, Battegay R, Ladewig D : Drogenabhängigkeit. In : Psychiatrie der Gegenwart. Forschung und Praxis (ed. by Kisker KP, Meyer J-E, Müller C et al), 2 Aufl, Band II, Teil 2, Splinger, Berlin, pp.497-564, 1972.
16) Knapp PH : Amphetamine and addiction. J Nerv Ment Dis 115 ; 406-432, 1952.
17) Meynert Th : Amentia, die Verwirrtheit. Jahrb d Psychiatrie, Bd IX, Deuticke, Leipzig-Wien, pp.1-112, 1890.
18) 小沼杏坪：覚せい剤中毒の多面的臨床類型．精神経誌 86；315-339, 1984.
19) 厚生省薬務局（編）：昭和58年度，昭和59年度覚せい剤中毒者総合的対策研究報告

書. 1984, 1985.
20) 小山司：覚せい剤中毒の症候. 精神科MOOK3, 金原出版, pp.36-47, 1982.
21) Nakatani Y：Diagnosis and clinical symptomatology of methamphetamine psychosis. Japan-U.S. Scientific Symposium on Drug Dependence and Abuse, Tokyo, 1990.
22) Nanddstadh O：On Benzedrine psychosis. Acta Psychiat Scand (Suppl) 60 ; 164-165, 1951.
23) O'Flanagan PM, Taylor RBA：A case of reccurent psychosis associated with amphetamine addiction. J Ment Sci 96 ; 1033-1036, 1950.
24) Sano I, Nagasaka G：Über chronische Weckaminsucht in Japan. Fortschr Neurol Psychiat 24 ; 391-394, 1956.
25) 佐藤時治郎, 渡辺俊三：覚醒剤中毒の意識障害について. 精神鑑定2自験例から. 犯罪学雑誌 53 ; 9-18, 1987.
26) Scharfetter C：Paranoid-halluzinatorische Zustandbilder bei drogeninduzierten Psychosen, In：Halluzination und Wahn (ed. by Olbrich HM), Springer, Berlin, pp.42-51, 1987.
27) Slater E：Book review of 'Amphetamine psychosis' by PH Connell. Brit med J 488 ; 21, 1959.
28) Snyder SH：Amphetamine psychosis; A "model"schizophrenia mediated by catecholamines. Am J Psychiatry 130 ; 61-67, 1973.
29) Staehelin JE：Pervitin-Psychose. Z ges Neurol Psychiat 173 ; 598-620, 1941.
30) Staehelin JE：Nichtalkoholische Süchte. In: Psychiatrie der Gegenwart, Forschung und Praxis (ed. by Gruhle Hw, Jung R, Mayer-Gross W et al), Band II, Springer, Berlin, pp.340-369, 1960.
31) 竹山恒壽：覚醒剤中毒者の責任能力. 高良武久教授開講15周年論文集. pp.278-305, 1955.
32) 立津政順, 後藤彰夫, 藤原豪：覚醒剤中毒. 医学書院, 東京, 1956.
33) Tatetsu S：Methamphetamine psychosis. Folia Psychiat Neurol Jap (Suppl 7) ; 377-380, 1963.
34) 若松昇：覚醒剤精神病の精神病理学的研究——犯罪例を通じて. 精神経誌 87 ; 373-396, 1985.
35) Walther R：Beitrag zur Kenntnis der Pervitin-Psychosen. Psychiat Neurol med Psychol 3 ; 165-171, 1951.
36) 山田秀世, 吉沢順, 坂口正道ほか：覚せい剤精神病の症状論——幻覚を中心に. 第13回日本精神病理学会, 名古屋, 1990.
37) Young D, Scovile WB：Paranoid psychosis in narcolepsy and the possible danger of benzedrine treatment. Medical Clinics of North America, pp.637-646, May, 1938.
38) Zeh W：Über Verwirrtheit, Fortschr Neurol Psychiat 28 ; 187-205, 1960.

薬物依存者による薬局強盗の1例
——メチルフェニデートの作用を中心に——

はじめに

　メチルフェニデート（Methylphenidate hydrochloride，製品名リタリン，以下MPDと略）は日本では軽症うつ病，抑うつ神経症，ナルコレプシーを適応症として用いられる精神刺激薬である。小児の注意欠陥／多動性障害に対して広く使用されている米国では乱用と中毒性精神障害が問題になっている[8]。日本でも近年，MPD依存の症例がいくつか報告され，関心を持たれているが，報告例はまだ少なく，とくに犯罪行動との関連では論じられていない。筆者らは多種の薬物とともに大量のMPDを連用し，薬物を奪う目的で薬局に侵入した依存者の精神鑑定を経験したので，MPDの中毒症状と犯行との関連を中心に報告する。

I　症　例

［症例］ A，犯行時33歳，男
　公訴事実：Bと共謀の上，薬局から向精神薬などを強取しようと企て，平成X年9月20日午前5時40分ころ，S調剤薬局本店において従業員Cに対し，Bがスキーストックを示し，Aが模造けん銃を突き付けて脅迫し，向精神薬，漢方製剤など合計約70,000円相当を強取した。
　家族歴：父方の大叔父に浪費癖があり失踪した人がいる。父は酒癖が悪かった。母は膠原病に脳梗塞を併発して死亡した。近親者に明らかに精神病と思われる人はいない。
　生活歴：公務員の父のもとに2人兄弟の次男として生まれた。乳幼児期に特別な疾患はない。小学校時代は成績は上位で，父によれば「茶目っ気のあるい

たずら小僧」であった。家計は豊かで，親から欲しい物を何でも与えられて育った。しかし両親は不仲で，父は酔って暴力を振るうことがあった。加えて小学校3年のときから母が膠原病のため入院を繰り返すようになり，家庭の雰囲気は暗くなった。進学塾に通い，私立大学の附属中学に入学した。高校時代から遊び癖がつき，大学では軟派のグループに属して生活が派手になった。大学2年から犯行の共犯者となるBとの付き合いが始まった。1年留年して卒業し，プラモデル製作会社に就職したが，旋盤を使うのが嫌で間もなく退職した。その後は外車の販売会社やブティックなどに勤めた。社交的で客をとりなすのが上手なために重宝がられたが，飽きやすいことや薬物使用のために長続きしなかった。母は平成X－3年に死亡し，兄は結婚して別居したため，Aと父の2人暮らしになった。父は発揚性の押しの強い人柄で，Aに対して支配的，干渉的な態度を取り，Aはそれに対して反抗しなかった。

薬物乱用歴・治療歴：小学生のときからすでに市販のドリンク剤を飲んで「スーパーマンみたいに強くなった感じ」を味わったという。中学2年から試験前などに無水カフェインを飲む習慣ができた。高校1年から飲酒を始めた。高校2年のときに友人から勧められてハシッシュを吸ったが，快感がなく，1度で止めた。大学への推薦をもらうために勉強していたころ，母が病院で処方されたジアゼパム，トリアゾラムを分けてもらったり，薬局でニトラゼパムを購入して服用した。大学入学後，先輩から教わって本格的な薬物乱用を始めた。当時使った薬物は，睡眠薬（トリアゾラム，メタクワロン，ペントバルビタール，ニメタゼパム），マリファナ，LSD，覚せい剤，コカインなど多種にわたる。覚せい剤をアルミホイルであぶってストローで吸引し，コカインをまぶしたマリファナを燃やして吸い，LSDを紙に浸して舐めた。そのさいにCDを聴くと音楽の「乗り」が一段と良くなった。これらを1週間ほど続けると「谷間」になり，「ダウナー系」の睡眠薬とビールを一緒に飲むと疲労が取れて快かったという。

MPDは犯行の約1年前に医師に処方されて服用し，元気が出たので使用を始めた。ラムネ菓子のケースに詰めて持ち歩き，内服以外にも錠剤を潰してタバコに詰めて吸った。MPDの使用時の主観的変化については次のように述べる。「眠気が取れて気が散らなくなる。専念できる。ぽーっとして気持ちがよい。車の運転が怖くなくなる。音の聞こえかたが変わったり，感覚が鋭くなる。細かい物が目について，空中の繊維の屑などがくっつき合って増殖して見えた

り，皮膚につくと寄生虫のように見える。車のテールランプに見入ってしまう。通行人に見られたり，つけ狙われている気がする」。単独のときは自分一人の世界に没入するが，友達が一緒のときは「悪乗りして，Ｆ１レーサーになり切った気分で高速道路を突っ走った」という。身体的には服用中に発汗，口渇，羞明が生じる。「薬がないと不安になる」「飲み続けると効かなくなる」と述べ，精神依存および耐性上昇が認められる。効き目は覚せい剤と似ているが，MPDは法に触れないので気楽に飲めた。覚せい剤と併用すると快感が強まったという。

　22歳から薬物による錯乱状態，幻覚妄想状態，大量服薬のために３ヵ所の精神病院に合計９回の短期間の入院を重ねた。犯行の２年前からはE病院で「薬物依存（多剤乱用型）」と診断され，抑うつ気分，過敏，心気症，被害関係妄想などのために入退院を繰り返した。みずからMPDの投与を希望したが，軽躁状態が見られたためにE病院では処方が中止された。犯行の６週間前に退院し，通院を続けていた。

　身体的既往歴：特記すべき既往歴はない。

　犯罪歴：傷害２件，大麻取締法違反１件，窃盗１件の逮捕歴があるが，いずれも起訴猶予処分とされている。窃盗は薬物を盗むために病院に侵入したものである。

　犯行：E病院に通院する一方で，犯行までに少なくとも５ヵ所の病院と診療所を受診し，MPD，ゾピクロン，ペントバルビタール，ジアゼパムの投与を受けた。MPDは１ヵ月間に1,000錠近くを入手し，平均して１日量30錠を連用していた。父によれば，多弁で活発であったり，無気力で不活発であったり，変化が著しかった。犯行の９日前にAの態度に不審を抱いた某診療所が父に電話をかけて注意を与えた。父はAから保険証，診察券，MPD36錠とジアゼパム74錠を取り上げた。

　表に示すように犯行前日の日中から夜６時頃にかけて30錠もしくはそれを上回る量のMPDを３回に分けて服用した。またE病院で処方された向精神薬を夕食後の７時頃と就寝前の９時頃に服用した（クロルプロマジン75mg，ブロムペリドール12mg，パーフェナジン２mg，ビペリデン１mg，ゾピクロン7.5mg，ニトラゼパム10mg，エチゾラム0.5mg）。

　夜11時頃にBに電話をかけた。Bの公判調書によれば，そのさいAから「薬を父に没収されて気持ちがブルーになっているから家に来ないか」と誘われた

表　犯行の経過

〔前日〕		
日中〜午後6時	MPDを約100mgずつ3回服用	
7時	クロルプロマジン，ブロムペリドールなどを服用	
9時	ペントバルビタール50mg，ニトラゼパム10mgなどを服用	
11時	Bに電話	
	眠気覚ましにMPD 100mgを服用し車で出かける	
〔当日〕		
午前1時過ぎ	自宅に戻る	
	雑談，音楽を聴く	
1時30分〜2時	ペントバルビタール250mg，ゾピクロン37.5mgを服用	
	ビールを約1,000ml飲用	
	MPD入手の話題が出る	
3時〜4時	薬局に「金を払うから売ってくれ」と電話	
	犯行準備	
5時15分	自宅を出る	
5時25分	薬局の窓口へ	
	しつこい要求を繰り返す	
	店員の「警察を呼びますよ」に反応し険悪になる	
	隙間から店内に侵入	
	脅しながら薬品を物色し袋に入れさせる	
5時43分	他の店員が110番通報	部分健忘
	店を出ようとして警察官に気づく	
	店員に1万円を渡す	
5時58分	逮捕	
6時15分	取調べ開始，強い眠気	

という。Bを車で迎えに行く前に眠気覚ましのためにMPDをさらに約10錠服用し，その結果，犯行前日は通常よりも多い40錠もしくはそれ以上のMPDを服用した。MPDは手もとに6錠を残すのみになった。

深夜1時過ぎにBを伴って帰宅し，音楽を聴きながら雑談して過ごした。ビールと一緒に手持ちの薬を2人で分け合って飲み，Aはペントバルビタール250mgとゾピクロン37.5mgを服用し，ビールはおよそ1,000mlを飲用した。Aによれば，そのうちにBの方がMPDを飲みたいと言いだしたというが，Bは公判でこれを否定しており，一致しない。

Aは行きつけのS調剤薬局に電話して営業中であることを確かめ，黒の上下の服に着替え，サングラスをかけ，模造拳銃，ドライバー，手袋をそろえ，スキーのストックをBに手渡した。手袋は適当なものがなかったため，洗濯に使うピンクのビニール製のものをはめた。これらを準備した理由については「拳銃でびっくりさせて売ってもらうつもりだった。手袋は指紋を残さないために，黒い服は目立たないようにするために用意した」という目的性とともに，次のような動機も説明した。「拳銃やサングラスは1つのファッションで，格好をつけるためだった」「黒い服に着替えたのは，007のサントラ盤を聴いているうちにジェームス・ボンドみたいな気分になって，百人力というか，何でもできる気分と切迫した感じが入り交じったから」「軽い乗りで，TPOに合わせて準備した」「たまたま本棚にあった模造拳銃が目に入って，これもイメージに合うな，と思って持って行くことにした」。

　車で薬局に行くまで運転に大きな支障はなかったが，道路の右側に駐車するという粗雑さが見られる。薬局に行くと，店内に2名の男性店員がいた。店員Cによれば，薬局の窓口に来たときのAは「最初から怒鳴るような口調だった」という。応対したCに「金を払うから薬を出してくれ」「薬を見せてくれ」という一方的な要求を繰り返し，執拗で無遠慮であった。押し問答が続くうちに次第に口調が荒々しくなり，Cの「警察を呼びますよ」という一言をきっかけに，いっそう険悪で威圧的な態度に変った。Aは「警察を呼びますよと言われてプツンと切れた感じがした」と回想する。ついで，怒声を発して力ずくで侵入する態度を見せ，店員が目を離したわずかな隙にカウンター越しに侵入した。Cの胸に模造拳銃を突きつけて威嚇し，「ヒロポン，MSコンチン，リタリン」の名をあげて要求し，調剤棚まで案内させた。自分の手で薬品をつぎつぎ取り，Cに命じて袋に詰めさせた。奪った薬品は2,700錠あまりで，大部分が向精神薬すなわち各種の睡眠薬やMPDであり，手当たり次第というよりも，ある程度選択して取り出している。Aはズボンのポケットから財布を取り出し，Cに中身を見せて「下に親分がいるから取りに行く」と，代金が足りないので取りに行くような口振りで階段を下りて行った（「親分」は共犯のBを指すと思われるが，Bはこの時点では薬局内におり，Aの判断に誤りがある）。Aはもう1人の店員Dの通報で駆けつけた警察官と鉢合わせして薬局内に引き返し，Cに対して「何で警察がいるんだ。何もしゃべるな」と言って1万円を渡した。警察官とともに店内に入ったDに対しては，「お前は何で警察呼ぶんだ。ちゃん

と金払ってるし，店長に薬を譲ってもらうことになったんだ」と，取り繕う言い方をした。警察官が逮捕しようとすると，「俺は金を払うもりだった」と言って暴れ出した。2人の店員がAを見た限りでは，ふらつきや呂律の回りにくさはなく，拳銃で脅す態度は真に迫っており，酩酊状態とは思えなかった。逮捕後は強度の眠気に襲われ，2日間は過眠の状態が続いた。

　鑑定の問診では犯行時の行動についておおむね追想は可能であるが，ところどころに事実と異なる部分や脱落が見いだされる。自宅で犯行を準備する頃から警察署に連行されて最初の調書を取られるまでの時間帯の記憶の脱落，混乱が見られ，とくに階段を下りて警察官に気づく前後の記憶は不鮮明である。「終わったんで帰ろうとしたら，階段のところに警察官が何人もいて，びっくりして，ひどいなあと思った」と述べる。逮捕後の過眠によって二次的に記憶が脱落した可能性を考慮に入れても記憶は不完全である。

　鑑定所見：犯行の1年2ヵ月後に鑑定を施行した。不眠，軽い焦燥感，「光が走る。高周波音が流れる」などの要素的な幻視と幻聴が稀にあり，「ラジオが自分の好きな音楽を流してくれるような気がする」という確信のとぼしい関係念慮が認められた。逮捕の2週間後に検察庁で施行された簡易鑑定でも同様の症状が記録されている。従って薬物性精神障害の残遺症状と考えられた。面接では，社交的であるが幼く，質問の呑み込みは速いが，その場の思いつきに任せて気軽に即答する傾向があり，軽佻性の性格と考えられた。しかし態度に奇異なところはなく，疎通性と感情表出は良好であった。

　身体的には肥満と軽度の肝機能低下が認められ，CTでは年齢に比して脳萎縮の程度がやや強いが，脳波は正常範囲内であり，特記すべき身体的，神経学的所見は認めなかった。

　心理検査では，WAISの全検査IQは112で，注意集中力，判断力などの知的機敏さに障害はない。性格は軽佻的，逃避的，受動的，主観的，衝動的で，計画性や内省力は乏しい。ロールシャッハ・テストでは，反応内容が消費文化を反映する言葉やイメージで埋められ，快楽追求的な関心の強さが浮き彫りにされた。精神病的異常や脳器質障害の徴候は見いだせなかった。

　鑑定結果：以下の2点を鑑定結果として提出した。①多剤乱用型の薬物依存者で，中毒性精神病を反復している。知能は上位であるが軽佻性，逃避性，主観性などの性格特徴を有する。現在は中毒性精神病の軽微な残遺症状が認められる以外に特記すべき異常は認められない。②犯行は基本的には薬物入手を目

的とする行為であるが，犯行前に服用した多種の向精神薬およびアルコールの複合的な作用により，抑制消失，気分高揚，攻撃性亢進，易刺激性等の情動面の変化が生じていた．意識障害は軽度であり，幻覚，妄想は存在しなかった．

責任能力については種々の薬物とアルコールの複合作用によって情動面に顕著な変化を来し，行動の制御能力が著しく低下していたことを理由として心神耗弱を示唆した．裁判では心神耗弱に相当するほどの能力の低下はなかったとして，懲役3年，執行猶予4年（保護観察付き）の判決が下された．

II 考　察

MPDは1954年に開発され，副作用の少ない精神刺激薬としてうつ状態，統合失調症の自閉，ナルコレプシーなどの治療薬あるいは精神療法の補助手段として用いられた[5]．依存の危険性は早くから気づかれ，1960年のRioux[11]の論文をはじめとして多数の報告が出されている．とくにMPDが注意欠陥／多動性障害の治療薬として盛んに使用される米国では，医師の処方薬を小児やその親が乱用し，公衆衛生上の問題となっている[10]．精神的有害作用としては，不安，幻覚，激越，躁状態，妄想性精神病，攻撃性，過敏などが知られている[12]．日本では1983年の福井[3]の報告に引き続いて，福迫ら[4]，折田ら[9]が重いMPD依存の症例を記載している．覚せい剤などの非合法薬物と異なり，MPDの場合は医師の処方がしばしば乱用のきっかけとなる．この点は睡眠薬，抗不安薬と共通するが，精神刺激薬であるMPDの特徴は，最初の一服で劇的な気分の改善が体験されるために患者自身によって"好ましい薬"という主観的評価がされやすく，それが依存形成の要因となることにある[2,9]．MPDの中毒によって過活動，被害妄想，動物幻視など多彩な幻覚を呈する急性精神病が起きることも知られている[6,7,12,13,14]．覚せい剤と作用が似ており，DSM-IV[1]では「アンフェタミン様作用を持つ物質」に含められている．

症例Aは多剤乱用者で，各種の睡眠薬，覚せい剤，コカイン，大麻などの豊富な使用経験を持つ．犯行の約1年前からMPDを単独もしくは他の薬物と併用して服用するようになった．1日30錠（300mg）という大量を連用しており，耐性と精神依存が明らかである．服用時には集中力増大，知覚の鋭敏化，細かい物体への注意の亢進，錯覚，注察念慮などが現れている．とくに興味深い症状は，「仲間と一緒にいると，悪乗りしてF1レーサーになった気分で高

速道路を突っ走る」という体験，すなわち気分高揚と陶酔感に支配されて大胆な行動をする傾向である。

　犯行は薬局に侵入して模造拳銃などを使って店員を脅し，向精神薬を中心に大量の薬品を奪ったが，直後に逮捕されたというものである。犯行に先だって，数ヵ所の診療所を回って大量の薬物を入手していたことを父に知られて保険証，診察券などを取り上げられ，手持ちの薬物が乏しくなっていたという事実が重要である。共犯者Bに対する「薬を没収されて気持ちがブルーだ」という言葉が示唆するように，薬物への渇望とともに父の高圧的処置に対する不満が鬱積していたと考えられる。次いでBを誘って睡眠薬とアルコールを摂取した。大麻や幻覚剤の酩酊効果がsettingに影響されることはよく知られているが，Aの場合も，気心の知れた乱用仲間とのドラッグ・パーティーというsettingが精神状態に与えた影響が無視できない。

　犯行は基本的には薬物入手を目的とする行為であるが，行動の細部を見るとかなり突飛な色彩が見いだされる。たまたま映画『007』のサントラ盤を聴いているうちに「百人力というか，何でもできる気分」になり，黒ずくめの服装，サングラス，手袋，模造拳銃，スキーのストックなどを用意し，ことさらに戦闘的なスタイルで身を固めた。「軽い乗りで，TPOに合わせた」とも述べており，音楽に強く印象づけられ，その場の雰囲気に陶酔的に没入したことが分かる。前述したMPD服用時の「Ｆ１レーサーになり切って突っ走った」という体験と共通する。また，目についた物を手当たり次第に持ち，指紋を残さないためとはいえ派手なピンク色のゴム手袋をはめ，道路の右側に駐車するなどの点では注意力，判断力の低下がうかがわれる。薬局では無遠慮，威圧的な態度を取り，店員の刺激的な言葉に反応して情動興奮が強まっている。棚から向精神薬を選んで奪うという的確な判断の反面で，警察に通報されることを予期せず，警察官が駆けつけると金を払って見逃してもらおうとするなど，かなり無警戒，無頓着である。店内にいるはずのBを店外にいると誤認し，犯行の前後の体験については部分健忘を残している。

　以上の一連の事実から，せん妄，もうろう状態などの重い意識障害や幻覚妄想状態は出現していなかったが，気分高揚，陶酔感，攻撃性という情動変化が前景に現れ，意識水準の軽度の低下もあったと推定し得る。この精神的変化の原因としては，settingがもたらした心理的刺激とともに直前に摂取された薬物，アルコールの複合的な作用が考えられる。すでに約30錠のMPD，抗精神

病薬，ニトラゼパム，エチゾラムを服用していた上に，犯行の6時間前には眠気覚ましのためにMPDを10錠服用した．さらに犯行の4時間前から臨床用量を超えるゾピクロンとペントバルビタールおよびアルコールを摂取した．このように短時間に多種の物質を併用しており，これらの物質の相乗作用が生じたと考えられる．ベンゾジアゼピン系の薬物が奇異反応（paradoxical reaction）を生じて興奮を助長した可能性も考えられる．しかしここで注目したいのは，気分高揚，陶酔感，攻撃性という情動変化の特徴に関して，大量に摂取されたMPDの影響が否定しがたいことである．その理由は，症例は過去においてMPDの服用により軽躁状態を呈したり，犯行時と類似の情動変化を来して大胆な行動をとった事実があること，また文献的にもMPDの有害作用として躁状態や攻撃性があげられていることである．逮捕後にアンフェタミン離脱[1]と同様の過眠が持続したこともMPDの強い作用を示唆する．

おわりに

多剤乱用者が行った薬局強盗についてMPDの中毒との関連を中心に考察した．最後に付言しておきたいのは，複数の医療機関を通じてMPDやその他の向精神薬を入手して乱用し，その果てに調剤薬局を襲った本症例が医療用薬品の乱用の問題点を明瞭に示していることである．睡眠薬，抗不安薬などの向精神薬は医師による処方や薬局などからの盗難を通して乱用者の手に渡ることが多い．そのため関連法規の厳格な運用や医療機関の適切な対処が求められるであろう．

文　献

1) American Psychiatric Association : Diagnostic and Statistical Manual of Mental Disorders. Fourth Edition, Washington DC, 1994. (高橋三郎，大野裕，染矢俊幸訳 : DSM-IV　精神疾患の診断・統計マニュアル．医学書院，東京，1996.)
2) Chiarello RJ, Cole JO : The use of psychostimulants in general psychiatry. A reconsideration. Arch Gen Psychiatry 44 ; 286-295, 1987.
3) 福井進 : Methylphenidate（Ritalin）の依存．向精神薬実態調査事業報告書（昭和58年度），pp.23-34, 1984.
4) 福迫博，榎本貞保，田中英世，他 : 慢性メチルフェニデート中毒の1例．臨床精神医学 16 ; 205-211, 1987.
5) Koutsky CD, Westendorp F, Bransford P : High dosage methylphenidate for

depression. Dis Nerv System 21 ; 275-277, 1960.
6) Lucas AR, Weiss M : Methylphenidate hallucinosis. JAMA 217 ; 1079-1081, 1971.
7) McCormick TC, Mcneel TW : Acute psychosis and Ritalin abuse (case report). Texas State J Med 59 ; 99-100, 1963.
8) 中谷陽二：メチルフェニデート（リタリン）の乱用．臨床精神医学 27 ; 405-410, 1998.
9) 折田美佐枝，柴田洋子，加藤能男：母娘にみられた多薬剤嗜好例——とくにリタリン依存．精神医学 29 ; 411-416, 1987.
10) Parran TV, Jasinski DR : Intravenous methylphenidate abuse. Prototype for prescription drug abuse. Arch Intern Med 151 ; 781-783, 1991.
11) Rioux B : Is Ritalin an addiction-producing drug? Dis Nerv System 21 ; 346-349, 1960.
12) Scarnati R : An outline of hazardous side effects of Ritalin (methylphenidate). Int J Addiction 21 ; 837-841, 1986.
13) Spensley J, Rockwell DA : Psychosis during methylphenidate abuse. New Engl J Med 286 ; 880-881, 1972.
14) Young JG : Methylphenidate-induced hallucinosis : case histories and possible mecanism of action. Development Behav Pediatrics 2 ; 35-38, 1981.

有機溶剤依存者による強盗殺人の精神鑑定
――なぜ供述は変ったか――

はじめに

　被鑑定人の供述内容が転々と変わり，犯行に関する事実の推定が困難な事例にしばしば出会う。供述の一貫性を損なう要因としては，被鑑定人の知能や記憶の障害ばかりでなく取調べや鑑定の影響も考えられる。とくに問題になるのは，捜査段階での供述調書の内容と鑑定での陳述が大きく食い違う場合であり，いずれの信憑性が高いとみるかが責任能力の判断に直接響くことにもなる[1]。

　ここで提示する精神鑑定例でも供述の信憑性の評価が非常に困難であった。被鑑定人は長期の有機溶剤乱用歴と精神病症状を示し，吸入中に老婦人を殺害して現金を奪い，強盗殺人の罪名で起訴された。供述調書は明らかに計画的犯行を示す内容であったが，鑑定の面接では有機溶剤の薬理作用下での偶発的行為が強く示唆された。供述の変遷を有機溶剤中毒の特異性との関連も含めて考察したい。

I 症　例

　[症例] A，犯行時26歳，男
　公訴事実の概要：金品を強取しようと企て，X年4月5日午後零時35分ころ，Bコーポラス7階で自宅に入ろうとしていたC（69歳，女性）を，背後から後頭部を金槌で3回強打して昏倒させ，ハンドバッグから現金約1万3,000円を強取し，頭蓋骨骨折等の傷害を負わせて殺害した。
　家族歴：特記事項はない。
　生育歴：父母は同い年で，19歳で結婚し，翌年長女を出産した。まもなく母はAを身ごもったが，すでに離婚話が出ており，望まれない出産であった。出

生時に特別な異常はなかった。同胞は姉と弟2人。甘えん坊で落ち着きがなく，幼稚園では，乱暴ではないが他の園児と協調できなかった。身体の発育は順調で，幼少期に特記すべき既往症はない。言語の発達が遅く，もどかしかった。

　小学校では，知能偏差値は平均的であるが，学科の成績は2が多く，勉学意欲の乏しさがうかがわれる。欠席が多く，「学習中気が散りやすい」「落ち着きがない」「忘れ物が多い」「飽きやすい」などの行動特徴が学校の記録に見られる。母から見ると「おっちょこちょいで，とろい」子どもであった。一方，Aによれば，両親は喧嘩ばかりしており，不在がちの父に遊んでもらった記憶はない。小学校3年のときに母が子ども3人を連れ，本件犯行の現場となるBコーポラスに別居し，しばらくして近くの一軒家に移った。Aの小学校卒業を待って両親は正式に離婚し，Aは姉とともに父に引き取られた。父は離婚後すぐに外国籍の女性と再婚し，2女をもうけた。Aは継母になじめず，実母に会いたがり，母方に引き取られた弟を羨むことがあった。実母は3歳年下の男性と同棲した。

　中学校では，知能偏差値は平均よりやや劣る程度であるが，学科の成績は悪く，とくに3学年で低下し，ほとんど1である。「大変素直でやさしい心情の持ち主である」という反面，「勉強に集中できない」「意欲がない」「怠惰で欠席が多い」という問題が指摘されている。2学年の後半から暴走族に加わり，万引や自転車窃盗で何度か補導された。父と継母は家にいないことが多く，Aはときどき実母のところへ遊びに行き，小遣いをもらった。

　中学卒業後は喫茶店，清掃会社，塗装会社などの職を数ヵ月で転々とした。19歳，自宅で有機溶剤を吸っているところを父に見つかって警察に通報され，中等少年院に9ヵ月間入所した。退院後は父と同居し，塗装会社で働いた。X−3年，実母，祖母と同居するようになった。職は2ヵ月続けばよいほうで，給料が入ると怠け始めた。祖母はAに甘く，よく小遣いを与えた。

　有機溶剤乱用歴：中学卒業頃に暴走族の先輩の家でシンナーを初めて吸った。フワフワした感じで，不快感はなかった。1ヵ月後，同じ感覚を味わいたくなり，売人が居る場所を教わって買いに行った。1人で吸うようになり，次第に吸引時間が長くなった。1回にドリンク剤のビン1〜2本のトルエンを3〜4時間かけて吸った。ボーッとして嫌なことを忘れ，夢か映画を見ている気分になった。遊園地の乗り物，お化け屋敷，玩具の兵隊，空を飛んで景色が動いて見えるといった愉快な幻視が現れた。物が歪んで人のかたちに見えた。ボ

ーッとした状態が2，3日続き，足がもつれることがあった。吸いたくなると，手を口に当てただけで吸った気分を味わえるほどになった。17～18歳頃から，幻視に加えて幻聴も現れるようになった。少年院にいる間は幻覚はなかった。

　20歳で少年院を出て吸引を再開したころから，非吸引時にも，名前を呼ぶ声が，ときに機械音とまじって聞こえるようになった。初めは自宅で吸引していたが，あるとき，トルエンを買った帰りに「吸いながら歩いて帰れ」と幻聴に命令され，歩きながら吸うようになった。歩くとボーッとして楽しい気分になれた。他人の家に入り込んだり，シンナー臭のため近所の人に警察に通報されたことがある。母によると，Aは自宅で吸うときは，窓を開けたり，冬でも扇風機を回して，臭いがわからないようにした。「誰かが，ああしろ，こうしろと話しかけてくる」と，幻聴があるようなことを話した。家で吸引すると，怒鳴る，襖をぼろぼろになるほど壊す，壁に穴をあける，布団をむしったり焦がす，といった騒ぎを起こした。しかし家人への暴力は，小遣いを断った母を顔にアザができるほど殴ったという1回だけである。

　初めはビニール袋に入れて吸ったが，ティッシュに浸して嗅がないと効かなくなり，良い気分になりにくくなった。吸引中は声がワーと聞こえて圧倒された。X－4年から「霊」が存在すると思うようになった。幻聴で霊の話が聞こえたので，気になって，宗教の本を読んだ。「やさしい霊や，いじめる霊や，いろいろな霊がいる」と思った。その時期から，幻聴，不眠を主訴として精神科に断続的に通院し，有機溶剤依存と診断された。X－4年（23歳）には毒劇法違反により執行猶予付の判決を言い渡され，保護観察のため保護会に引き取られた。保護会の紹介で診療所に通院した。家族や仲間の声の幻聴，被害妄想が認められた。自助グループにも出席したが，保護会を飛び出したために治療は中断した。

　X－1年に入所した少年刑務所でも幻聴が続き，医療刑務所に移送された。同所では以下の記録がされている。診断は有機溶剤精神病であるが，統合失調症の疑いも完全には否定できなかった。幻覚について自発的に語らず，具体性に欠け，誘導されやすかった。自発性・意欲が乏しく，有機溶剤乱用による無動機症候群と思われた。生気に乏しく，周囲とほとんど会話がなかった。脳波異常（高振幅徐波）が認められた。仕事に対して意欲が乏しく，拒否する意欲さえないように見えた。Aによれば，医療刑務所にいるあいだに幻聴は軽くなり，気にならない程度になった。

犯罪歴：19歳での中等少年院送致のほか，20歳から25歳まで5件の犯歴がある．すべて毒物劇物取締法違反で，路上でトルエンを所持，使用して逮捕されたものである．X－4年には検察庁で簡易鑑定を受け，「有機溶剤依存症（幻覚妄想状態）」と診断された．X－1年の犯行で初めて懲役6月の実刑判決を受けた．本件以外には暴力的な非行，犯罪はない．

　既往歴：特記すべき疾患はない．喫煙開始は中学2年で，2箱吸う．中学卒業後から機会飲酒．覚せい剤は少年院を出た頃に友人から勧められて2，3回注射したが，吐き気がしたために止めた．

　鑑定での所見：面接では寡黙で萎縮し，語彙が乏しく，知識と関心の範囲が非常に狭い．面接者に安易に同調する傾向があり，時間をおいて正反対の質問をすると，どちらも肯定することがある．意志疎通が非常にもどかしく，自信のなさ，他人への追随，内省力の乏しさ，忍耐力の欠如がうかがわれる．ゆっくり時間をかけると，わりあい的確な返答をする．意図的な虚言はなく，嘘をつくだけの積極性もないように見受けられる．感情表出は豊かではないが，とくに不自然な対人接触ではなく，慣れてくると笑顔が見られる．空笑，独語等の奇異な言動や，幻聴に注意を奪われる素振りはなく，外見上は幻覚体験があるようには見えない．鑑定の当初，幻覚は「起きているあいだじゅう聞こえる」という状況であったが，「夕食が終わるころから寝るまで聞こえる」「窓際でフニャフニャ言うような，はっきりしない声」になり，終了時には「少しあるが，耳を澄ませば聞こえる程度で，気にならなくなった」と述べた．幻聴の内容は，友達や知らない人の声である．男が女のようなしゃべり方をするので，「オカマかな」と思うと，声が「オカマじゃないわ，ニューハーフよ」と答えてくる．「こういう場合は大泉」といった，ナンセンスな語句が多い．4，5人の声が会話して，「もっと男っぽくなったほうがいい」とか，自分のことを当てつける．若い女の声で「かんべんしろよ」とか，おどけて「うらめしや」とか言う．考えると言葉になって出てしまい，声の主にそれを聞かれる．考えることが，知らない人の声で言葉になる．独り言を言うと，九官鳥みたいに真似して繰り返してくるので，からかわれている感じがする．いつも聞こえるので自分の周囲が「声の溜まり場みたい」になっている．本を呼んでいてもパッと入ってくるので，集中できない．姿は見えないが声だけ聞こえるので「霊の声」だと思っている．霊について辞書で調べると「不思議な力を示す」と書いてあったので，本当にそうだと思った．幻視は，以前は「人の霊みたいな白っぽいもの」

がぼんやりと見えたが，鑑定時は消失していた。以上，面接所見としては，慢性の幻聴，集中力低下，幻覚体験から発展した妄想，言語表現能力の貧困，受動的で自信を欠く性格，などが特記された。

　身体所見・検査所見をまとめると，①有機溶剤乱用によると思われる顕著な歯牙の脱落，②軽度脳波異常（徐波が全般にやや多い非特異的異常）が認められた。神経学的異常，CT上の異常所見は認めず，脳の粗大な器質的障害は否定された。

　心理検査を要約すると，精神病圏の異常，粗大な脳器質障害は認められなかった。知能水準は平均よりもやや低めであるが，通常の事理判断や常識・慣習に準じた行動の弁別は可能である（WAISで全IQ＝79，言語性IQ＝73，動作性IQ＝83，脳研式知能検査で合計点＝69）。しかし，了解が悪く，思考や反応動作が遅鈍で柔軟性に欠け，寡黙なために，知能は低く見られがちと思われる。とくに言語能力の貧困さは，欲求不満の解消や衝動の抑制を妨げて有機溶剤吸引に走らせる一因となっている。同時に，複雑な状況説明や動機などの自己弁解を難しくさせているため，警察の取調べや裁判において齟齬をきたしやすいと思われる。黙従傾向はないが，思考速度と貧困な表現力にそぐわない質問や確認を畳み込むようにされると，不本意ながら曖昧に合意してしまい，結果として供述に一貫性がなくなる可能性がある。性格的には，現実吟味が悪く，内省はあるが浅薄で，経験を活かすことができない。内向的，受動的で，意欲に欠け，意志薄弱で，計画性が乏しく，見通しなく場当たり的行動をとりやすいので，言語能力だけでなく性格的にも誘導されやすいタイプと言える。しかし日頃はむしろ非攻撃的で，反社会行動への積極的志向性はなく，性格因からは暴力的犯行は予測しがたい。困難な状況や情緒的に複雑な事態になるとショックで混乱しやすいが，立ち直って冷静になることもできる。心理検査結果から犯行時の状態を推測すると，シンナーを吸引した段階で抑制がとれて暴力行為を思いつき，どれくらいの損傷を与えるかの見通しなくハンマーを用意し，かなりの興奮状態で行為に臨み，決行したことでいっそう混乱して殴打を繰り返したが，事後は興奮が覚めて冷静になり，後始末をして逃走したことが考えられる。

　診断：素質的な知能は正常域と推測されるが，落ち着きなさ，注意散漫，飽きやすさ，言語の遅れが見られた。両親の離婚のため，放任され，愛情欲求を満たされることなく育った。中学校の半ばから不良グループに加わり，勉学意

欲を失っている。こうした素質的，環境的な要因のもとで，意志欠如，環境の影響に対する抵抗欠如を特徴とする人格障害が形成された。定職に就かず，有機溶剤の常用に陥ったため，社会的学習の機会をもてず，いっそう非社会的，逃避的となったと考えられる。

　有機溶剤乱用について注目すべき事実は，有機溶剤依存の重症度の指標である単独吸引に早期に移行したことである。以来，矯正施設の入所期間を除いて，ほとんど切れ目なく常用している。吸引時には，茫乎とした快い気分になり，夢想的体験，情景的幻視が現れた。対人関係において受け身で劣等感を持ちやすいため，酩酊によって束の間の解放感が得られ，いっそう依存が形成されやすかったと考えられる。幻聴が主体である点が有機溶剤中毒としては特異である。20歳頃に吸引が頻繁になるに従い，非吸引時にも幻聴が持続するようになった。屋外を徘徊しながら吸引する習慣もこの時期から始まり，たびたび路上で逮捕された。この吸引行動は本件犯行ともつながる。この頃から長期連用による耐性上昇のため多幸感が得にくくなった。幻覚が非吸引時にも持続し，内容は批評や応答で，統合失調症一級症状のかたちをとることから，統合失調症との鑑別が問題になる。有機溶剤の精神病症状が吸引中断後も数ヵ月，数年にわたって遷延する症例は，少数であるが存在し，Ａでも統合失調症の併発あるいは誘発よりも有機溶剤精神病の慢性化が考えられる。その主な根拠は，有機溶剤連用後に幻覚が出現し，吸引頻度の増加に一致して増強し，勾留による長期の中断によってある程度の改善をみており，有機溶剤使用と精神病症状に明らかな並行関係が認められたことである。また対人接触性が基本的には保たれており，統合失調症患者に特有の接触とは異なる。吸引を中断している限りは自力での職探しや就労が可能であり，社会生活能力が病的に低下しているとはいえない。さらに心理検査でも統合失調症を疑わせる所見がない。

　以上から，①有機溶剤依存，②有機溶剤精神病（有機溶剤による精神病性障害），③意志欠如を特徴とする人格障害，と診断した。

　犯行：本件犯行は，Ｘ年4月5日，自宅で吸引した後に近くのマンション屋上で吸引を続け，たまたま帰宅した住人を背後から殴打して現金を奪い，逃走したものである。

　同年2月15日に医療刑務所を出所した。母らに諭され，シンナーは絶対に吸わないと約束した。塗装会社のアルバイトを探し，犯行前日まで働いた。家族の供述では，3月後半からシンナー臭や目つきからＡがシンナーをふたたび

始めたと思ったという。しかしA自身は犯行前夜まで吸引していないと述べている。いずれが正しいか不明であるが，雨天と日曜を除いて連日出勤しているので，本人の供述が正しい可能性もある。犯行前日，たまたま仕事の現場が新宿の近くで，帰る途中，つい売人からトルエンを買ってしまったという。夜8時か9時頃に帰宅し，食事をとり，味見のつもりで少し吸って寝た。朝9時頃に目が覚め，テレビを見ながら正午頃まで吸引した。ドリンク剤の瓶の3分の2くらいを吸い，残りをポケットに入れて持ち出した。吸引中の気分については，「ただボーッとしているだけで，いい気分ではなかった」「久しぶりに吸ったので，気分が悪くなった」「また吸ってしまって，悪いことをしたと思った」という。当日の吸引中には幻覚はなかった。

　母によると，当日の正午頃，Aが2階の自室から下りてきて，「そば屋に行く」というので，「お昼御飯，作るよ」と答えると，どうしてもそば屋に行くと答えた。シンナー臭はなかったが，目のきつい感じから，また吸ったのではないかと思った。しかし話し方などにとくに変わった印象はなく，昼食代として千円を渡した。

　捜査報告書によれば，被害者は現場で発見されたときはまだ意識があり，「出入口のドアを開けようとしたところ，いきなり，後方から頭を殴られた」と話した。現場の手摺の直下からハンマーが発見された。タオル地の雑巾が鉄部分を覆ってガムテープで縛ってあり，タオル側面に血痕が付着していた。1つ下の階の住人が，被害者の部屋の前で若い男が女性の足を持って引きずっているのを目撃していた。

　Aは現場から直行してトルエンを買いに行き，帰宅した。血痕のついたフードつきジャンパーを室内に無造作に放置した。その後は，仕事を休み，部屋の雨戸を閉め，吸引を続けた。逮捕は犯行の2週間後で，当初Aは犯行を否定した。

　犯行に関する供述：以下，Aの供述を捜査段階，公判，鑑定の順に要約する。

　捜査報告書によると，ずる休みしたため前日には所持金が2万円足らずになった。誰かを殴って金を奪おうと思った。朝遅く起きたので仕事に間に合わず，休んだ。自室でシンナーを吸っているとき，考えていた強盗を決意した。零時頃，母に外食すると嘘を言って，ハンマーに雑巾をテープでとめ，ジャンパーの内ポケットに入れて外出した。小学校のとき住んでいたBコーポラスに決め，

老女に狙いをつけ，8階の屋上で待った。零時30分頃，女性が帰ってきて，エレベーターで7階へ上がり，廊下を行くのを後方から近づき，ドア方向に向きを変えたところを，両手でハンマーを持って側面部分で後頭部を殴打した。無言のまましゃがんだが，倒れないので，さらに2回殴ったところ，頭に手をやり，斜め後方に倒れた。足元に黒カバンがあり，財布を取った。金を奪ってから財布を中に戻し，ハンマーを落下投棄した。螺旋階段から6階に逃げたが，倒れているとすぐ発見されると思い，戻って，膝あたりを抱え，踊り場へ引きずり隠し，エレベーターで降りて逃走した。小走りでバス停に行き，新宿東口に出て，顔見知りの売人からシンナーを買い，またバスで3時過ぎに帰宅した。ハンマーを用意したときは気絶させるつもりだったが，殴打したときは力加減等は考えず，最初から力任せに思いきり殴打し，死亡を予見していた。

　公判の供述は以下の通りである。殺す気持ちはなかった。最初から金を奪おうとしたかは，シンナーを吸っていたので，よく覚えていない（以上，第1回公判）。テレビが面白くなかったので，シンナーを持って，外に出た。「ハンマーを取りに行ったのではなく，表に出たらハンマーがあったか」という質問は肯定する。人でも叩こうと思った。雑巾でも巻いて，横にして叩けば痛くないと思った。「ハンマーを見たから殴る気になったか」という質問は肯定する。吸う場所に行こうと思った。「テレビを消す前後に，金が欲しいと思ったか」の質問は否定する。玄関を出てからドラマのシーン（女が男を撃ち殺し，カードを使ってアリバイ工作をする）が頭に浮かんだ。「コーポラスに行こうと思ったのが，シンナーを吸うためか，人を殴るためか，両方か」という質問には「両方」と答える。人が来るのを待ち伏せしていた。「金を取れることがバックを見て頭に浮かんだか」「屋上にいるときから金を取る気持ちがあったか」の質問は肯定する。痛いと思ったから，力いっぱい叩いてはいない。（警察の調書の内容は）だいたい合っている。「ハンマーを持って出るとき，死ぬかも知れないと思っていたか」という質問には「少し思っていた」と言う。死んだらまずいな，と思って力を抜いた。ハンマーが目についたので，ノックアウト強盗みたいなことをしようと思って，雑巾を巻いた（以上，第2回公判）。死ぬか死なないかはまったく考えずに叩いたと答えたが，刑事に「納得が行かない」と言われた。金を取るつもりで，気絶させようと思った。雑巾を巻いてあるし，手加減すれば気絶すると思った。（検察官に対して「被害者が死ぬかも知れない」と言ったことは）言ったかもしれないが，訂正する。大けがをしないよう

に，軽く，力を抜いて，素振りするような感じで叩いた（以上，第4回公判）。

　鑑定の面接では以下のように述べた。外出したのは「つまらなかったから」「家でじっとしていられなくなって」「遊びに行くようなつもりで」「母にみつからないように」と述べる。ハンマーの持ち出しについては，意図的に探したのではなく，偶然そこ（玄関の脇）にあったので気づいたと述べる。携帯した理由の説明は一定せず，「ハンマーを見たら，人を叩きたくなった」とも「幻聴の相手を叩いてやろう」とも言う。Bコーポラスへ向かった理由は，「前に吸ったことがあるので，屋上で吸うために行った」とも「ハンマーをポケットに入れたので，いつもの吸引場所に行かなかった」とも述べる。コーポラス屋上での状況については，「ただボーッとしていた」「いい眺めだな，と思って景色を見ていた」「ハンマーに気づいて，ああ，叩きに来たんだ，と思って，下を見ると被害者がいて，叩くなら今だ，と思った」と述べる。殴打の動機については，「霊がうるさいから」「幻聴で苦しめられたから八つ当たりした」という，不快な幻覚に反応したという説明をする。現金の抜き取りについては，バッグに気づいたのは被害者が倒れてからであり，抜き取った理由は「ただ，入っていたから，ポケットに入れた」「叩いたから，ついでにもらっちゃおうと思った」と述べる。犯行後，「被害者と目が合い，助けて，と言われてびっくりした。まずいことをしたと思った」という。帰りかけてから現場に戻り，被害者が発見されないように非常階段まで引きずったという。

　次頁の表にまとめるように，Aの説明はかなりの不一致を示している。現金を抜き取り，その足でトルエンを買いに行っており，こうした成り行きを前提として考えると，遊ぶ金欲しさの強盗という一貫した動機に従って行動したようにも思われる。しかし供述内容を仔細に検討すると，当初から計画された犯行であることに疑問が生じる。むしろ以下のような，その場その場の状況に即行的に反応した行動のシークェンスとしてとらえた方が無理がないと考えられる。

　当日の朝から自室で吸引した。長く中断していたことと，誘惑に屈したことに罪悪感を感じていたため，陶酔感よりも不快な気分が強くなった。そのため解放感を求めて外で吸おうと思い，玄関を出ようとすると偶然にハンマーが目に入った。このとき，人を殴打したいという観念が現れた。これは漠然とした衝動であり，単なる殴打なのか，ノックアウト強盗をするのか，という区別が判然としていない。テレビのシーンあるいは以前に祖母宅で暴れたときの記憶

表　供述内容の対照

	取調	公判	鑑定
自室で吸引中の状態	ずる休みして金がなかったので，強盗を思いついた	「金をとろうと思った」を否定	ボーとしていただけ
外出した動機	強盗をするため	「吸引」と「金を取るため」の両方を肯定	つまらなかったから
ハンマーの持ち出し	強盗をするため	ノックアウト強盗のドラマのシーンが頭に浮かんだ	偶然目に入ったら人を叩きたくなった。幻聴の相手を叩いてやろう
Bコーポラスへ行った理由	狙いやすい場所だから	「人気がない場所で吸う」と「人を叩く目的」の両方を肯定	前に吸ったことがある場所だから
屋上での状態	適当な相手を待ち伏せ，勇気づけで吸った	人が来るのを待ち伏せ	いい眺めだと思っていた。ハンマーに気づいて，叩きに来たんだと思う
殴打	死亡を予見	大けがをしないように力を抜いた	相手を見て，叩くなら今だ。うっかり叩いちゃった
現金の抜取	家を出る時から計画	「屋上で金を取る気持ちがあった」を肯定	バックが目に入り，ついでにもらっちゃおう

が想起された可能性がある。コーポラスに向かった理由も明確に意識されたものではない。屋上では，景色を眺めながら吸引に没頭したが，携帯したハンマーが目に入ると，殴打のために来たことを思いだした。被害者の姿に引き寄せられるように行動に移った。現金奪取の意図は，おそらく曖昧なかたちで意識に現れたり消えたりしていたと思われる。ともかく「人を殴打して気絶させる」という漠然とした観念，衝動が意識を占めていたことは確かである。一撃して倒れなかった被害者をさらに続けて殴打したこと，ハンマーに布を巻き，側面で殴打したことも，気絶を目的としたことを裏づける。従って，現金奪取の意図は否定できないが，どちらかというと付随的であったと思われる。明確な殺害の意図を持って行為にのぞんだと考えることは困難である。

　犯行時の精神状態：以上のような行動に対応するものとして，次の精神的徴候を推測しうる。

1．気分変調（不快な気分）

2．弛緩して焦点が定まらない思考および散漫な注意
3．脱抑制（短絡的，即行的に行動に移る傾向）

　この精神状態において，ハンマーの認知から唐突に攻撃的な観念ないし衝動が出現している。この観念は固定的ではなく，景色に見とれているあいだは忘却され，ハンマーあるいは被害者が視野に入ると意識に浮上するというかたちで，浮動的である。これは一言でいえば有機溶剤酩酊の状態であるが，意識障害の有無が問題になる。発覚を遅らせるために被害者を移動させたり，記憶の粗大な欠損がない点からは，状況の認知が良好であったことが窺われる。他方，2は，思考散乱，注意の転導性亢進という意識障害の徴候とみなされる。さらに，指紋のついた凶器を現場に投棄したり，血痕の付着した衣服を着てバスに乗るという不注意，無頓着さが見いだされ，状況の認知がある程度は低下していたと考えられる。従って，比較的軽度の意識障害は存在したと考えるべきである。犯行後にトルエンを購入するという目的性をもった行動をとっているが，これは有機溶剤では効果の発現が急であるが消失も迅速（吸引中止から30分程度で常態に復する）であることから説明できる。時間的にみると，屋上で吸引しながら被害者を認知した時点で酩酊がもっとも深く，犯行を経て速やかに回復に向かったと考えられる。
　責任能力については有機溶剤作用下での犯罪に関する小田[2]の基準を参考にした。

1．意識障害があり，幻覚的体験に支配された犯行→責任無能力。
2．不関性気分のもとで能動的意識の衰弱した状態で行われる万引など（「自分でやった」という意識がなく，「自然に手が伸びて」犯行を行う）→完全責任能力，場合により限定責任能力。
3．意識障害の状態での運動暴発→限定責任能力または責任無能力。
4．抑制欠如，興奮・刺激性に圧迫され道徳的抑制が減弱して行われる犯行→完全責任能力。

　これに照らすと，まず1と2は除外できる。従って，3と4のいずれに近いかという問題に絞られる。これについては，意識障害の有無，行為が運動暴発的か，という2点から検討する必要がある。第1の点に関しては，前述したよ

うに，意識障害は存在したと考えられる．第2の点に関しては，行為が目的性に乏しく，人格異質的な興奮の発散であったかどうかが問題になる．これについても前述したとおり，「人を叩きたい」という攻撃的衝動の出現が，了解困難で唐突であることに注意すべきである．平素の人格は暴力的ではなく，行動は人格異質的であると言える．単なる不快な気分を解消するための鬱憤晴らしとしてみるには飛躍がある（「ムシャクシャしたのでやった」という趣旨の供述はしていない）．また，繰り返し述べたように，強盗の意図が混在したことは否定できないものの，一貫性がなく，浮動的である．意識障害が軽度であり，また行為が完全な運動暴発ともいえない点で典型的ではないものの，3の範疇で理解してよいと思われる．責任能力は法的判断に属するので，断定的な結論は避けたが，本件犯行時，是非善悪を弁識し，その弁識に従って行動する能力は著しく低下していたとみるのが妥当とする意見を付記した．

鑑定結果：以下の鑑定主文を提示した．

1．被告人は知能は正常域にある．意志欠如をおもな特徴とする人格障害を有している．16歳頃から有機溶剤を常用し，重い有機溶剤依存の状態にある．20歳頃から非吸引時にも幻覚，妄想が持続するようになり，慢性の有機溶剤精神病を呈している．統合失調症の罹患は否定できる．
2．本件犯行時，有機溶剤酩酊により，気分変調，思考・注意力の低下，脱抑制が生じ，軽度の意識障害の状態にあった．攻撃的衝動が了解困難で唐突なかたちで出現し，人格異質的な行動として本件犯行が行われた．
3．現在も有機溶剤精神病が認められるが，軽快に向かっている．
（判決は不明）

II 考察とまとめ

この症例は有機溶剤精神病の遷延例として興味深いが，鑑定例としてみると，供述内容の著しい変遷がもっとも問題になる．この特徴は犯行時の精神状態の推定を非常に困難にした．供述の変遷の要因は，人格特性，取調べ等の心理的影響，有機溶剤の精神作用の特異性，の3点から考えられる．

人格特性についてみると，Aでは知能がやや低いことに加えて，他人に追随，迎合する傾向が顕著である．これは受動性，自信欠如，劣等感，内省力や反

省・吟味する努力を欠くことによる。思考のテンポが遅く，言語能力が劣るため，矢継ぎ早，あるいは追及的な質問に対しては熟慮することなく肯定してしまう。警察での厳しい取調べが供述を事実から遊離させたことは十分考えられる。調書には，Ａの言語表現能力からは想像できないような詳細で首尾一貫した内容が記されていた。現場の状況などから推論した行動や動機を被疑者本人に追認させるかたちで取調べがなされた疑いがもたれる。鑑定で経験されることであるが，「よく覚えていなかったが，刑事さんの言うことなら正しいと思って，そう答えた」と言う被疑者・被告人が少なくない。ましてＡのように追随的，迎合的な態度を取る被疑者であれば，仮に取調べ側に誘導の意図がないにせよ，虚構が事実に取って代わる危険性が高い。

　しかし，取調べが供述を歪める危険性にのみ注目することは公平を欠く。なぜなら，受容的になりやすい鑑定の面接場面も別の意味でのバイアスを生む可能性があるからである。筆者は，鑑定を進めるうちに，供述調書の信憑性に強い疑いを持ち，面接でＡから直接得られる説明により信頼を置いた。ところが核心的な部分で誤りのあることが後に判明した。鑑定でＡは凶器のハンマーの持ち出しについて「玄関を出るときに偶然目に入ったから」と述べ，筆者はこれを事実とみなした。しかし法廷での証人尋問のさいに検察官から示された自宅の写真を見ると，ハンマーが入った道具箱は「偶然目に入る」ような場所にないことが一目瞭然であった。心理検査結果にもあるように，Ａには特別な虚言傾向はないのであるが，鑑定の面接が結果として自己防衛的な説明を引き出したように思われる。これは鑑定の面接技法の注意すべき点であろう。

　次に有機溶剤中毒の特異性も重要である。一般に有機溶剤の精神作用は発現が急激で，短時間に変化し，消退も迅速である。幻覚妄想体験は浮動的で無秩序であり，意識の変容や時間体験の変化も加わる。そのため，犯行時という特定の時間帯での状態や，動機形成への薬理作用の影響を見極めることが容易ではない。さらに，小田の類型に示されるように，道徳的抑制を減弱させる脱抑制作用があり，犯行が病的衝動によるのか，潜在する利欲的動機が誘発されたためか，鑑別が困難になる。Ａでは内省力・言語能力が乏しいうえに，犯行そのものが人格異質的な衝動と目的・計画性の両面を持つ行動であるため，供述内容がいっそう曖昧で混乱したものになったと考えられる。有機溶剤に限らず，その他の薬物精神障害についても，同様の注意を払う必要があるであろう。

文　献

1) 中谷陽二：精神鑑定の実際と鑑定書．風祭元，山上皓編：臨床精神医学講座19　司法精神医学・精神鑑定．pp.95-105, 中山書店，東京，1998.
2) 小田晋：薬物乱用と犯罪・非行．加藤伸勝編：精神科MOOK 3．pp.58-69, 金原出版，東京，1982.

第 V 部

人格障害・多重人格と犯罪

多重人格と犯罪
―― 米国における最近の動向 ――

はじめに

　希有な疾患と考えられていた多重人格（解離性同一性障害）の報告が，米国では1980年前後から急増し，病因や治療法がさかんに議論されている事情は，わが国でもすでに紹介されている[3,6]。多重人格への関心の高まりの契機としては，DSM-Ⅲで臨床単位とされたことや，病因と推定されている児童虐待の増加などがあげられている。これらと並んで看過できないのは，多重人格者による犯罪事件が与えた影響である。1977年のミリガンの事件，1979年のビアンチの事件を発端として，多重人格の概念や責任能力が法廷で争われ，社会的にも大きな反響を呼んだ。Appelbaum（1994）[14]によると，診断について情報が得られた7,689件のインサニティの抗弁（insanity defense）のうち，多重人格は15例で，うち7例はオハイオ州に限られ，頻度は決して高くはない。しかし，人格あるいは人間であること（personhood）という法体系の根幹が問われるため，裁判所は「多重人格の悪魔」に悩まされているという[4]。

　わが国でも近年，精神科臨床で多重人格やその他の解離障害が注目され，ミリガンの裁判を題材にした著作[7]などによって一般の関心も呼ぶようになっている。犯罪事例は，多重人格の診断や本態の理解について有益な示唆を与えると思われるので，米国での最近十数年の動向をビアンチの事例を中心に紹介し，私見をつけ加えることにしたい。なお，DSM-Ⅳ[2]では解離性同一性障害（dissociative identity disorder）と名称が改められているが，ここでは慣例に従って多重人格（障害）の用語を用いる。

I　ビアンチは多重人格者か

　米国で多重人格が問題になった刑事事件のなかで文献から比較的くわしく知り得た事例を表にまとめた。連続強姦殺人犯のビアンチは，ミリガンと並んで，多重人格が裁判の争点となる場合のプロトタイプを提供する。複数の鑑定人のあいだで診断が対立し，司法精神医学者の能力が疑問に付された事件ともいわれている[10]。加えて，専門誌上で鑑定人がたがいに自説を主張し合い，精神医学的にきわめて興味深い資料を残している。そこで，鑑定にかかわったOrneら[9]，Watkins[16]，Allison[1] の論説をもとに概要を述べ，対立点を整理する。

1．犯行と逮捕

　1977年から1978年にかけて，ロサンジェルスで10人の若い女性の死体が発見された。絞殺死体が丘陵に遺棄されたことから，不明の犯人はヒルサイド・ストラングラーの名で呼ばれた（以下，ヒルサイド事件）。1979年1月11日にワシントンのベリンガムで若い女性2人を被害者とする類似の殺人事件が発生し，翌日，警備会社に勤務する27歳のケネス・ビアンチが警察に逮捕された（以下，ベリンガム事件）。ビアンチは被害者を知りもしないと言って否認したが，証言などから彼の犯行であることが明らかになった。多数の状況証拠からヒルサイド事件についても容疑が強まった。逮捕直後から主張していたアリバイが否定されると，母と女友達を利用して手のこんだアリバイ工作を試みたが，成功しなかった。

　弁護士は，ビアンチの11歳のときの精神科受診歴を知って，Lunde医師に診察を要請した。Lundeは診察後，ビアンチが病的虚言者であり，「心理的防衛の殻を破る」ためには麻酔面接か催眠が必要であると弁護士に勧告した。弁護士はビアンチに11歳時の診療記録を見せ，インサニティの抗弁によって有罪を免れることが可能かも知れないと伝えた。ビアンチは別の専門家との面接を希望し，これに応じた精神医学ソーシャルワーカーの示唆で，弁護士が自我状態分析（ego state analysis）の専門家Watkins医師に診察を依頼した。

2．Watkinsによる面接

　この面接経過はWatkins自身による詳細な記録[16]から知られる。ビアンチは

表 多重人格が問題となった犯罪事例

事例名・年	性	概要・争点
ミリガン (1977)	男	連続強姦・誘拐で逮捕され，心理学者の面接中に副人格が登場，最終的に24個の人格に分裂した。鑑定では幼児期の虐待を病因とする多重人格と診断。インサニティの理由で無罪となり強制入院。
ビアンチ (1979)	男	連続強姦殺人。当初アリバイを主張し，精神科医の面接中に副人格が現れ，鑑定となる。診断は反社会性人格と多重人格に分かれた。共犯者の裁判での証言と引替えに殺人7件の有罪を認め，終身刑。
マクスウエル (1979)	女	些細な争いから老女を刺殺。被告人は7個の副人格のうちの9歳の人格の犯行と主張。インサニティで無罪とされ入院。退院後に銀行強盗を行い，同様の理由でインサニティの抗弁を申立てた。
ダーナル (1980)	男	父親殺害。依存的な主人格，攻撃的な第2人格，安定した第3人格に分裂。鑑定結果は真性の多重人格で一致したが，主人格が行動を法に従わせる能力を有したかが争点になり，陪審は有罪の評決。
グリムズリー (1982)	女	飲酒運転。数年前から多重人格で精神療法を受けていた。運転は衝動的なアルコール症の第2人格による無意識的行為と主張。判決は犯行時に副人格であっても，弁識能力を有したという理由で有罪。
カークランド (1983)	女	カツラなどで変装し，2件の銀行強盗。心因性遁走・多重人格の診断は認められたが，犯行時の第2人格は完成された人格で，犯罪意思，行為の邪悪さの弁識を有したとして「有罪ただし精神障害」の判決。
ロドリゲス (1984)	男	ソドミー，強姦。鑑定人1名は多重人格を否定して性倒錯，4名は第2人格の犯行，1名は第3人格の犯行と診断。第一審裁判官は多重人格を認めて陪審審理に送らなかったが，控訴裁判所はこれを否定。
バドガー (1988)	男	押込み未遂。副人格が犯行を犯し，主人格は記憶なし。副人格だけが犯行について供述でき，訴訟中に人格がスイッチするという理由で訴訟無能力が主張されたが裁判所はいずれの理由も否定。
ローマン (1993)	女	自宅からヘロイン等が押収。7個の副人格のひとつが違法性を知りながら売買，他の人格が統御できなかったと主張。犯行時に行動を支配した副人格がインサニティに該当しないという理由で有罪。
デニ-シェファー (1993)	女	医学生を装い病院の乳児を誘拐，自分の子と偽った。鑑定は多重人格で一致したが，副人格が行為の邪悪さを弁識できたとして有罪。控訴審は主人格が副人格の能力を認識しなかったとして再審へ。

初め，催眠を受けることに不安を表した。結局，催眠に応じたものの，自分の内部から現れてくるものに対する強い恐怖を示し，Watkinsは催眠の中断も考慮するほどであった。しかし次第に深い催眠に入り込んだ。この段階でWatkinsはこう語りかけたという。

「これまでケン（＝ケネス）と話してきたのだが，ケンには多分，私がこれまで話してこなかった別の部分（another part），私が話してきたのとはいくらか違うふうに感じる部分があるんじゃないかと思う。それで私は，その別の部分と話してみたいのだが」

このときビアンチは体を前後に揺すってぶつぶつ言い始め，ついで以下のやり取りが交わされた（W.：Watkins，B.：ビアンチ）。

W.：（"part"に呼びかけ），君はケンと同じか？　それともどこか違うのか？
B.：私は彼じゃない。
W.：彼じゃないとすると，誰なんだ？　名前は？
B.：ケンじゃない。
W.：ケンじゃない，オーケー。じゃ，誰なんだ。君自身について話してくれ。君を呼べるような名前があるのか？
B.：スティーブ……。
W.：ケンじゃないんだね。君自身について話してくれ，スティーブ，どうしているんだ？
B.：彼を憎んでいる。
W.：彼を憎んでいるって，ケンのことかね。
B.：ケンを憎んでいる。彼はいい格好をするから。

これに続いて，スティーブはヒルサイド事件の模様を生々しく語った。ケンが戻ると，スティーブについて何も知らないと答えた。

翌日，2度目の催眠が施され，2時間にわたって，Watkinsはスティーブとケンの関係を探索した。スティーブは，共犯者のブオノと一緒にヒルサイド事件をおかしたこと，子どものころに自分がケンの外傷体験を肩代わりしたことを語った。ほかにも別の人格がいるかという質問に，ビリーという第3の人格をあげた。

Watkins の診察結果にもとづいて,弁護側はインサニティの抗弁を申立てた。裁判所は,訴訟能力およびマクノートン・ルールを採用するワシントン州の法に照らして正常であったかを判定するため6人の専門家に精神鑑定を命じた。6人は入れ替わりに面接を行い,全員が催眠を使用した。

3. ビアンチの経歴

鑑定のなかでビアンチの生活背景が明らかにされた。生後3ヵ月で養子に出され,養母から厳しい躾,ときに虐待を受けたと思われる。11歳のときにチック,夜尿などを理由に学校から精神科クリニックを紹介され,精神療法を勧められたが,母親が拒んだ。13歳のときに養父を亡くした。高校では適応が悪く,警察官を志望したが失敗し,警備会社に就職した。16歳ころから派手な異性関係を持ち,19歳で結婚したがまもなく別れ,26歳からは内縁の妻をもった。嘘が巧みで,ハイウェイ警官と偽ったり,警備員の職を悪用して盗みを働いた。24歳から住んだロサンジェルスでは,麻薬取引,売春斡旋など多数の反社会行為を重ねた。心理学者を装い,本物の心理学者を信用させてオフィスを借用したり,求人広告で入手した履歴書を使って心理学士の卒業証書を偽造したりした。内妻との関係は不安定で,彼女が妊娠中にヒルサイド事件を起こすに至った。

4. 鑑定結果

6人による精神鑑定では相反する結論が出された。

〈検察側の鑑定人〉
　Orne：反社会性人格で,インサニティは否定。
　Faerstein：社会病質で,インサニティは否定。
〈弁護側の鑑定人〉
　Lunde：きわめて重篤な,精神病との境界の解離反応で,インサニティ。
　Watkins：解離反応・多重人格で,インサニティ。
〈裁判所指名の鑑定人〉
　Moffett：インサニティ。
　Allison：多重人格で,インサニティ。

このように，反社会性人格説と解離反応・多重人格説とが対立する結果になった（なお，知能はWAISでIQ=116）。

裁判では結局，ビアンチは死刑を免れるために検察側との司法取引に応じ，共犯者ブオノの裁判で証言することと引き替えに，ヒルサイド事件の2件，ベリンガム事件の5件の殺人について有罪を認めた。その結果，審理に入らずに終身刑の判決が下された。

5．診断の争点

診断が分かれた経緯を，精神鑑定の当事者の論述をもとに検討してみたい。

まず，多重人格を否定したOrneであるが，彼は多重人格の一般的基準として，異なる人格の構造と内容が恒常的であること，相互の境界が安定し，暗示によって変化しにくいこと，行動と同一性の突発的変化が周囲の人によって確認されていること，などをあげる。とくに最後の条件は重要で，本人の言う健忘を証明するに足る補強証拠（corroborative evidence；供述などの信用性を強めるための証拠）が，治療者と接触する以前から見いだされなければならない。ところがビアンチの場合，母親や内妻は人格変換に気づいていないので，この証拠は得られない。また副人格のスティーブの特徴はセッションが繰り返されるにつれて劇的に変化し，スティーブ・ウォーカーとして苗字がつけ加えられ，9歳のときに初めて現れたとも言うようになった。経過も不自然であり，逮捕直後はアリバイの主張に終始し，弁護士からインサニティの抗弁の可能性を示唆されて初めて健忘を訴えるようになった。催眠は偽装されたもので，多重人格は詐病である。殺人は副人格によるものではなく，倒錯的な性的動機にもとづくものとOrneは主張する。

これに対して多重人格説を強く打ち出したWatkinsはこう反論している。面接でビアンチが深い催眠に入ったことは明白であり，重い人格の分裂が存在していたからこそ，催眠によって真の多重人格が現れたのである。それぞれの人格のロールシャッハ・テストへの反応や筆跡もまったく異質である。小児期から短い健忘エピソードがあったと語っており，それを確認する証拠はないが，多重人格者がエピソードを隠蔽することは珍しくない。死刑を免れるための詐病でなかったことは，つぎの事実から明らかである。①弁護士が勧めるインサニティの抗弁を当初は強く拒否した。②つねに刑罰に対して無関心な態度をとった。③スティーブとケンがあらゆる点で対照的であった。④幻覚や妄想と較

べて抗弁の理由になりにくく，演技がむずかしい多重人格をあえて偽装する必然性がない。⑤心理学を実際に勉強した形跡がない。

　一方，鑑定で多重人格と診断した1人であるAllisonは，判決後の経過からこれを訂正するに至った。ビアンチは共犯者ブオノの検察側証人として出廷したが，供述は転々とした。Allison宛の手紙で，ベリンガム事件ではブオノのほかにグレッグという共犯者がおり，自分が（副人格ビリーとして）買い物から戻ると，グレッグがすでに被害者を絞殺していた，とストーリーを変えた。これらのことから疑問をもったAllisonが記録を調べ直すと，多重人格と矛盾する特徴が明らかになった。すなわち，①家族，友人，拘置所職員の誰も副人格の存在を証言していない。②想像上の遊び友達をつくりやすい孤独な多重人格者とは性格が異なっている。③犯行当時に解離障害が存在したとする証拠は発見されていない。④催眠では脱催眠を要しないほど覚醒度が高く，多重人格者の催眠の特徴と一致しない。要するに，ビアンチのなかに何らかの病理的要素が潜在していたとしても，Watkinsによる最初の催眠が一種の結晶化の作用を及ぼしたことは否めないという。

　以上の論争は多重人格の診断プロセスに内在する問題点に注意を向けさせる。Watkinsは，豊富な催眠療法の経験をもとに，もっぱら催眠中の所見を手がかりとして，面接者の暗示によってつくり出されたのではない真性の多重人格と診断した。そして小児期から副人格が現れていたというビアンチ自身の陳述を事実とみなした。OrneとAllisonは，Watkinsの面接が暗示的作用を及ぼしたことを重視して，多重人格説は疑問であるとし，過去においても人格変換を裏づける第三者の証言がないことを強調した。確かに，引用した催眠下の問答にみるように，Watkinsは多重人格を予想したうえでの言語的刺激（みずから「多重人格を誘発する方法」と呼ぶ）を与えていることは否定できない。もっともWatkinsの観点では，多重人格がすでに存在しているからこそ，こうした反応が起きるのであるが。

　少なくとも，犯行時を含む過去においてビアンチの人格がすでに多重化していたとは考えられず，この点ではWatkinsは明らかに分が悪い。一方，意図的な責任逃れの詐病として説明しようとすると，Watkinsが言うように，多重人格を偽装することに合目的性が乏しいことも否めない。Allisonは「死刑判決に脅かされた人の精神にとって不可能なものはない」と述べ，多重人格のような複雑な病像の詐病もありうると考えているが，ビアンチの病像を完全な詐病と決めつけ

るのも無理がある。真相は謎というほかないが，解離障害を起こしやすい人格構造を持つ人が，死刑を免れない極限状況に置かれ，なおかつ弁護士や面接者から暗示的刺激を受けて，特異な反応を生じたと考えるのが妥当と思われる。

Ⅲ 多重人格と責任能力

ビアンチ事件の鑑定では，多重人格の診断プロセスの問題が浮き彫りにされた。つぎに，多重人格が明らかであるとして，犯行に関する責任能力をどう判定するかという問題がある。Slovenko[14]によれば，多重人格を申立てる被告人たちは，犯罪をおかしたのは自分にとって記憶もなければ統制もできない副人格であるという理由で無罪を主張する。いかに多重人格を扱うべきかは，裁判所にとって難問となっているという。

以下，事例を中心に述べて行きたい。なお，米国では責任能力の規定は州によって異なり，近年はさまざまな修正が試みられているが，標準的なものとして模範刑法典ルールをあげておく。これは精神疾患もしくは欠陥（mental disease or mental defect）の結果として，行為の邪悪さ（wrongfulness）を識別し，または行為を法の要求に従わせる実質的能力を欠いているとき，責任を負わないと定めている[15]。

1980年の父殺しのダーナル事件（State v. Darnall）[14]では，5人の鑑定人によって真性多重人格と診断された。主人格のネドは，ひ弱で父親に依存的であったが，防衛機制によって攻撃的な第2人格のネイサンが発展した。ネドが強い情緒的ストレスに抗し得なくなると，ネイサンが登場し，制御できない行動をとった。さらに，鑑定のあいだに第3人格のネイトが現れたが，これは均衡のとれた人格であった。法廷での証言中にもネドからネイサンへの転換がみられ，語彙や記憶が著しく変わった。責任能力については評価が分かれた。弁護側の3人の鑑定人は，ネドは行為の犯罪性を識別できたが，行為を法の要求に従わせることができなかった，と主張した。州側の2人の鑑定人は，多重人格は責任を阻却する精神疾患もしくは精神的欠陥にあたらないとした。裁判所は指示評決（directed verdict；陪審に付すべき争点がないときに裁判官の指示どおりになされる評決）を避け，陪審審理によって有罪の判決が下された。

1982年のグリムズリー事件（State v. Grimsley）[10]は，数年前から多重人格の診断で精神療法を受けていた女性が飲酒運転により訴えられたものである。

彼女は，運転していたのは衝動的なアルコホリックの副人格であり，無意識的な行為で，記憶がないと申立てた。判決は，「告発されているのはただ一人の人間である」としたうえで，犯行時に識別力と意思を有していれば責任を負うという理由で申立を退けた。

1983年のカークランド事件（Kirkland v. State）の裁判[10]でも同じ方向の判断が示された。女性の被告人フィリス・カークランドはカツラなどで扮装し，銃を手にして2ヵ所の銀行を襲い，車で逃走した。判決では心因性遁走を認め，遁走中の人格とされるバッド・シャロンを完成された副人格とみなしたうえで，グリムズリー事件の判例に従い，「刑事責任は精神のなかの異なる住人に分割しうるものではない」という判決を下した。控訴裁判所も多重人格の診断は認めたが，責任能力は肯定し，有罪ただしインサニティ（guilty but insanity——刑を宣告されるが，そのあいだ治療を受ける権利を与えられる）の判決が決定した。

1984年のロドリゲス事件（State v. Rodrigues）は，裁判での鑑定人の争い（battle of the experts）の見本といわれる[14]。被告人ロドリゴ・ロドリゲスは，若い女子を言葉巧みに誘った肛門性交（sodomy）3件，強姦1件で訴えられた。6人の鑑定人の意見はつぎのように分かれた。1人の鑑定人は多重人格を否定し，性倒錯（小児性愛）にもとづく犯行で，責任能力に問題はないとした。4人の鑑定人は，第2人格が存在して犯行をおかしたと判断した。第2人格が行為の邪悪さを識別できたという点では一致したが，行為を法の要求に従わせることが可能であったかについては意見が分かれた。残る1人の鑑定人は，16歳のときに出現した第2人格，3歳のときに出現した第3人格が存在し，第2人格が主人格と第3人格を仲介する役割を取ると診断した。そして犯行をおかしたのは第3人格であり，行為の邪悪さの識別も制御も出来なかったと判断した。第一審裁判官は，多重人格の証拠が判然としているとして，陪審審理に送らない旨の決定を下したが，控訴裁判所はこの決定を誤りであるとした。

1979年，中年女性のジュニタ・マクスウェルは口論のすえに老女を殺害し，第一級殺人で訴追された[14]。彼女は，7個に分かれた人格のうちの9歳のワンダに犯行の責任があると申立てた。裁判では，9歳という未成年の副人格をどこまで通常の未成年とみなすべきか，主人格と副人格の支配の関係はどうなのか，といった問題が議論された。マクスウェルはインサニティの理由で無罪とされ，精神科施設に送られたが，1987年に退院後，ショットガンで武装して

2ヵ所の銀行を襲撃し,それもワンダの行為であると主張して,インサニティの抗弁を申立てた。検察官はこれに対して,「存在するのは,1人の人間,1組の指紋,1組の歯,1つの心臓,1つの肝臓ではないのか」と言って反論したという(判決は不明)。

 訴訟能力(competence to stand trial)が争点になった例としてはバドガー事件(State v. Badger)[10,14]がある。押込み(burglary)未遂で訴追されたクリストファー・バドガーは,以前から,少なくとも8個の人格に分かれる多重人格の診断を受けていた。主人格のクリストファーは,犯行をおかしたフィリップの行為を知らないと供述した。鑑定人によれば,クリストファーとフィリップのいずれも善悪の弁識および訴訟手続きの理解は可能であるが,犯行当日の出来事を弁護人に語れるのはフィリップだけであった。そのため被告人は自分の弁護に関して弁護人に協力できないこと,訴訟のあいだに人格がスイッチすることを理由として,訴訟能力の欠如が申立てられた。これに対して裁判所は,副人格がおかした犯行について記憶がないこと自体は訴訟能力を否定する理由にならず,また訴訟中に人格がスイッチしても弁護人が補えば足りるとして,この申立を退けた。

 ビアンチ事件以後の裁判では,多重人格を理由とするインサニティの抗弁は認められない傾向にある[10]。Slovenko(1993)[14]によれば,最近報告された10件の判例の内訳はつぎのようである。「インサニティにより無罪」が3例,「有罪ただしインサニティ」が1例,「有罪答弁(guilty plea;被告人が有罪である旨を答弁し,審理抜きに刑の決定手続きがなされる)」が1例,「起訴どおりの有罪」が5例。つまりインサニティの抗弁が認められる可能性は低い。Slovenkoは,司法精神医学者のDavidsonのつぎの言葉が最近の趨勢にあてはまるという。「患者が2つの人格を持っていたとしよう。"主"人格は善良で,"第2"人格は邪悪であった。犯罪は今や"第2"人格の枠内で裁かれ,しかる後に"主"人格が責めを負わされる」。

 ごく最近の2事例からも,多重人格に関する司法判断が混乱していることがわかる。1993年のノーマ・ローマンの事件[4]では,ローマンの自宅からヘロインなどが押収された。法廷で彼女は,7個の副人格の1つビッキーが違法と知りながら薬物を売り,他の副人格アリスはビッキーの行為を知っていたが止められなかったと証言した。弁護人はインサニティによる無罪を申立てた。裁判官は陪審に対して,犯行時という特定の精神状態に焦点を絞るべきであるとい

う説示を与えた。犯行時に支配していた副人格はインサニティに該当しないという理由で，陪審により有罪の評決が下された。被告側は州最高裁への上告で，主人格であるノーマが，ビッキーの行為を法に従わせる実質的能力を有したかが問題なのであって，この能力がないとすると，制御できない行動にまで罰せられることになると主張した。裁判所は，カークランドの判例を踏襲し，刑事責任を"精神のなかの異なる住人"に振り分けることはできないとして，上告を退けた。

同じく1993年のダニ・シェファーの事件[4]では，裁判所の判断が分かれた。被告人は医学生を装って病院に入りこんで1人の乳児を連れ去り，かつての男友達にそれが2人のあいだの子であると信じさせようとした。弁護側，検察側の鑑定は，被告人が多重人格で，誘拐の犯行時には主人格が支配していなかったという点で一致した。検察側は，犯行をおかした副人格が行為の邪悪さを認識していたことをあげてインサニティの抗弁を否定した。それに対して弁護側は，主人格は，副人格が行為の邪悪さを認識しているかどうか知らなかったと主張した。ローマン事件などの判例にしたがって有罪とされたが，連邦控訴裁判所は「副人格が行為を制御できないことを主人格が知らなかった」ことはインサニティの事実認定を正当化するに十分であるとして，第一審の判断を否定した。有罪は取り消され，再審に移された。

IV 考察とまとめ

多重人格の犯罪事例はもちろん臨床報告もとぼしいわが国から見ると，米国での活発な論争の状況はかなり違和感を持たせる。このような強い関心はほとんど米国に限られているようであり，同じ英語圏でも，イギリスの司法精神医学書[5]では，米国での「多重人格の流行」が批判的に記述され，多重人格者の犯罪は「法的珍品」とみなされている。比較精神医学的な問題は別として，法的な議論は多重人格の問題点を浮き彫りにしたという点で興味深い。要約すると，第1に診断プロセス，第2に責任能力が焦点となっている。

1. 診断プロセスの問題

多重人格の診断例のかなりの部分は，治療者の働きかけが生み出した医原性疾患ではないかという疑問は従来から少なくない。刑事事件の精神鑑定では，

刑事責任回避という二次利得が存在するため，詐病の傾向，疾病逃避の機制，被暗示性亢進など特殊な条件が加わる。ビアンチの事例にみるように，極刑が予想される重大事件ではこれらの条件はいっそう複雑になり，多重人格と見える病像が自生的なのか，医原性なのか，完全な詐病なのか，という鑑別はきわめてむずかしくなる。わが国では通常行われないが，鑑定の診断手法として催眠が使用される場合には，医原性かどうかの判断はさらに困難になるであろう。多重人格を「創り出すのか，発見するのか（create or discover?）」[14]という問いは，鑑定場面でもっとも尖鋭化すると言ってよい。ビアンチに対するWatkinsの鑑定は，意図的な誘導ではなかったとしても，面接者の専門的関心や弁護士による方向づけが一種の病因的な作用を持つことを示す教訓的な例である。

　ビアンチの事例が与えるもう1つの教訓は，多重人格の病歴に関してである。Watkinsが主張する，多重人格が小児期にさかのぼり，犯行時にも存在したとする推定はきわめて疑わしい。治療が目的であれば必ずしもこの点で厳密さを要求されないが，鑑定場面では病歴確定が責任能力評価の正否を直接左右する。ちなみに多重人格のモデルとして引き合いに出されるミリガン[7]の場合も，熱意をもった弁護士や医師がミリガンに接触する過程で副人格が出現したように見える点や，過去の人格交代あるいは病因とされている性的虐待のエピソードについて補強証拠を欠くという点で，多重人格の診断そのものに疑問なしとしない。本人の陳述がどれほど真実らしさの印象を与えても，〈人格の劇的な交代が——治療者以外の人からも——繰り返し観察される〉という多重人格の古典的特徴が診断において重視されるべきである。

2．責任能力の基準

　責任能力の基準について，単純化すると3つの立場が区別される。

1．多重人格であれば，つねに無能力。
2．主人格が（犯行時の）副人格の行為を関知，統御できなければ無能力。
3．犯行時の人格が何であれ，邪悪性を識別し，行為を法に従わせる能力を欠く場合のみ無能力。

　まず1の例としては，「多重人格障害は，その存在だけで責任無能力とする

に十分な障害である」というSaksの意見[12]があげられる。しかしこれは極論であり、この見解が裁判で採用されることはありえないという[4]。したがって、これまで紹介した実際の判例にみるように、問題は2と3のいずれを選択するかに集約される。3は裁判で受け入れられやすい、より厳しい基準である。副人格の行為を主人格がまったく関知しない——その点では夢遊状態での犯行と変わりがない——という場合でも、犯行時の人格に識別と制御の能力が欠けていない限り、有責であるとする。Slovenko[12]が指摘するように、法体系は統一体としての人間（person as a unity）を前提として成り立っており、人格の多重化という概念が法的常識と背馳するという認識が3の立場の背景にある。

一方、精神医学的な見地からは、個々の人格の分別の保持よりも、人格相互の分離、異質性、対照性に病理の中核がある。横断面の人格状態のみを責任能力の基準とすると、法的評価と臨床的評価とが矛盾することになる。多重人格が完全で、副人格が十分に統合されているほど、かえって有責とみなされるという、一種の逆説が生じうる。中井らは「二重人格はなぜありにくいか」という論考[8]のなかで、憑依などと比較して、統合された一個の人格をつくり出す二重人格がいかにむずかしい離れ業であるかについて論じている。これを敷衍すると、それぞれの人格が統合されながら分離、並存しているという多重人格の特異性が、法的観点ではむしろ有責性に結びつけられるのである。したがって、法的観点と臨床的観点を整合させるには、人格の多重化という病の本質から再検討される必要があり、Appelbaum[4]が指摘するように、この点は何よりも精神医学の理解の進歩にかかっている。

文　献

1) Allison RB : Difficulties diagnosing the multiple personality syndrome in a death penalty case. Int J Clinical Experimental Hypnosis 32 ; 102-117, 1984.
2) American Psychiatric Association Diagnositc and Statistical Manual of Mental Disorders. 4th Ed, 1994.（高橋三郎，大野裕，染谷俊幸訳：DSM-IV精神疾患の診断・統計マニュアル．医学書院，東京，1996）
3) 安克昌，金田弘幸：多重人格障害の診断について．精神科治療学 10 ; 27-34, 1995.
4) Appelbaum PS, Greer A : Who's on trial? Multiple personalities and the insanity defense. Hosp Com Psychiatry 45 ; 965-966, 1994.
5) Gunn J, Taylor PJ : Forensic Psychiatry. Clinical, Legal and Ethical Issues. Butterworth-Heinemann, Oxford, 1993.
6) 一丸藤太郎：多重人格障害をめぐる最近の動向．精神分析研究 37 ; 52-60, 1993.

7) Keyes D: The minds of Billy Milligan. 1981.（堀内静子訳：24人のビリー・ミリガン──ある多重人格者の記録．早川書房，東京，1992.）
8) 中井久夫，山口直彦：二重人格はなぜありにくいか．高橋俊彦編：分裂病の精神病理15．東京大学出版会，pp.81-96，1986.
9) Orne MT, Dinges DF, Orne EC : On the differential diagnosis of multiple personality in the forensic context. Int J Clinical Experimental hypnosis 32 ; 118-169, 1984.
10) Perr IN: Crime and multiple personality disorder : a case history and discussion. Bull Am Acad Psychiatry and Law 19 ; 203-214, 1991.
11) Piper A: Multiple personality disorder and criminal responsibility : critique of a paper by Elyn Saks. J Pschiatry and Law 22 ; 7-49, 1991.
12) Saks E : Multiple personality disorder and criminal responsibility. 25 University of California, Davis, Law Review, pp. 383-461, 1992.（文献11より引用）
13) Slovenko R : The multiple personality : a challenge to legal cuncepts. J Psychiatry and Law 17 ; 681-715, 1993.
14) Slovenko R : The multiple personality and the criminal law. Medicine and Law 12 ; 29-340, 1993.
15) 墨谷葵：アメリカにおける責任能力の動向．中谷陽二編：精神障害者の責任能力．pp.237-265，金剛出版，東京，1993.
16) Watkins JG : The Bianchi (LA hillside strangler) case : sociopath or multiple personality? Int J Clinical and Experimental Hypnosis 32 ; 67-101, 1984.

多重人格に関する懐疑論

はじめに

　1980年代以降の米国，カナダを中心にした多重人格障害（解離性同一性障害）の報告の増加と関心の高まりは，わが国でも最近話題に取り上げられている。この動向を中心で担っているRoss[12]によれば，1980年代半ばまでは多重人格は全世界でおよそ200例が知られているに過ぎなかった。しかしその後の系統的調査をもとに推計すると，1980年代を通して，北米の精神保健専門家が診断した多重人格患者は合計1,000例から5,000例であるという。さらに彼は，北米の成人の1％が多重人格と推定されるという驚くべき数値も示している。

　Rossをはじめとする多重人格研究の推進者の立場からは，このような急増は，診断法の精度の向上，関心と知識の普及によってもたらされたと主張されている。しかし批判的，懐疑的な意見[13,14,15]も強く，同じ英語圏でもイギリスの精神医学では北米の知見に対する否定的な見解が出されている[1,2,6]。

　懐疑的な見解は主に3点にかかわっている。①報告数の急増は過剰診断や選択バイアスによる人為的結果ではないか。②催眠や心理的操作が医原的に多重人格を作り出しているのではないか。③病因としての小児期の被虐待経験は実証されているのか。

　筆者は，アメリカでの多重人格患者によるとされる犯罪事件を検討し，多重人格が精神鑑定という特殊な状況で誘発される可能性を指摘した（前章及び文献5）。本稿では，懐疑的立場から，多重人格研究の中心的存在であるRoss, Putnamらの主要な論文を取り上げ，主に診断過程について疑問点を指摘することにしたい。

I　症例の選択について

　Ross, Putnamらの報告は非常に多数の多重人格症例を対象とし，統計的手

法を用いて分析している。しかし収集された症例が診断的に疑問のない多重人格患者であるのか，選択の手順を検討してみる必要がある。

初期の重要な報告とされるアメリカのPutnamらの論文[7]は100例を扱っている。方法として，「すでに多重人格に関心を表明していた」臨床家400人に質問票を配布し，約40％の回答が得られた。その中で症例を報告した92人の内訳は，精神科医49人，臨床心理学者37人，精神科ソーシャル・ワーカー6人であった。つまり調査対象者の選択は必ずしも無作為とは言えず，なおかつ医師以外の報告者が約半数である。このような構成の特徴は，Putnam報告を追試する目的でカナダのRossらが著した論文[10]ではさらに明瞭である。

この論文は多重人格236例を分析したものである。主な結論を紹介しておくと，①Putnamによる100例の分析結果と特徴が類似しており，北米では多重人格の様態が一貫していることが示唆される，②多くの患者は以前に多重人格以外の診断を受けており，解離症状が見落とされていたと考えられる，③Schneiderの統合失調症一級症状が高率に出現し，これらの症状が統合失調症に特異的ではないことが示唆される，というものである。

これらの症例は以下の手順で収集された。質問票を専門家に送り，多重人格患者を扱った経験の有無を問い，経験がある場合には，もっとも最近の症例の記入を求めた。具体的には，36項目の質問票がカナダ精神医学会（CPA）のメンバー1,729人，多重人格・解離研究国際学会（International Society for the Study of Multiple Personality and Dissociation：ISSMP&D）のメンバー515人に送られた。なお後者は，1983年に創設され，1993年には2,100人のメンバーを擁している専門組織である[9]。227人の回答者から報告された262例から重複例などを除いて236例が得られた。

問題は回答者の構成である。これをRossらの説明から整理すると表1のようになる。

一見してわかるように，CPAとISSMP&Dという2つの組織を較べると，回答率が大きく異なっている。CPAメンバーは専攻を問わずに選択されたと思われるが，ISSMP&Dにも属する5人を除くと回答者は44人で，回答率は2.5％に過ぎない。これは一般の精神科医が多重人格を経験する頻度としては並外れて高いとは思われない。一方，ISSMP&Dは名称が示すように多重人格・解離性障害に関する専門家の集団であるが，その回答率は3割近い。しかもその中で精神科医の占める割合は28.6％に過ぎず，非医師すなわち心理学者，

表1　多重人格に関する回答者の構成（Ross[10]から作成）

調査対象	回答者	回答率	症例数
CPA会員1729人	49人	2.8%	64例
	〔内訳〕		
	精神科医　　　　　　　40人		
	精神科以外の医師　　　3人		
	ソーシャル・ワーカー　1人		
	臨床心理学者　　　　　1人		
	非臨床心理学者　　　　1人		
	看護師　　　　　　　　1人		
	その他　　　　　　　　2人		
ISSMP&D会員515人	154人	29.9%	172例
	〔内訳〕		
	精神科医　　　　　　　44人		
	精神科以外の医師　　　1人		
	ソーシャル・ワーカー　22人		
	臨床心理学者　　　　　53人		
	非臨床心理学者　　　　7人		
	看護師　　　　　　　　3人		
	作業療法士　　　　　　2人		
	その他　　　　　　　　22人		

CPA：カナダ精神医学会（うち5人はISSMP%Dにも属する）
ISSMP&D：国際多重人格・解離研究学会

ソーシャル・ワーカーが多く，内容不明の「その他」も多数含まれている。

またこれと関連して，催眠がしばしば使用されていることも重要である。すなわち，催眠に関して回答のあった214症例中，176例（82.8%）では催眠が施行された。2症例では多重人格の診断が下される以前に，85例では診断後に，56例では診断の前と後に施行された。つまり，32.9%は診断の確定前から催眠が施行されたことになる。

このように，多数の症例が医師以外の（おそらく精神力動的志向の強い）解離性障害専門家によって臨床診断を下されており，しかも多数で催眠が併用されている。もちろん，精神障害の診断は精神科医に専有されるわけではないが，症例の提供者がこのような構成を持つことは，後述する鑑別診断の問題や診断技法の特徴との関係で無視できない意味を持つ。

Rossらの別の研究[12]では、4施設の多重人格102例をDDIS（後述）で面接した結果、全施設で特徴はきわめて類似しており、多重人格が安定した一貫性のある特徴を持つことが明らかにされたという。ところがこの研究の資料にも問題が多い。症例はウィニペグの50例、ユタの20例、カリフォルニアの17例、オタワの15例である。ウィニペグの症例は解離性障害クリニックで診断された患者であり、臨床診断はリサーチ・ナースによる4例を除いてRoss自身が行った。ユタの症例は、博士論文のためのボランティア被験者である。カリフォルニアでは、大学精神科から民間の外来施設への紹介に際して検査された患者で、臨床評価は博士課程の心理学者または修士課程の心理助手による。オタワでは進行中の研究の一部として面接がなされ、多くは治療中の患者で、すべて1名の精神科医によって臨床診断がなされた。

このように、半数近くが解離性障害の専門施設でRoss自身が診断した患者であり、その他の施設での症例の選択方法についてはくわしい説明がなされていない。

Rossらは、多施設で別個に診断された患者の特徴が一致することを、多重人格が明瞭な臨床単位であることの根拠として強調する。しかし、上記のいくつかの研究に見るように、実際の手順としては、特定の傾向を持つ施設において特定の関心と手法を持つ専門家が選んだ患者を収集しているように思われ、選択にバイアスのあることが疑われる。

II　鑑別診断について

前述のRossらの論文[10]で対象とされた236例では、多重人格と診断される時点までに平均2.74個の病名で診断されていたという。表2に示すように、多重人格以外のさまざまな病名があり、6割強は感情障害、4割は統合失調症という診断で過去に治療されていたことになる。この結果についてRossらは、感情障害、人格障害、不安障害などは多重人格と共存する（concurrent）診断の場合があり得るが、多数については、多重人格という「正しい」診断が下されるまでは「誤った」診断のもとで治療を受けていたと解釈している。

しかし前述のように回答者の多くが解離性障害に関心を持つ専門家であり、なおかつその多数が医師以外の者であることを考えると、感情障害や統合失調症との鑑別の手続きが十分になされているのか、疑問をもたざるを得ない。し

表2 多重人格患者に与えられていた過去の診断（Rossら[10]より作成）

感情障害	63.7%
人格障害	57.4%
不安障害	44.3%
統合失調症	40.8%
物質乱用	31.4%
適応障害	26.1%
多重人格	19.7%
身体化障害	18.8%
摂食障害	16.3%
器質精神障害	12.8%

かし数量的に処理された結果のみが提示されているため，この点については検討の余地がない。

とくに問題と思われるのは統合失調症との関係である。Rossらは4割強が過去に統合失調症の診断を受けたということが，「多重人格が頻繁に統合失調症と誤診されていることを示唆する」と指摘する。そしてそれを補強する事実として，対象症例にSchneiderの一級症状が高率に認められたことをあげる。すなわち，1人平均4.5種類の一級症状が見いだされ，とくに多かったのは「頭の中で話し合う声」の71.7％，「行為を批評する声」の66.1％などであったという。要するに，多重人格では一級症状の頻度が高いため，これらの患者が統合失調症と誤診されたというわけである。

ところで，Schneiderの一級症状を多重人格の主要症状として扱う論文は，ほとんどつねにKluftの論文を実証的根拠として引用する。このKluft論文自体に問題があると思われるので，若干検討しておきたい。

Kluftは1987年の論文[3]で，一級症状を多重人格の診断の鍵として論じた。みずから治療した30例について，11項目の一級症状を質問したところ，全例が1個以上，平均すると3.6個の一級症状を示したという。その結果，多重人格において一級症状が高率に出現することが確認され，これらの症状を有する多重人格の患者が統合失調症と誤診されると推測してもおかしくないと述べる。そしてこれらの症状は，別人格からの影響を間接的に体験している状態を表すものであり，主人格が別人格の存在や行動に気づいていない場合や，人格交代が不規則で気づかれにくい場合には診断的に有用であるという。また，多くの一級症状は催眠での現象と似ており，多重人格患者の自己暗示体験が一級症状を誘発するのではないかと述べている。

Kluftは患者の陳述を例にあげて具体的に説明している。ある患者は身体的被影響体験について，「誰かが何かを私の肛門に押し込んで，私を引き裂こうとしているみたいです。胃のへんまで上がって来ています。それで座っていられないのです」と語ったが，これは父親による強制的な肛門性交の記憶である

ことが事実から証明された。また思考奪取は、ストレスに満ちた主題についての会話の中で、強制された空白として体験されるのであるが、これは別人格による思考過程への介入を意味する。たとえば面接者から死別した母について問われた患者は、「母はよい女性でした……先生、ご免なさい、何かがちょうど私の心から考えを取ったみたいです。何を話していましたっけ？」と語ったが、母による虐待は事実であった。

これらは一見すると一級症状を思わせるが、「……みたいです (it's like……)」と比喩的に表現され、心的葛藤の想像的、象徴的表現の色彩が強く、むしろ心因性ないしヒステリー性の幻覚体験に近いと考えられる。言い換えれば、他のいかなる心理学的事象にも還元できないという一次性を本質とするSchneiderの本来の一級症状とは似て非なるものではないかと思われる。つまり、Kluftは表面的な類似をもとに異質な症状まで一級症状に組み入れ、多重人格では一級症状が高率に出現すると主張した。その結果、一級症状を示す（実際には統合失調症の）患者が多重人格として診断される傾向が生じたのではないであろうか。いずれにせよ、多重人格研究者が、自明のこととして一級症状を多重人格の主要症状に加えていることはきわめて問題である。

III 構造化面接と臨床診断

Rossらのグループの特徴は、診断手法として尺度を用いた量的測定を駆使することにある。解離性体験尺度（Dissociative Experience Scale：DES）は解離性障害のスクリーニング用であるのに対して、解離性障害面接基準（Dissociative Disorders Interview Schedule：DDIS）はRossらが独自に開発したものである。Rossら[11, 12]の説明によると、DDISは131項目からなる構造化面接で、30分から45分を要する。身体化障害、大うつ病エピソード、境界性人格障害、すべての解離性障害のために使用される。質問項目は、小児期の身体的・性的虐待、多重人格の一次的特徴、二次的特徴、Schneiderの一級症状、超感覚的体験（extrasensory experiences）からなっている。DDISの大きな特徴は、小児期の虐待を重視し、それについての詳細な質問項目を設けていることである。これは被虐待経験を多重人格の主要な病因とみなす立場を前提としている。

Rossらは異なる臨床母集団を対象としてDES, DDISを用いて調査を行った。

その結果，以下の有病率が明らかになったという[12]。

1．化学物質依存を持つ成人100例――39％が解離性障害（多重人格14％を含む）
2．一般成人精神科入院患者の2年間のスクリーニング――20.7％が解離性障害（多重人格5.4％を含む）
3．精神科施設での思春期34例のスクリーニング――35％が解離性障害（17％の多重人格を含む）
4．非臨床的であるがハイリスクの集団――20人の売春婦の35％が解離性障害（5％の多重人格を含む）。20人のストリップ・ダンサーの50％が解離性障害（35％の多重人格を含む）

さらに先に紹介したRossらの報告[12]では，4施設の多重人格102例をDDISで面接した結果，小児期の身体的，性的虐待歴が95.1％に見いだされ，平均して15.2項目の身体的症状，6.4項目のSchneiderの一級症状，10.2項目の多重人格の二次的特徴，5.6項目の超感覚的体験などが認められたとする。

Rossらはこれらの結果をもとに，種々の臨床母集団で解離性障害，多重人格を高率に見いだしたと主張している。そして「多重人格の体系的質問法が精神科保健施設における全患者のルーチンの診断評価の一部になれば，この障害はもはや稀とはみなされなくなるだろう」とDDISの有効性を強調する。しかし，一般の精神科入院患者の20人に1人が多重人格に罹患しているという数値は，日本の（あるいは北米以外の）精神科医にとっては驚くべき数値であろう。

またにRossら[12]はDES，DDISを使用して，一般人口を対象に一連の有病率研究を行った結果を紹介している。まずカナダの中西部の都市ウィニペグで18歳かそれ以上の無作為のサンプルを用い，1,055人から回答を得た。その結果，一般人口の5％ないし10％が解離性障害を持つと推定された。

研究の第2段階では回答者の追跡調査が行われ，検査者が454人を対象にDDISの面接を施行した。その結果，11.2％が1個かそれ以上の解離性障害を持ち，うち多重人格が14例（3.1％）含まれていたという。Rossらはこの14例のDDISのプロフィルの内容を検討し，うち6例では小児期の被虐待経験があり，豊富な症候が見いだされる病理的な外傷後多重人格であり，2例は境界

性人格障害，4例は大うつ病の基準も満たしたという。しかし残り8例は被虐待経験を報告せず，豊富な症状も示していなかった。Rossらは，これら8例は機能不全を来していない「自然な多重者（natural multiple）」であると推論した。

結局，RossらはDDISを用いた一般人口の調査から，「ウィニペグでは人口の1％が特別な精神療法を必要とする複雑な機能不全性の外傷後多重人格である」という結論を提示したわけである。しかしこれはあくまで，DDISという特定の方法を用いた場合には1％がその多重人格の基準を満たす，という以上の意味を持たないのではないであろうか。Rossら[11]は，DDISの有効性は検証ずみで，400人以上の成人の非臨床的被験者への施行で1例もfalse positiveを見いださなかったと述べているが，構造化面接を過大評価し，通常の臨床診断よりも優位に置いているように思われる。

IV 診断法について

多重人格の診断の具体的手法として，Putnamの著書[8]で解説されている方法が標準的なものと思われるので，以下そのアウトラインを紹介しながら，疑問点を指摘していくことにしたい。

Putnamの診断の手順は次の4段階に整理できる。

病歴収集→面接中の徴候の認知および補助検査→別人格との出会い→診断確定。

以下，要点をまとめる。

1．病歴収集

生活史，病歴に関しては4種の質問が有用である。

a．健忘または時間の欠落（time loss）に関して
b．離人症および現実感消失（derealisation）
c．多重人格患者に共通の生活体験（他人から嘘つきと見られやすいこと，フラッシュ・バック，悪夢など）
d．Schneiderの一級症状

これらの質問が発見的効果を持つ理由は，Putnamによれば，多重人格患者の生活史が不整合（inconsistency）および年代順配列（chronology）の欠如を基本的特徴とするからである。すなわち受診者（主人格）は別人格の行動を説明できないため，記憶それ自体の障害として見誤られる陳述をする。着たはずのない服を着ている，買ったはずのない物品を所持している，という場合，異なった趣味を持つ別人格の存在を示唆する。離人症としては体脱体験（out-of-body experience）が多いが，これは主人格が別人格の行動を眺めていることを示唆する。嘘つきの子どもと思われていた患者が多いのは，別人格の間の行動を説明できないことが虚言とみなされるからである。Schneiderの一級症状は，主人格と別人格のコミュニケーションを反映する。

2．面接での相互作用

患者は人格の切り替え（switching）や他の解離症状を短時間であれば抑制できるので，切り替えの可能性を十分に想定しながら，長時間の面接やストレス負荷によって誘発を試みる。切り替えを探知するには2点に注目する。

a．身体的徴候——表情（眼球上転など）や声音の微妙な変化
b．面接中の健忘——しばらく前に議論した内容を覚えていなかったり，自分を彼，彼女と3人称で呼ぶこと

これらは別人格それ自体の認知ではないが，人格切り替えの可能性を強く示唆する。

これと並行して，心理検査なども行う。

3．別人格と出会う（meeting）

以上の間接的徴候から多重人格の疑いがもたれた場合，面接者が別人格を引き出し（elicit），実際の会話を試みる。これが多重人格の診断技法の山場である。

まず間接的な質問で，「自分が1人よりも多くいると感じたことがありますか」のように切り出す。ここで直接肯定する患者もいるが，直接の答えがない場合には，「自分の別の部分（part, side, facet）が出てきて，何かしたりしゃべったりすると感じませんか」「1人のときにあなたを誰かが見ていると感じ

ませんか」と聞く。

　肯定的もしくは曖昧な答えのときには「別の部分」のラベルとなるような特定の名前，性質，働きなどをあげてみる。患者がそれらを認めた場合，診断者は，「その『別の部分』は出てきて，私と話せますか」と尋ねてみる。すでに得た情報から別人格の特徴を推測し，特定化できているほど，呼び出しは容易である。劇的な場合には，「ハロー，僕の名はマーシーだ」というようなかたちで，別人格が登場する。引き出しを容易にする方法として，催眠，薬剤も利用される。

4．診断確定

　面接で出会っただけでは確定ではなく，別人格が治療セッション以外でも活動的で，生活史の中で一貫した持続的な役割を演じてきたことを確認する。最終的な診断は治療への反応による。

　以上のPutnamの方法は，人格交代を主訴としていない受診者を想定している。つまり多重人格の直接的な徴候を示していない受診者に対して，彼が言うところの発見的（heuristic）なアプローチを行うわけである。すなわち，生活史や面接中の態度から間接的徴候を拾い集め，多重人格の疑いがもたれる患者に対しては，面接の場で別人格を呼び出して直接会話する手法を用いる。Putnamは，別人格への直接の呼びかけが出会いの基本的方法であり，多重人格であればたいてい可能で，1個以上の別人格が現れるという。

　さらにPutnamは，「多重人格を探そう（look for）としない臨床家は多重人格を見いださないであろう。そしてまた，多重人格を探すことは，多重人格を創り出す（create）ことではあり得ない」と明言している。これは多重人格研究者の基本的前提であるが，逆に，批判的立場からは医原的要素としてもっとも問題視される側面である。このように標的を絞った濃厚な診断操作は，催眠や薬剤が併用されない場合でも，臨床像をかなり修飾する可能性は否定できないであろう。

　診断の実態は，Putnamら[7]による調査の結果が表している。多重人格に関心を持つ臨床家92人から報告された100症例では次のようなかたちで診断がなされた。多重人格が疑われた理由としては，家族，友人が多重人格を示唆したものが6％，患者自身が別人格の存在を感じたり疑ったと面接者に語ったもの

が18％であった。つまり，それ以外は別の主訴や問題を持って受診した患者ということになる。別人格との出会いに関しては，51％では面接中に自発的に（spontaneously）に生じたが，23％では出会いを容易にするために催眠が使用され，16％では面接者が推測された別人格との出会いを要求し，10％ではバルビツレートなどが使用された。

　要するに，専門家との接触以前から人格交代のエピソードが患者自身あるいは身近な人によって認知され，それが受診動機となった症例は少く，催眠などを併用する濃厚な介入が多重人格の診断確定の前提をなしている場合が多いのである。臨床の場で経験される多重人格の頻度に関して，一般の精神科医と解離性障害専門家との間には顕著な隔たりがあるが，それはこうした診断操作を用いるか否かに影響されているのであろう。

　多重人格が医原性の要素を持つという指摘は少なくないが，そのような意見に対する反批判として，催眠の使用は一部であり，また催眠の使用の有無によって臨床像に違いがないという主張がされている[10,11]。しかし多重人格を生じさせたり，その現象を増強する医原性の要因は，言うまでもなく催眠に限られるわけではない。別人格への直接の呼びかけなど，積極的な手技を駆使する診断法がさまざまな局面で暗示的効果を持つことが当然考えられ，その点が検討されなければ，客観性が保証されたとは言えない。

おわりに

　以上の考察から，筆者は，北米での多重人格の報告例のかなりの部分は過剰診断の所産であると考えている。その理由を要約すると，①症例の急増は，実際にはかなり限定された専門家集団の報告をもとにしており，症例の選択にバイアスが見いだされる。②構造化面接の診断的有効性が過大評価されている。③臨床診断が濃厚な心理的操作を前提として下されている。

　近年の多重人格論争の大きな特徴は，その党派性にある。すなわち，特定の専門家集団のあいだで経験や知識が自己増幅的に共有され，それ以外の臨床家や研究者との対話が阻害されている。このような傾向は精神医学の発展にとって好ましいものではなく，わが国で多重人格の問題を議論するにあたって，この偏りを十分考慮することが賢明であろう。

文　献

1) Fahy Th : The diagnosis of multiple personality disorder. A critical rerview. Brit J Psychiatry 153 ; 597-606, 1988.
2) Herskey H : The manufacture of personalities. The production of multiple personalty disorder. Brit J Psychiatry 160 ; 327-340, 1992.
3) Kluft RP : First-rank symtoms as adiagnostic clue to multiple personality disorder. Am J Psychiatry 144 ; 293-298, 1987.
4) 中谷陽二：多重人格と犯罪——米国における最近の動向．臨床精神医学 25 ; 247-255, 1996.（本書に収録）
5) 中谷陽二：精神鑑定の陥穽．ビリー・ミリガンは多重人格者か？　現代思想 24 ; 202-212, 1996.
6) Piper A : Multiple personality disorder. Brit J Psychiatry 164 ; 600-612, 1994.
7) Putnam FW, Guroff JJ, Silberman EF, et al : The clinical phenomenology of multiple personality disorder : review of 100 recent cases. J Clin Psychiatry 47 ; 285-293, 1986.
8) Putnam FK : Diagnosis and Treatment of Multiple Personality Disorder. The Guilford Press, New York, London, 1989.
9) Putnam FW, Loewenstein RJ : Treatment of multiple personality disorder : a survey of current practices. Am J Psychiatry 150 ; 1048-1052, 1993.
10) Ross CA, Norton R, Wozney K : Multiple personality disorder : an analysis of 236 cases. Can J Psychiatry 34 ; 413-418, 1989.
11) Ross CA, Miller SD, Reager P, et al : Structured interview data on 102 cases of multiple personality disorder from four centers. Am J Psychiatry 147 ; 596-601, 1990.
12) Ross CA : Epidemiology of multiple personality disorder and dissociation. Psychiatr Clin North America 14 ; 503-517, 1991.
13) Seltzer A: Multitple personality : a psychiatric misadventure. Can J Psychiatry 39 ; 442-445, 1994.
14) Tozman S : MPD : further skepticism (without hostility……We think). J Nerv Ment Dis 177 ; 708-709, 1989(letter).
15) Weissberg M : Multiple personality disorder and iatrogenesis : The cautionary tale of Anna O. Int J Clin Exper Hyp 41 ; 15-34, 1993.

精神医学は「悪」をどう理解したか
――人格と反社会性に関する批判的考察――

はじめに

「(裁判官らは)悲しい運命に同情するだろう。生まれつき航海に堪えない人々,人生の大海原で難破に追いやられるしかない漂流船のような人々の運命に。可能ならば何時いかなるときでも,罰するのでなく救うのだ――そう願うだろう」(Kraepelin[9])

「悪魔だ,生れながらの悪魔だ,あの曲った性根,躾けではどうにもならぬ,私も随分苦労したが,それも奴のためを思えばこそ,が,何も彼も無駄になった,まったくの無駄だった」(シェイクスピア[23])

人のある特質が「人格」に関連づけられるとき,それはその人が宿命的に負った固定的で可塑性の乏しい属性という意味合いが含まれる。それが好ましくない属性であれば,非難を向け,あるいは不幸として同情し,変えたいと欲する。Kraepelinは,論文「社会病としての犯罪」の中で,累犯者の改善が医学の課題であることを指摘し,罰する(strafen)よりも救う(hilfen)ことを主張した。しかしこうした努力は報われるとは限らず,人はしばしばシェイクスピアの『あらし』の主人公のように,恩を忘れて悪事を重ねる家来への嘆きを味わう。

「悪」あるいは「邪悪な人間」をどう理解し,どのような処方箋を与えるべきかという問題をめぐって,精神医学は葛藤を続け,それはとりわけ人格の病理の領域に凝縮されている。本稿では〈悪〉を切り口にして精神病質,人格障害の学説史の読み直しを試みたい。

I 変質と悪

精神病質を生む母胎となった学説の1つは変質学説である。Peters[20]の辞

書によれば，変質（Degeneration, Entartung）とは，「規範からの著しい偏倚もしくは病的偏倚で，遺伝的欠陥もしくは好ましくない環境的影響（その結果も遺伝的に伝えられる）が原因と考えられた。家系の世代ごとの社会的衰退，高度の文化のより低い段階への衰退，多くの疾患（とくにてんかん）が変質の結果と見なされ，この学説は19世紀のしばらくのあいだ精神医学の支配的理論であった」というものである。確かにメンデル以前の素朴な遺伝理論にもとづく疑似科学的思想という一面があり，現代の精神医学はこれに歴史的意義しか認めていない。しかし筆者の私見[17]では，変質学説は一時代の流行にとどまらず，近代精神医学を発展させる重要な原動力となり，20世紀半ばに至るまで濃く広い影を落とした。その理由は，変質という説明モデルを持ち込むことで，精神医学が病因論に本格的に踏み込み，さらに社会を視野に入れた予防医学も射程に入れる端緒をつくったからである。そして，ここで論じる〈悪〉の問題も，病因論，予防論の文脈にそってとらえることができる。

変質（dégénérescence）の概念を精神医学に取り入れたのはMorelである。1857年の著書[16]の錯綜した理論の要点をまとめると次のように言える。

動植物と同じように人類にもさまざまな変種（variétés）が存在する。自然環境への適応的な変化で生まれたのが人種であるが，これとは異質な「病的原理にもとづく根本的変化」が変質である。言い換えれば，自然な変種に対置される病的な変種であり，人類の正常な類型からの病的な偏り（déviation maladive）にほかならない。

Morelによる環境要因や遺伝的要因を羅列した体系性の乏しい分類は省略して，ここで注目したいのは，彼の思想が形成された背景である。Morelを駆り立てた個人的動機は当時のヨーロッパの社会状況に対する危機意識であった。すなわち，慢性疾患，自殺，犯罪，虚弱な若者などの広汎な増加により人類の将来が脅かされているという悲観的認識である。また彼の思想的基盤をなしたのは18世紀の博物学とともにカトリック思想であった[11]。つまり，神による創造の賜物である原型（type primitif）という観念が根本にあり，変質とは原罪が人間にもたらした原初の堕落（dégradation originelle）に由来するとみなした。このようにMorelにおいては，神による人間の創造と原罪というキリスト教的観念が前提にあり，変質は堕落という意味において悪であり，Huertas[6]の言葉を借りれば，Morelの変質者とは堕落天使（fallen angel）である。

時代が下って，Magnanらが変質学説を発展，拡大させた。その過程で

Morelの学説の宗教的色彩は払拭され，より臨床的，実証的な学説へと体系化された。病因論へと視線を転換することによって，従来のEsquirolによる症候的分類に替わる新たなパラダイムが志向されたわけである。

　代表的なMagnanとLegrainの1895年の著書[13]では，精神異常（aliénations）は，「遺伝性または後天性の素因を持つ人に生じる精神異常」と「正常な個人に偶発的に生じる精神異常」に大別され，前者の1つに「変質を伴う素因者」があげられている。これは「知的，精神的な人格全体が，基底から，そして出生時から，素因的要因の進行性の悪化によって根本的に変形される」ものとされ，これらの人々は明瞭な変質徴候を表すとともに，「正常人や単純な（変質を伴わない）素因者と同じように感じたり，行動したりすることは決してない」という異質な存在である。

　変質の本態について，図のような模式で説明されている。Aにおいて出現した人類は，理念上の究極の完成点であるOに向かって進化する。その途上のa，b，……においてさまざまな変質原因が作用すると変質者（dégénérés）が発生する。彼らは世代を重ねるごとに衰退し，ついには生殖能力を失い，Zにおいて消滅する。

　ここでMagnanらが強調しているのは，変質とは単にOからAへと直線的に逆行した結果ではなく，Zすなわち特殊な状態への退行という点である。変質の分類や遺伝性・獲得性の要因についてのMagnanらの説明には立ち入らないが，悪の問題との関連で次の点は特記してよい。すなわち，Morelでの博物学的・宗教的関心と異なり，Magnanらでは19世紀後半の進化論的思想が色濃く反映されていることである。神に創造された人間が原罪により堕落を運命づけられ，それが現代に変質というかたちで現れたとみるMorelに対して，Magnanらでは，未来に向かう人類の進歩との関係で変質がとらえられている。両者ではベクトルが過去と現在という逆を向いている。Magnanらの視点では，変質者とは，進歩のレールから転落した人たち，「精神的・身体的抵抗の面で体質的に劣り，生きるための遺伝的闘いのための生物学的条件を不完全にしか果たせない」人たちであり，生存競争の敗者となるべく運命づけられた人たちである。

　予防の方策についても，抽象的にしか触れなかったMorelに較べ，Magnanらははるかに積極的に主張する。対策として，その個人の不完全な能力を伸ばし，不均衡を強める環境要因から保護することと並んで，「種にとって疵を持

つ危険な存在がまき散らす害を減らすための予防的研究」をあげている。変質は個人の不幸を超えて「種の消滅を予期させる」問題であり，本人の治療に劣らず「社会の将来にかかわる予防法」の視点が重要なのである。変質者は「社会的危険，直接的危険，そして何よりも，変質者をさらに増殖させるという意味での将来への危険」を持ち，価値の乏しい存在 (moins-valeur) あるいは無価値な存在 (non-valeur) である。Magnan らは，変質者が群をなして結婚したがる習性を持つことをあげ，医師は変質者に結婚を許してはならないと述べ，優生思想を先取りしている。変質それ自体の治療に関しては悲観的であるが，変質者をコントロールすることで社会の進歩が保証されるとみなした点では楽観的と言える。

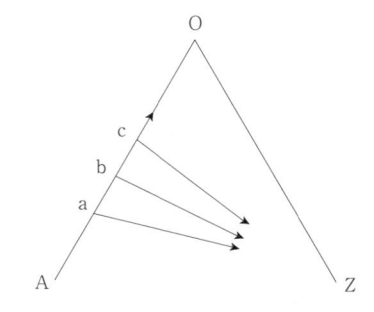

図 変質の模式図
(Magnan et Legrain, 文献13より簡略化)

　進化論との関係を見ると，Morelは Darwin に一言も言及していないが，フランスに Darwin 理論が熱心に取り入れらた時期に活動した Magnan らは進化論的思想に影響された[6,11]。その中で，Morel の宗教的観念が人類の進歩への信仰に置き換えられ，進歩の流れに逆らい，それを阻害する危険な存在，無価値な存在として変質者が定義されたのである。

II　精神病質と悪

　次にドイツ語圏の精神病質概念にそって悪の問題を検討してみたい。Koch の精神病質低格 (Die psychopathischen Minderwertigkeiten) に関する著書 (1891-93)[7] は，Kraepelin による精神病質の理論化に影響を及ぼし，Schneider[22] もこれを精神病質人格に関する最初の臨床的記述として評価している。Koch と Kraepelin を通じて，精神的健康と病気との中間的状態もしくは中間者の存在に関心が向けられた。その社会的背景として19世紀末からドイツ国内で盛んになった法律論争が重要である。精神医学の言説と刑事司法とのかかわりについては別に詳しく論じたので[18]，ここでは簡単に触れる。

　当時の論争は，刑法の条項に責任無能力に加えて限定責任能力の規定を設け

ることの是非を焦点に展開された。限定責任能力の対象として想定されたのは，責任無能力の基準を満たすには足りない程度の疾患であり，その主要部分として徐々に浮かび上がってきたのが"精神病質"のカテゴリーである。従って，少なくとも一面では，精神病質の概念は刑事司法とのかかわりの中で形成されたと言える。そのさい，人格と犯罪傾向が不可分である人々から共同社会をどう守るかという観点から，限定責任能力者に対して，単に刑罰を軽減するのではなく，犯罪傾向を積極的に除去する方策が検討された。最終的には1933年，限定責任能力の規定と保安処分とが一体となったかたちでの法律の改正が行われた。この論争は精神医学界を巻き込み，KochもKraepelinも限定責任能力の制度化を支持する立場から積極的にコミットし，刑務所と病院の中間にある特殊施設の設立を主張した。

　さて，Kochは精神病質低格を次のように定義した。

　　「先天的であれ，後天性であれ，その人の人間生活に影響を及ぼす心的変則性 (psychische Regelwidrigkeiten) である。これらは悪性の場合においては精神疾患を呈する。しかしもっとも良性の場合においても，それを病んだ人は精神的な正常性も作業能力も完全には保持していないように見える」[7]

　精神病質低格は，持続性のものと一過性のもの，先天性のものと後天性のものを含み，多様な中間的状態を網羅する幅広い概念であった。

　KraepelinはKochなどを参照しながら，教科書の版を重ねるごとに精神病質の輪郭を次第に明確化した[5]。第5版（1896）では精神障害を後天性と先天性（病的素因にもとづくもの）に大別し，早発性痴呆などを後天性に含め，先天性の中に「精神病質状態もしくは変質狂（Entartungsirresein）」を加えた。すなわち「生活刺激の持続的に病的な加工が全病像の本質的な内容を形成するもの」で，すべての状態に共通して生涯にわたる思考，感情，意志の病的な非目的性，心的生活の統一性の欠如が認められる。体質性気分変調（konstitutionelle Verstimmung），強迫狂（Zwangsirresein），衝動狂（impulsives Irresein），性的倒錯（konträre Sexualempfindung）に分類された。第6版（1899）では基本的に変わりなく，第7版（1903）に至って，精神病質人格として先来性犯罪者（geborener Verbrecher），軽佻者（Haltlose），病的虚言者と詐欺師（krankhafte Lügner und Schwindler），仮性好訴者（Pseudoquerulante）の4類型があげられた。最終的には第8版（1915）で精神病質

人格は次の 7 類型に分類された。興奮者（Erregbare），軽佻者，欲動者（Triebmenschen），奇矯者（Verschrobene），虚言者と詐欺師，社会敵対者（反社会的人格）（Gesellschaftsfeinde〔Antisoziale〕），好争者（Streitsüchtige）。

分類に関して，多様な状態の完全な網羅は不可能で，精神医学的重要性およびある程度の頻度によって診断に達する型だけを顧慮したとされる。ところが，注目すべき点は，このような精神医学的重要性を基準に選定した類型の中にあえて〈社会敵対者〉を含め，さらに驚くべきことには，もっとも多い紙幅をこれに充てていることである。以下，その記述の概要を見る[10]。

まず社会敵対者とは，「その人たちの素質がそもそもはじめから，彼らを共同社会生活の要請との決定的な対立物にするような精神病質者の一群」であり，これを特別に位置づける根拠は，「彼らには明白な道徳的鈍感さが存在し，自分の周囲の人との情緒的なつながりが発達しないままであること」にある。

臨床像として，仕事嫌い，見通しのなさ，不正直，苛立ちやすさ，うぬぼれ，情緒的鈍感，教育不能，冒険好き，享楽癖，早くからの乱交，さまざまな犯罪，悔恨のなさなど，多数の特徴が列挙されている。犯罪傾向に関しては，「犯罪行為は内奥の本質」であり，道徳的抑制が欠如しているので絶えず軌道から外れ，生涯の大半を刑務所で過ごすという。「平らで幅が広く不恰好な頭蓋」など身体の変質徴候は重要である。ほとんどでは素因と外的影響が作用し合うが，「社会敵対性人格になることには，環境の影響よりも素因の役割が明らかに大きい」という結論に達している。

治療について次のように述べている。社会敵対者の治療はできるだけ若い時期に始めるべきであるが，教育施設への収容などは「明白な犯罪的変質性がない単なる回復可能な発達障害や，教育可能な軽度の情性欠如者」に対してのみ持続的効果を期待できるという。他方，「漸進的に完成する職業的犯罪者」は，刑務所か精神病院の保護室で空しい日々を送らせるべきかという問題だけが残る。本質的なのは，「彼らを何らかの方法で社会生活から遠ざけ，できるだけ長く，破壊的でない生活を送らせること」である。北米やスイスでも実施されている精管切断術をあげ，当時起こりつつあった優生学的対策の可能性に言及している。

Kraepelinが社会敵対者を精神病質の類型の中でこれほど重視するに至った背景には，飲酒問題や増加する犯罪など，さまざまな社会病理に強い関心を向け，

精神医学は「悪」をどう理解したか　243

刑事政策にも独自の見解を示してきたことがあげられる．とくに教科書の第8版に先立つ論文[8,9]はこうした関心の所在をうかがわせるので参照してみたい．

　これらの論文で，Kraepelinは次のような論法で限定責任能力の導入を積極的に支持する．精神的な健康と疾病の中間にある精神病質人格などの軽度の生得性疾病状態（angeborene Krankheitszustände）に対して現行の刑法は規定を設けていない．刑罰を，犯罪に対して国家が加える応報とみなす応報思想では，これら境界領域の犯罪者は刑罰が減軽されるのみである．しかし医学的観点からは，単なる量刑の引き下げではなく，行刑のあり方の変更こそが問題である．限定責任能力者に対して，おかされた不法行為に対する応報だけでなく，病的障害の治療と公共危険性の除去が目的でなければならない．それは厳格な懲戒とは別の，医学的治療と行刑が結合された方式による．刑罰とは本質的に異なる処分によって彼らの犯罪的性向を克服できる可能性があり，そのため，場合によっては法に定められた刑期を越える管理が必要になる．

　こうした新しい方式の対象としては，アルコール・モルヒネ等の慢性中毒の影響下で犯罪をおかした者，刑法51条（責任無能力）を十分に満たさない程度の疾病の者，そして持続的公共危険者（dauernde Gemeingefährliche）があげられている．最後のカテゴリーには犯罪的性向を有するあらゆる低格者が属するとされ，第8版での〈社会敵対者〉につながることは明らかである．

　犯罪性を持つ精神病質者の改善へのアグレッシブとも言える姿勢は，Kraepelinが自然科学，精神医学の進歩に向けた楽観的な期待と切り離せない．先天性の劣等な素因を原因とする犯罪への対処には，個人それぞれの特質を標的とする方法が有効であり，犯罪の予防，改善，無害化が精神医学に課せられた使命であると随所で力説している．このような観点から，冒頭で引用した「罰する代わりに救うのだ」という彼の言葉が理解できる．ただし，先に見たように，社会敵対者の中核の部分に対しては，物理的隔離や断種が残された道であるとしており，ここで治療的楽観論が限界に突き当たっていることは否めない．

　翻ってKraepelinにとっては何が〈悪〉であったのかと問うと，Magnanらの変質学説における「人類の進歩に逆行する無価値な存在」という抽象的な人類学的次元から，公共危険性（Gemeingefährlichkeit）というより具体的で社会的な次元でとらえられていることが分かる．さらにこうした危険性は科学的な精神医学の進歩によって除去が可能な病理現象と理解されている．ちなみに彼の

1907年の論文「社会病（soziale Krankheit）としての犯罪」[9]は一種の社会有機体説に立脚しており，社会政策を自然科学の土台に据える思考がうかがえる。

ドイツ精神医学での精神病質について語る以上はSchneiderについて触れないわけに行かない。彼はKochやKraepelinを参照しているが，社会的で価値的な視点がつきまとう精神病質人格に関して，純粋に記述的（beschreibend）な把握が要請されるという立場から[21]，従来の視点とは一線を画す。すなわち，精神病質人格には，人格の異常性にみずから悩む苦悩者（Leidende），異常性によって社会を悩ませる者（Störende）の2つの場合がある。そうすると，革命家でも犯罪者でも，社会を悩ませる人はすべて精神病質人と診断されかねないが，この点でSchneiderは慎重な歯止めをかける。つまり，臨床的，実践的に意味を持つ精神病質に対して，さらに上位の概念として，平均からの偏りである異常人格を据えている。妨害者の場合，妨害の強さではなく，「心情的個性の平均からの逸脱」という異常人格の条件を満たすことで，初めて精神病質人格と診断できるというわけである。

従って，Schneiderにおいては，反社会性を本質的な標識とする精神病質の類型なるものは存在せず，これに対応するものを強いてあげれば情性欠如型精神病質人（gemütlose Psychopathen）ということになる。これは他の人に対する情性の鈍麻を特徴とする異常人格と定義され，同情，羞恥心，名誉感情，後悔，良心をもたない，陰険，冷酷，不平，残忍な非社会的行動が特徴とされる。SchneiderはKraepelinの「社会敵対者」という表現を避ける理由として，それが性格学的でなく社会学的であり，同じように社会を妨害する人でも，まったく他の人格型であるかも知れないからだとしている。情性欠如型の人すべてが犯罪に陥るわけではなく，しばしば驚くべきことを遂行する「犯罪的でない情性欠如型の人」や「屍を越えて進む鋼鉄の如き人達」の存在を特記している。

以上のようにSchneiderは精神病質の定義，分類において，価値中立性つまり社会的な価値判断の厳格な排除にこだわった。Schneiderのこうした潔癖とも言える態度は，精神医学者がこぞって刑法改正問題にコミットした時代的風潮との拮抗関係を視野に入れて初めて理解される。この事情は，彼が『精神病質人格』第9版（1950）の序文にこめた自負に読みとれる。

　　「往々にして，今日でも人々は精神病質人を第一に非社会的の人として考えるきらいがあるのである。これにたいして反対しているのはひとり本書のみである」[22]

Ⅲ　現代社会とサイコパス

　以上でヨーロッパの近代精神医学史から変質学説，精神病質論を取り上げて検討した．つぎはアメリカでのサイコパス概念を通じて現代社会と人格障害という視角から「悪」の問題に触れてみたい．

　20世紀初めにアメリカに渡ったMeyer Aが，Kochの精神病質低格の中から，より体質性のpsychopathic stateと，より心因性のpsychoneurosisとの分離を試みた．この二分法がアメリカの疾病学に定着し，他方，差別的響きを持つ低格（inferiority）の言葉が捨てられ，constitutional psychopathic state，psychopathic personalityがアメリカでの主な呼称になった[15]．

　この領域が一般にもよく知られるようになったのはCleckleyの著作『正気の仮面（The Mask of Sanity）』[2]からである．これは1941年の初版から改訂を経て1976年の第5版まで版を重ねたロングセラーである．副題を「いわゆるpsychopathic personalityに関するいくつかの問題を解明する試み」としている．Cleckleyによれば，病院臨床ではpsychopathy，psychopathという言葉が慣用され，Cleckley自身もこれらの言葉を用いている（ドイツ的な概念とやや意味合いが異なるので，以下，サイコパシー，サイコパスと表記する）．

　背景として，Cleckleyが州立精神病院の一勤務医であり，本書が，いわゆる脱施設化以前の入院中心医療の時代に生み出されたことは注意してよい．彼は初版への序文に，「私が数年来，巨大な神経精神科病院のスタッフ・ミーティングで育ててきた確信をもとにする」と記している．450頁を超える大部の本書は，具体的な臨床記述に多くを費やし，理論性，体系性の面では弱いと言わざるを得ないが，論旨はつぎのように要約できる．

　Cleckleyの意図は何よりも，ある一群の患者をクローズアップし，彼らの存在を精神科医のみならず司法関係者，さらには広く公衆に知らしめることにあった．サイコパスは精神病院で正気（sane）で法的能力があり（competent），入院治療に馴染みにくい者とみなされる．他方，地域で反社会行動を起こすと，狂って（insane），法的に無能力（incompetent）とみなされる，寛大な法制度のもとで刑罰を免除され，病院に送りこまれる．彼らは地域社会にとって頭痛の種であるが，医療機関も司法機関も有効な対処法を見いだしていない．

　サイコパスの特徴点として16項目があげられている．表の構成からうかが

えるように，Cleckleyが繰り返し強調しているのはサイコパスが備えた際立った二面性である。彼らは一方で重い不適応を示し，馬鹿げた行為を繰り返しながらその失敗から学習できない。他方では，妄想などの精神病の徴候を欠き，むしろ機敏で賢く，魅力的でさえあるが，自身の経験に対して，それにふさわしい実質，意味あるいは深い感情を付与することができない。一見統合されているかに見える人格は，注意深く観察すると，正常な人格の巧妙な模倣あるいはパントマイムである。とりもなおさず〈正気の仮面〉を纏うことが彼らの最大の特徴である。知的な鋭敏さと道徳的な邪悪さが併存することで，悪意にもとづく欺瞞的な行動が可能になるわけである。

表　サイコパスの基本特徴（Cleckley, 文献2より作成）

1. 浅薄な魅力と良好な知能
2. 妄想，非合理的思考の欠如
3. 精神神経症症状の欠如
4. 信頼できない
5. 不誠実
6. 悔恨・羞恥心の欠如
7. 不適切な動機の反社会的行動
8. 経験から学べない
9. 自己中心性，愛せない
10. 感情反応の貧困
11. 洞察の特異な消失
12. 対人反応における非共鳴性
13. 空想的行動
14. 完遂されにくい自殺
15. 統合されない性生活
16. 人生を計画できない

　こうした人間像は先に紹介したMagnanら[13]の変質学説で描かれた高等変質者（dégénéré supérieur）によく似ている。高等変質者とは，Magnanらによると，高い精神的能力が認められる反面で，その能力の使われ方が奇妙であり，優れた資質と独特な無能力が著しい対照を示すような変質者の1類型である。もっとも，Cleckleyはヨーロッパの研究をほとんど引用していないので，サイコパスと高等変質者の概念上の関連は証明できない。

　サイコパスの治療に関するCleckleyの見解を見ると，著書の初期の版では適切な隔離施設を利用した治療にある程度の期待を向けていたが，版を重ねるに従い，楽観主義から悲観主義へ傾いたようである。そして最終的には，自分は楽観的でありたいのだが，精神医学はこれらの破壊的な人びとを根本から治癒させる方法を見いだしていないと述べ，とくに精神療法が無効なことを強調している。それに代わる対処方法として，2点をあげている。第1に，サイコパスが，精神病とは別種であるがそれに劣らないほど重い障害を持ち，なおかつそれに対して治療が無効だという事実を正しく認識し，それを広く知らしめること，第2に，法律家と協力して，彼らを適切な法律の統制下つまり拘禁や保

護観察のもとにおくことである。このように，サイコパスに対する治療的幻想を打ち砕くというういささか皮肉な結論がCleckleyの最終的なメッセージとなっている。

Cleckleyのサイコパス理論を発展させたのが心理学者のHareである。彼はサイコパシー・チェックリスト（PCL）の考案者であり，また1993年の著書『診断名サイコパス――身近にひそむ異常人格者たち』[3]によって専門家のみならず一般にも広い読者を得ている。サイコパシー・チェックリストは1980年から作成が始められ，1991年に改訂版のPCL-Rが出された。

Hare[3,4]によれば，サイコパスの研究史は100年を越えるが，謎が明らかにされたのはたかだかこの数十年である。その背景にはサイコパスによる犯罪事件の飛躍的増加がある。北アメリカにはサイコパスが少なくとも200万人，ニューヨーク市には控えめに見ても10万人おり，われわれの手の触れるところにまで蔓延している。彼らは捕食者（predator）であり，彼らが投げる大きな網にとらえられる危険は誰にもある。彼ら，魅惑を振りまくカメレオンの行為は「計算された冷たい理性と，他人を血のかよった感情のある人間として扱えないおぞましい特質」が結びついた結果，起きたものである。「もののみごとに良心が欠けている」ところにサイコパスの驚くべき特徴がある。サイコパスは，魅惑，操り，脅し，暴力を使って他人をコントロールし，彼ら自身の利己的な欲求を満たす種族内の捕食者であるとして，Hareはあまたの行動を列挙する。

さらにHareは，半世紀にわたる研究の目的を，何よりもサイコパスとそうでない人との区別，いかにしてサイコパスを見分けるかに注いだと述べる。その理由は，見分けられなければ個人も社会も彼らの餌食になるからであるという。このように身近に潜むかも知れないサイコパスへの警戒心を煽るような刺激的論調は，一般向けの著作だけでなく専門家向けの論文でも同じように繰り返されている。たとえば1998年の論文[4]では，みずからのサイコパシー研究を学会でbad scienceと決めつけた一司法精神医学者をやり玉にあげ，豊富な経験的データにもとづいて妥当性が十分検証されたものだと反論している。そして，最近20年間，サイコパスの犯罪は軽いものから冷酷な暴力までの広い範囲にわたり，とりわけ新聞のヘッドラインを飾る事件が彼らによってなされてきたと述べ，サイコパシーのアセスメントは法的能力の評価，治療への適合性，釈放後の再犯予測などを高度に予測でき，刑事司法システムのもっとも重

要な武器になりつつあると確信を披瀝する。

　Hareの旺盛な社会的使命感は次の言葉にも表れている[4]。1993年の著書以来，多くの一般読者から「刑務所に入らずに私たちと共に暮らしているようなサイコパスでなく，なぜ犯罪者にばかり紙幅を割くのか」と尋ねられた。この読者たちは逃げ場のない危険な状況にとらえられているように思われる。従って，研究が急がれるのは，一般人口の中のサイコパシーの有病率，そして，刑事訴追を免れながらも彼らが及ぼしている個人的，社会的，経済的ダメージである。被害者に救いの手を差しのべるには，コミュニティに住むサイコパスを研究する方法を見いださなければならない。

　こうしたHareの論述を読むことでわれわれは既視感を体験する。100年前のMagnanらの著書の結語にある，変質者の危険性をめぐる言説を想起させるのである。

　　「変質は個人の病気以上のもの，社会にとって悪（mal）であり害（péril）である。それには厳格な社会衛生で対抗することが肝要である。変質者はしばしば危険な存在で，社会はそれに対して防備の権利を欲し，またそうせねばならないことを忘れるべきではない。同時に社会は，濫用の非難を受けずに権利を自由に行使したいなら，変質者を前にして——社会がみずからを前にしてと言ってもよいが——悪を根本から断ち切る義務を持たないであろうか」[13]

　ここで〈変質者〉を〈サイコパス〉に置き換えると，Hareが語る言葉そのものであろう。

　以上，CleckleyからHareへの流れを見ると，前者の臨床的記述を踏まえて，後者が統計的技巧を駆使し，Hare自身に言わせれば「科学的に洗練した」ということになる。しかし方法論の相違だけでなく，視点に微妙なシフトが見いだされる。Cleckleyでは，立脚点はあくまで病院医療にあり，独特な障害を持ちながら治療に馴染まない人格類型が問題にされ，社会的危険性については控えめに語られていた。他方でHareは，Cleckleyが提示した人格の二面性をさらに強調することで，〈捕食者〉の比喩が表すように，より能動的な危険性を付与している。〈邪悪な加害者vs無辜の被害者（地域住民）〉という単純化された二元的構図の中で，サイコパスを実体化していると言ってもよい。さらには，コミュニティの平和と安全を脅かす存在をチェックリストによって炙り出すことが何のためらいもなく推奨されている。サイコパスのとらえ方の変遷に

は，古き良きアメリカから深刻な病理と不安を抱えた現代のアメリカ社会への変遷が反映されていないであろうか。

IV 反社会性人格障害をめぐって

最後にアメリカ精神医学会の精神疾患分類にそって問題点を検討したい。
DSM-Iでは社会病質人格障害（sociopathic personality disturbance），DSM-IIでは反社会性人格，DSM-III以降は反社会性人格障害という診断カテゴリーが置かれた。現在の反社会性人格障害は「小児期あるいは青年期早期より始まり成人後も続く，他人の権利を無視し侵害する広範な様式」を基本的特徴とし，また「人を欺くこと，操ること」などが重要な特徴とされている[1]。

反社会性人格障害の定義や診断が他の人格障害カテゴリーと異なる点は，診断基準を一瞥すれば分かるように，顕在的な行動の経歴が主要な標識とされていることである。すなわち，少年期の盗み，無断欠席，家出，不良交友や，成人期の職業，家庭生活の困難，逮捕歴などであり，他のカテゴリーにおける自己愛性，演技性などの標識とは次元が異なるものである。Macmillanら[12]が指摘するように，これらは他者あるいは社会システムとの相互作用の文脈で現れてくる特性である。

常習犯罪者や職業犯罪者など顕著な犯罪経歴を持つ人を，それだけで人格障害と診断することは不合理である。それでは反社会性人格障害と一般的な犯罪傾向はどう鑑別されるだろうか。これをPerryら[19]は，随伴する心理学的特徴，すなわち不安と抑うつの欠如，行動が無思慮なこと，妄想と非合理的思考の欠如，自己中心性，操作性などの有無としている。しかし，そうすると，反社会的行動そのものに特異性あるいは識別的特徴は認められなくてもよいことになる。他方，もっぱら心理学的特徴に基づいて診断するのであれば，別の何らかの人格障害カテゴリーに分類すれば足りる。結局，反社会的行動が症状としての意味を持つのは，それらが反社会性人格障害で見いだされるからであり，他方，なぜ反社会性人格障害と診断できるかと言えば，反社会的行動が存在するからである，ということになる。これは，"反社会性人格障害の人は反社会的だ"という循環論法に過ぎない。

かつてMeyer J-E[14]は，社会病質の診断基準について，「人間の弱さと欠陥のカタログのありふれた叙述以外の何ものでもなく，"期待される人間"の鏡

像として働いている」と批判したが，これは現在のDSM-IV-TRにもそのまま当てはまると言えるであろう。人格障害の概念が治療的視点から洗練される中で，反社会性人格障害のみがきわめてexplicitなかたちで価値概念を診断に取りこんでいることは奇妙な事態である。操作的診断という新しい器に盛られているが，本質的にはSchneider以前への先祖返りではないであろうか．

おわりに

　中世の鬼神学から解放された精神医学は，実証科学に裏づけられた治療の学として発展してきた．その結果，精神医学を背後から脅かすことになった難問の1つは，人間のある種の行動が悪意に発するのか病気の所産なのか，その人間がböseなのかkrankなのか，という問いである．むろん，善悪を探求することは倫理学や宗教の役割である．しかしこれが精神医学にとって避けられない問題であることも事実であり，そのため「悪」はさまざまな経験科学の言葉に置き換えられて説明されてきた．

　精神医学史に沿って素描したように，邪悪な人間は，Magnanの学説では人類の進歩から脱落した無価値な存在である「変質者」として，Kraepelinでは犯罪の素因を負う「社会敵対者」として，CleckleyとHareではコミュニティの安全を脅かす貪欲な「サイコパス」として，概念化された．またそれに対して，社会衛生対策，特殊施設の設置，チェックリストの開発などさまざまな処方箋が示されてきた．このように見ると，「悪」をどう理解するかは近代精神医学のパラダイムと不可分であり，そして何よりも，精神科医が社会にコミットする仕方がそこに鋭く反映されてきたと言えるであろう．

文　献

1) American Psychiatric Association : Diagnostic and Statistical Manual of Mental Disorders. Fourth Edition, Text Revision; DSM-IV-TR. APA, Washington DC and London, 2000.（高橋三郎，大野裕，染矢俊幸訳：DSM-IV-TR．精神疾患の診断・統計マニュアル．医学書院，東京，2002.）
2) Cleckley H : The Mask of Sanity. An attempt to clarify some issues about the so-called psychopathic personality. 5th ed, The C. V. Mosby Comapny, Saint Luis, 1976.
3) Hare RD : Without Conscience. The disturbing world of the psychopaths among us. Pocket Books, New York, 1993.（小林宏明訳：診断名サイコパス——身近にひそむ異常人格者たち．早川書房，東京，1995.）

4) Hare RD: Psychopaths and their nature: implication for the mental health and criminal justice systems. In : Millon T, Simonsen E, Birket-Smith M and Davis RD (eds.), Psychopathy. Antisocial, Criminal, and Violent Behavior. pp.188-212, Guilford Press, New York-London, 1998.
5) Hoff P : Emil Kraepelin und die Psychiatrie als klinische Wissenschaft. Springer-Verlag, Berlin-Heidelberg, 1994.（那須弘之訳：クレペリンと臨床精神医学．星和書店，東京，1996.）
6) Huertas R: Madness and degeneration, Ⅰ. From 'fallen angel' to mentally ill. History of Psychiatry, iii, 391-411, 1992.
7) Koch JLA : Die psychopathischen Minderwertigkeiten. Erste Abteilung, Verlag von Otto Maier, Ravensburg, 1891.
8) Kraepelin E : Zur Frage der geminderten Zurechnungsfähigkeit. Monatschrift für Kriminalpsychologie und Strafrechtsreform, 1 ; 477-483, 1904.
9) Kraepelin E : Das Verbrechen als soziale Krankheit. Monatschrift für Kriminalpsychologie und Strafrechtsreform, 3 ; 257-259, 1907.
10) Kraepelin E : Psychiatrie. Ein Lehrbuch für Studierende und Ärzte. Achte vollständig umgearbeitete Auflage, Band 4, Barth, Leiptig, 1915.（遠藤みどり，稲浪正充訳：エミール・クレペリン　強迫神経症．みすず書房，東京，1989.）
11) Liégeois A : Hidden philosophy and theology in Morel's theory of degeneration and nosology. History of Psychiatry ii, 419-427, 1991.
12) MacMillan J, Kofoed L : Sociobiology and antisocial personality. An alternative perspective. J Nerv Ment Dis, 172 ; 701-706, 1984.
13) Magnan V, Legrain PM : Les dégénérés (État mental et syndromes épisodiques). PFEFF ET Cie, Paris, 1895.
14) Meyer J-E : Psychopathie-Neurose. In : Kisker KP, Meyer J-E, Müller C, et al (eds.), Psychiatrie der Gegenwart, 2 Aufl, Band Ⅱ / Ⅰ, S. 343-350, Springer, Berlin-Heiderberg-New York, 1972.
15) Millon Th, Simonsen E, Burket-Smith M : Historical conceptions of psychopathy in the United States and Europe. In : Millon Th, Simonsen E, Bricket-Smoth M, et al (eds.), Psychopathy. Antisocial, Criminal, and Violent Behavior pp.3-31, Guilford Press, New-York-London, 1998.
16) Morel BA : Traité des dégénérescences physiques, intellectuelles et morales de l'espece humaine. J.B. Ballière, Paris, 1857. Reprint, Arno Press, New York, 1976.
17) 中谷陽二：近代精神医学と変質学説――独仏間の交流から．精神医学史研究 1：29-35, 1998.
18) 中谷陽二：人格障害と刑事司法――精神医学史的考察．新宮一成，加藤敏編，新世紀の精神科治療5　現代医療文化のなかの人格障害．中山書店，東京，2003.
19) Perry JC, Vaillant GE : Personality disorders. In : Kaplan HI, Sadock BJ (eds.), Comprehensive Textbook of Psychiatry, 5 ed., Vol. 2, pp.1352-1395, Williams & Wilkins,

Baltimore-Hongkong-London-Sidney, 1989.
20) Peters UH：Wörterbuch der Psychiatrie und medizinische Psychologie, 4. überarbeitete und erweiterte Auflage. Urban & Schwarzenberg, München-Wien-Stuttgart,1984.
21) Schneider K：Psychopathie und Psychose. Nervenarzt 6：337-344, 1933.
22) Schneider K：Die psychopathischen Persönlichkeiten, 9 Aufl. Franz Deuticke, Wien, 1950.（懸田克躬，鰭崎轍訳：精神病質人格．みすず書房，東京，1954.）
23) シェイクスピア（福田恆存訳）：夏の夜の夢・あらし．新潮社，東京，1971.

■初出一覧

恐怖のイメージが独り歩きする——実態を見据えた対策を．中央公論，2001年8月号，pp.164-171.
医療の視点からみた触法精神障害者問題．刑法雑誌, 42 ; 253-265, 2003.
触法精神障害者対策——イタリア，フランスとの比較から（原題：触法精神障害者——問題の広がりと深層）．ジュリスト増刊，2004年3月，pp.52-57.
特異な宗教妄想による殺人未遂の1例．臨床精神医学, 13 ; 955-962, 1984
双極型躁うつ病の躁状態における殺人未遂の1例．精神医学, 31 ; 931-937, 1989
うつ病者の破壊的行動——子殺し再考．臨床精神医学, 28 ; 833-838, 1999
ガンゼル症候群——文献例と自験例から．精神科治療学, 12 ; 391-400, 1997
空想虚言の構造．精神科治療学, 14 ; 851-857, 1999
病的放火とピロマニア．臨床精神医学, 25 ; 813-817, 1996
精神障害者の責任能力の診断学——精神医学の立場から．精神科診断学, 4 ; 43-51, 1993
訴訟能力をめぐる諸問題．法と精神科臨床, 2 ; 8-105, 1998
成年後見制度と精神医学——歴史と背景．臨床精神医学, 33 : 1107-1114, 2004
覚せい剤精神病のせん妄と錯乱——症候学的検討．臨床精神医学, 20 : 1937-1944, 1991（加藤伸勝，山田秀世，岩波明，藤森英之の各氏との共著）
薬物依存者による薬局強盗の1例——メチルフェニデートの作用を中心に．精神医学, 41 ; 361-366, 1999（井上幸代氏，菊地道子氏との共著）
有機溶剤依存者による強盗殺人の鑑定——なぜ供述は変わったか．法と精神科臨床, 3 ; 89-102, 2000（菊池道子氏との共著）
多重人格と犯罪——米国における最近の動向．臨床精神医学, 25 ; 247-255, 1996
多重人格に関する懐疑論．精神科治療学, 12 ; 1169-1175, 1997
精神医学は「悪」をどう理解したか——人格と反社会性に関する批判的考察．臨床精神病理, 24 ; 133-143, 2003

■著者略歴
中谷陽二（なかたに・ようじ）
1947年　東京に生まれる
1972年　東京医科歯科大学医学部卒業
同大学精神神経科研修医，法務技官，栗田病院医師を経て，
1983年より東京都精神医学総合研究所に勤務
1999年より筑波大学社会医学系教授
2004年より筑波大学大学院人間総合科学研究科教授
専門：司法精神医学・精神病理学・精神医学史

【著訳書】
「精神障害者の責任能力」（編）金剛出版，1993年，「分裂病犯罪研究」金剛出版，1996年，
「精神鑑定の事件史」中公新書，1997年
「バイオレント・パーソン」（共訳）金剛出版，1994年，「殺人と狂気」（訳）みすず書房，
1997年ほか

司法精神医学と犯罪病理
（しほうせいしんいがく　はんざいびょうり）

2005年5月20日　印刷
2005年5月30日　発行

著　者　中　谷　　陽　二
発行者　田　中　　春　夫

印刷・平河工業社　製本・河上製本

発行所　株式会社　金剛出版
〒112-0005　東京都文京区水道1-5-16
電話03-3815-6661　振替00120-6-34848

ISBN4-7724-0872-X C3011　　Printed in Japan ©2005

分裂病犯罪研究
中谷陽二著　現代精神医学から置き去りにされた患者の状況、病いと社会のかかわりを実証的に分析し、司法犯罪精神医学を重要臨床課題として確立。　5,250円

軽度発達障害児の理解と援助
降籏志郎編著　学校や地域の養護施設で働く臨床家や家族のために治療教育的な発達支援の実際を事例をあげてわかりやすく解説した実践的指導書。　2,940円

セラピーをスリムにする！
吉川 悟著　現場主義の著者自らの臨床経験をもとに、効率的で効果的な心理臨床・対人援助法を解説したクリニカル・テキストブック。　2,940円

パトグラフィーへの招待
福島章・中谷陽二編　第一線で活躍する著者らが、研究の軌跡や主題や方法などを詳述し、わが国で独自の発展を続ける病跡学の最新の地平を示す。　3,990円

増補犯罪精神医学
中田修著　犯罪学の名著との定評を得た初版に、読者の要望に応え新論文を増補した新版、刊行！　精神科医のみではなく法律家も必読。　5,040円

人格の病理と精神療法
牛島定信著　精神分析療法と森田療法について幅広い知識と豊富な経験を持つ著者が、心の専門家が身につけるべき援助技法を述べた実践的な臨床書。　3,570円

人格障害の臨床評価と治療
林直樹著　疾病論的位置付けや診断評価の意義と著者が練り上げてきた治療モデルを事例によって裏付け、人格障害の臨床の全体像を描き出す。　4,410円

自傷行為
B・W・ウォルシュ他著／松本俊彦、山口亜希子訳　多様な臨床例に見られる自傷行為について実証的に検討し、病態の理解と具体的治療指針を示す。　3,990円

対人恐怖と社会不安障害
笠原敏彦著　多彩な病態を呈する対人恐怖、社会不安障害の概念と診断を整理し、治療面接の進め方、薬物療法のコツが詳しく解説される。　3,570円

PTSD治療ガイドライン
E・B・フォア他編／飛鳥井望他訳　治療効果において臨床的エビデンスの蓄積されたさまざまな治療技法を解説した専門職必携のハンドブック。　4,725円

認知行動療法入門
B・カーウェン他著　下山晴彦監訳　基本的な考え方を概説したうえで、初回から終結までの各段階で使われる方略や技法をケースに則して示す。　3,360円

夢生活
D・メルツァー著／新宮一成、福本修、平井正三訳　内的世界を伝える夢の解釈を精神分析の根幹とした著者の理論のエッセンスを凝縮した重要著作。　3,990円

覚せい剤犯罪の精神鑑定
福島章著　覚せい剤犯罪の精神病理に〈不安状況反応〉の概念を導入して精神鑑定に新しい基準を示し、大きな影響を与えた著者の研究の集大成。　5,250円

非行臨床の焦点
生島浩著　新しい少年法のもとでの非行臨床現場の現状と実践課題に焦点を当て、さまざまな領域・対象への心理的援助の実際と問題点を詳述する。　2,625円

強迫性障害の行動療法
飯倉康郎編著　診断や治療法の適応の判断、適切な治療環境の設定、曝露反応妨害法を実施する際の流れ、看護師との連携等を具体的かつ丁寧に解説。　3,990円

殺人という病
福島章著　長年精神鑑定を続けてきた著者が、精神医学的な診断の信頼性を確保し治療法の開発や再犯防止を効果的に進めるための科学的根拠を示す。　2,940円

（価格は税込（5％）です）